胸外科
基础与手术精要

彭笑怒 等主编

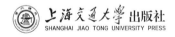

上海交通大学出版社
SHANGHAI JIAO TONG UNIVERSITY PRESS

内容提要

全书共分10章，前4章围绕胸外科微创治疗进行阐述，包括胸外科围术期处理、胸外科常见病的胸腔镜诊断和治疗、肺肿瘤消融治疗及胸外科术后ICU管理。第五章介绍了胸部损伤；第六章介绍了胸膜疾病；第七章介绍了肺良性疾病；第八章介绍了肺恶性肿瘤；第九章介绍了食管良性疾病；第十章介绍了食管良性肿瘤、贲门癌及食管癌。本书适用于胸外科医务人员及医学院校学生。

图书在版编目（CIP）数据

胸外科基础与手术精要 / 彭笑怒等主编. -- 上海：上海交通大学出版社，2020

ISBN 978-7-313-23330-1

Ⅰ. ①胸… Ⅱ. ①彭… Ⅲ. ①胸部外科手术 Ⅳ. ①R655

中国版本图书馆CIP数据核字（2020）第097947号

胸外科基础与手术精要
XIONGWAIKE JICHU YU SHOUSHUJINGYAO

主　　编：彭笑怒　等
出版发行：上海交通大学出版社
邮政编码：200030
印　　制：广东虎彩云印刷有限公司
开　　本：889mm × 1194mm 1/32
字　　数：265千字
版　　次：2023年1月第1版
书　　号：ISBN 978-7-313-23330-1
定　　价：198.00元

地　　址：上海市番禺路951号
电　　话：021-64071208

经　　销：全国新华书店
印　　张：9.875
插　　页：2
印　　次：2023年1月第1次印刷

编委会

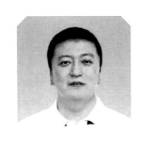

◎**彭笑怒**

　　副教授、副主任医师、医学硕士、硕士研究生导师。烟台毓璜顶医院胸外科（山东省临床重点专科）主任，中国医师协会胸外科分会全国委员，中国医药教育协会胸外科分会全国委员，山东省医学会胸外科分会委员、食管学组副组长，山东省医师协会腔镜外科分会胸腔镜委员会副主任委员，山东省医师协会胸外科分会委员，山东省疼痛研究会加速康复外科委员会副主任委员，山东省抗癌学会肺癌专业委员会常委，中国肺癌联盟山东省中青年常委，山东省胸痛研究会常委，山东省研究型医院协会胸外科学分会常委。擅长胸部疾病的微创诊疗，在胶东地区率先开展全腔镜下肺叶切除术治疗肺癌、3D重建指导下精准肺段切除术、剑突下胸腔镜手术、胸腹腔镜联合食管癌根治术等多项微创技术，对胸部肿瘤的综合治疗也有很深的造诣。主持课题多项，发表论文20余篇，其中SCI收录7篇，拥有国家实用新型专利多项。

前言
preface

随着医学技术的快速发展,临床分科越来越精细,而胸外科作为外科学发展当中的热点、难点和临床新技术应用的亮点,已经实现从无到有,并发展成完善的独立科室。其诊疗内容和技术的不断拓展和延伸,尤其是新理论、新技术的不断出现,让胸外科诊疗水平越来越成熟、诊疗技术越来越先进。随着近几十年社会的飞速发展,呼吸系统疾病发病率逐年增高,早在数年前,肺癌已经成为我国发病率最高的恶性肿瘤,严重威胁着我国成年人的健康。在胸外科恶性肿瘤发病率极高的形势下,除了提高治愈率,加速患者术后康复和提高生活质量也是医务工作者肩负的责任,因此微创技术在胸外科诊疗中得到不断发展和创新,目前已经成为胸外科不可或缺的诊疗技术。在这种新形势下,为提高一线医务工作者的诊疗水平,我们编写了这本《胸外科基础与手术精要》,介绍了胸外科常见病的诊疗基础,旨在帮助大家进一步了解胸外科常用微创诊疗技术,不断丰富和完善知识结构,更好地指导临床工作。

《胸外科基础与手术精要》在编写过程中,力求反映近年来的诊疗新进展,全书内容充实、操作性强。全书在章节构架上分10章。前4章围绕胸外科微创手术治疗详细介绍,其中第一章介绍了胸外科围术期处理;第二章介绍了胸膜疾病、肺部疾病、纵隔疾病、食管疾病的胸腔镜诊断和治疗;第三章介绍了 CT 引导肺肿瘤射频消融治疗、微波消融治疗、冷冻消融治疗及 MRI 引导肺肿瘤冷冻消融治疗;第四章介绍了胸外科术后 ICU 管理,包括术后感染、术后低氧血症与机械通气、围术期液体管理、纤维支气管镜在监护室中的应用、术后镇痛镇静、术后早期血糖控制等。紧接着依次介绍胸外科常见病诊疗,其中,第五章介绍了肋骨骨折、胸骨骨折、创伤性气胸、创伤性血胸、食管贯穿伤和气管、支气管损伤等胸部损伤;第六章介绍了脓胸、胸膜肿瘤;第七章介绍了支气管扩张、肺气肿、肺结核等肺良性疾病;第八章介绍了原发性支气管肺癌、肺癌肉瘤、肺转移性肿瘤3 类肺恶性肿瘤;第九章介绍了先天性食管闭锁、反流性食管炎、食管憩室、食管裂孔疝、食管异物等食管良性疾病;第十章介绍了食管良性肿瘤、贲门癌及食管癌。全书结构严谨、条理清楚、思路清晰,不仅对胸外科常见病的诊疗进行详细阐述,还结合当下胸外科常用微创诊疗技术,将胸外科最先进技术介绍给胸外科临床医师、进修人员等,是一本实用性很高的参考工具书。

另,在这里感谢全体参编人员在繁忙的工作之余,结合自身的临床经验及科研成果共同编写此书,但是考虑到编者水平有限,时间仓促,书中难免有瑕疵及不足之处,希望各位同仁不吝赐教、批评指正,共同为胸外科的医疗发展做出贡献。

彭笑怒

2019 年 9 月

目 录
CONTENTS

第一章

胸外科围术期处理

第一节 术 前 评 估

一、病史的采集

胸外科手术涉及循环、呼吸和消化等诸多方面,特别是一些特殊的状况将对术前准备、手术方式和术后处理产生特殊的影响。所以,尽量详细地了解患者的现病史和既往史是每个胸外科医师必须重视的环节。

病史的采集包含 2 个方面:专科病史和既往病史。对于肺部疾病患者专科病史应该包括患者的起病时间,发热与否,有无咳嗽、咳痰(痰液的颜色、性状、气味、痰量、与体位的关系、静置是否分层等)、痰血(血丝还是血块、是否晨起第一口血丝痰、鲜红还是暗红、是否泡沫状等),有无咯血(咯血量、与体位的关系等),有无胸痛(钝痛还是刺痛、有无固定点、是否吸气痛等),有无乏力、盗汗、低热,有无异物吸入史等。对于食管疾病患者应该了解患者的起病时间,目前饮食状况(普食、半流或流质等),进食梗阻是否持续性加重或受情绪波动影响,有无胸背疼痛,有无声音嘶哑、呛咳脓痰,有无呕血黑便,有无胸闷气急,有无反复发作哮喘肺炎等。对于纵隔疾病患者应该了解患者的起病时间,有无咳嗽、咳痰、痰血,有无胸痛、心悸、呼吸困难,有无头面部逐渐肿胀病程,有无肢体疼痛和运动障碍,有无异常血压增高史,有无严重乏力、睁眼无力伴复视和吞咽困难,有无急躁、怕热、心动过速等。对于一些特殊外伤病例应该了解患者的起病时间(精确到小时),是否进食,当时受伤状况和环境,是否施救以及施救方式，有无休克表现、严重感染表现等。

既往史应该按系统回顾详细询问。要了解患者既往是否有慢性咳嗽、咳痰，是否有哮喘，且每年冬春交季好发，以此判断患者是否存在慢性阻塞性肺疾病。了解患者是否有活动后胸痛、心悸，是否有晕厥状况，以此判断患者是否存在心脏疾病。了解患者是否有慢性出血史及既往肝脏疾病，以此判断患者术中、术后是否存在血液不凝，异常出血风险。了解患者是否有内分泌疾病，诸如糖尿病、甲亢、肾上腺皮质功能紊乱等，以此判断患者的手术耐受能力及决定术前、术后特殊处理。对于食管疾病患者特别要了解既往腹部手术史和手术方式，这对于本次手术方式的选择很重要。决定行胸腔镜手术的患者特别要了解术侧胸腔是否有外伤手术史，用以判断胸腔粘连程度、腔镜手术的可操作性等。

二、全面的体格检查

体格检查要求全面，任何细节都不应该放过。比如，肺癌患者有时会出现皮下结节转移，据相关文献报道，一例肺癌患者，手术前在病房突然摔倒，撞伤头皮，出血不止，结果检查发现头皮下结节癌转移。所以每一位胸外科医师都不应该轻视全身体格检查。

首先要全面整体地观察患者的精神状态、营养状况、体力状况，借此初步判定患者对手术的耐受程度。然后按照系统检查流程逐一进行，不可遗漏。

专科检查：主要是触摸患者双侧锁骨上区和颈部淋巴结是否肿大、固定。观察患者气管位置是否居中，双侧胸廓活动度是否对称，肋间隙是否增宽或变窄，触觉语颤是否正常，叩诊情况以及两肺听诊呼吸音是否存在干湿啰音、哮鸣音（吸气相及呼气相）或呼吸音异常减低、杂音等。对于胸内甲状腺肿患者要详细检查患者双侧眼睑是否下垂，必要时进行"动眼疲劳试验"。对于纵隔肿瘤累及大血管者，要详细检查是否有颈静脉怒张，胸壁静脉显露，检查患侧肢体桡动脉搏动状况。对于怀疑生殖源性肿瘤的年轻男性患者，应该扪诊患者睾丸。

三、辅助检查

胸外科手术创伤大、风险高,在手术前必须对患者进行全面的辅助检查以排除隐匿性疾病。

实验室检查应包括血、尿、便三大常规,肝、肾功能,血糖,血气分析和电解质,凝血功能,梅毒和艾滋病血清检测,血清肿瘤标志物,血型等检查项目。对于纵隔肿瘤疑胚胎源性肿瘤者者需检测血甲胎蛋白(AFP)和β-绒毛膜促性腺激素(HCG)以排除非精原细胞瘤。对于纵隔肿瘤伴有药物难以控制严重高血压者,应检查尿液儿茶酚胺含量,以排除是否患有嗜铬细胞瘤。对于食管疾病和严重感染的患者要特别留意血清蛋白和前清蛋白水平,改善营养状况。

影像学检查:对于肺癌患者应该包括一周内的 X 线片、胸部增强 CT、心电图、肺功能检测、腹部 B 超、心脏彩超(年龄＞60 岁者)、头颅 MRI 和全身骨扫描显像等。如果肺部肿瘤侵犯胸顶部大血管和臂丛神经,应该行局部 MRI 扫描,必要时需要行血管造影。纤维支气管镜检查往往是必需的,有时需要了解区域淋巴结状况还需要进行 E-BUS 检查。对于食管癌患者应该包括 1 周内的 X 线片、胸部增强 CT、心电图、肺功能检测、腹部增强 CT、颈部淋巴结 B 超、心脏彩超(年龄＞60 岁者)、上消化道吞钡造影、食管镜检查和病理活检等。如果怀疑是食管良性肿瘤还需要进行食管超声内镜检查,但不宜取活检。对于食管贲门功能性疾病需要做食管压力测定、24 小时食管 pH 监测和食管闪烁照相检查等。对于纵隔肿瘤应该包括 1 周内的 X 线片、胸部增强 CT、心电图、肺功能检测、腹部 B 超、心脏彩超等检查。对于后纵隔肿瘤累及椎孔或侵犯臂丛神经者需行局部 MRI 检查。对于上腔静脉综合征患者可能需要行上腔静脉造影检查以了解肿瘤侵犯范围和侧支循环建立情况。对怀疑冠心病患者需要进行平板运动试验、冠状动脉 CT 检查,必要时需冠状动脉造影检查。对于心律失常患者需行心脏电生理检测,以判断是否需要消融治疗或安置起搏器。

四、系统评估

在所有的询问和检查结束后,应该结合患者的指标、患者的教育及生活背景和患者的体能状态来判断手术对于患者真正有益之处。系统评估需要回答三个问题："是否需要手术？""能否承受手术？"和"手术价值何在？"。

"是否需要手术？"这个问题主要指疾病的手术指征是否明确，手术的彻底性和判断手术的时机。比如，同样是食管破裂的患者，如果食管破裂在 24 小时之内，可以积极手术修补，而超过 24 小时的病例往往建议单纯引流或食管切除外置处理。

"能否承受手术？"这个问题主要是指患者是否有手术禁忌证，患者的生理功能和体能状态是否能耐受手术的打击，患者的教育背景和生存状况是否让患者有足够的心理准备及治疗依从性。

"手术价值何在？"这个问题主要指患者是否能通过手术获得良好的预后或明显改善生存质量。

第二节 术 前 准 备

一、术前生理准备

（一）循环系统

由于胸外科手术会干扰患者的呼吸和循环功能，特别是全肺切除手术、巨大纵隔肿瘤手术等对心脏功能有较高的要求，手术以后的低氧、肺间质水分增加、液体负荷加重、疼痛、心律失常等都会影响冠状动脉血供和心排血量，所以在手术前必须对循环状态有一个全面的了解，充分地纠治不良的状态。

高血压是最常见的状态，凡静息状态下收缩压超过≥21.3 kPa（160 mmHg），舒张压超过 12.7 kPa（95 mmHg）者手术前都需要口服降压药使血压降至接近正常水平，以减少围术期心脑血管并发症的可能。从未服药者，通常建议服药 1～2 周，使血药浓度达到稳定状态。

非发绀型先天性心脏病（房间隔缺损、室间隔缺损、动脉导管未闭等不伴有右向左分流）、风湿性心脏瓣膜病和高血压性心脏病等患者,手术前必须通过心脏超声检查评定心脏功能,左心室射血分数(LVEF)≥50％同时不伴有严重心律失常情况时,手术是较为安全的。轻、中度主动脉狭窄患者,术前和术中通过药物使其心率维持在 80 次/分左右对其心室充盈极为有利,因顺应性降低的左心室必须维持较高的容量,所以适当增加前负荷有助于维持心排血量,而后负荷应维持轻度增高状态,不要降低,既有助于维持冠状动脉血供,又有助于维持心排血量。重度主动脉狭窄患者,存在心搏骤停猝死风险,为手术禁忌。轻、中度主动脉关闭不全患者,手术耐受性较主动脉狭窄者好,术前和术中通过药物使其心率维持在 90 次/分左右,轻度降低后负荷将十分有助于增加心脏射血。二尖瓣狭窄患者,术前和术中通过药物使其心率维持在 80 次/分左右,维持或适当增加前负荷,有助于维持左心室充盈,血压维持在正常水平,术前适当吸氧有助于降低肺血管阻力。二尖瓣关闭不全患者往往有阵发性心房颤动,术前和术中通过药物使其心室率维持在90 次/分左右,降低后负荷对改善心排血量有利。

缺血性心脏病患者手术风险较高,由于缺血时心肌功能即刻丧失,很快会发生休克和心搏骤停,所以手术前对有心绞痛者必须加强检查,运动平板试验、冠状动脉 CT 和冠状动脉造影检查可以依次选择。轻度冠状动脉供血不足患者,术前应该使用扩张冠状动脉药物,包括硝酸酯类药物和钙离子通道阻滞剂,适当降低心率,可使用 β受体阻滞剂。同时可以使用抗血小板药物,如肠溶阿司匹林或氯吡格雷(术前通常需停药 1 周)。对于中、重度冠状动脉供血不足患者,必要时手术前需要行冠状动脉支架手术,支架手术后通常建议口服氯吡格雷 1 个月后再进行手术。

心律失常患者手术风险性依据其是否同时罹患器质性心脏病而不同。例如,室性期前收缩频发,如果是由缺血性心脏病引起则手术风险性显著增加。对于恶性室性期前收缩(频发室性期前收缩、重复性室性期前收缩或室性心动过速病史等),在胸外科手术前必须进行药物干预,可以选用普罗帕酮或胺碘酮治疗;对于单一起源的频发室性期前收缩也可以采取射频消融治疗。对于心房颤动

(简称房颤)患者最主要是寻找是否由器质性心脏病引起。若是原发性房颤,发病时间较长,心室率不快,没有影响血流动力学改变,通常不需要特殊处理;对于近期新发房颤伴快速心室率,除了需要寻找原因,例如,是否有甲状腺功能亢进,还需要通过药物降低其心室率或采取射频消融治疗。对于缓慢型心律失常患者,是否需要处理主要是看疾病是否引起症状,比如黑矇、晕厥等。对于病窦综合征患者、二度Ⅱ型和三度房室传导阻滞患者,手术前建议安装心脏起搏器以确保手术和术后安全。

(二)呼吸系统

胸部外科手术后,由于胸腔的打开,胸壁肌肉的切断,膈肌的切开,肺组织的切除以及手术过程中对肺组织的牵拉和挤压,患者功能残气量下降,肺活量的下降和肺顺应性降低都会使患者在短时间内肺功能处于急剧减退的状态。如果患者在手术前伴有阻塞性或限制性通气功能障碍,则手术后发生呼吸衰竭的概率大大增加。所以,胸外科手术前呼吸系统的准备显得非常重要。

对吸烟患者,戒烟是第一要务。通常要求胸外科手术前2周绝对戒烟,戒烟将有助于恢复支气管上皮细胞纤毛运输功能,有利于患者术后排痰。同时要求患者养成良好的卫生习惯,特别是口腔卫生。有资料表明,口腔内异常增殖的细菌是胸外科术后患者肺部感染很重要的来源。要求患者术前早晚各一次标准刷牙,并使用医用专业漱口液。

术前培养和训练患者有效的咳嗽、咳痰,有效的深呼吸是必需的,同时要求患者进行可能的心肺功能锻炼。最简单有效的方法就是早晚各一次的登楼锻炼(标准楼层高度5楼)。

对于肺功能正常,没有肺部感染的患者,没有资料表明术前使用抗生素会使患者从中获益。但是对于术前胸部CT扫描提示肺部感染,阻塞性炎症或是慢性阻塞性肺疾病、慢性支气管炎的患者,手术前使用敏感的抗生素,对其是极其有利的。通常,期望通过微生物培养检测敏感药物,有利于杀灭细菌,减少负面影响,但往往由于术前准备时间仓促,细菌培养结果缓慢或是无法得到确切的微生物培养标本，所以使用广谱抗生素是一种可行的选择。

慢性阻塞性肺疾病、慢性支气管炎的患者手术前进行支气管解痉平喘治疗是必需的，研究表明术前进行此项治疗对改善肺功能是有利的。通常使用 β_2 肾上腺素能激动剂促使支气管扩张，建议气道给药，可以结合雾化吸入，协助排痰。糖皮质激素的应用尚有争议，如有必要建议短期使用。对于支气管扩张的患者，如果术前痰量较多，必须给予体位引流指导，并结合痰细菌学培养结果选用敏感的抗生素，持续 2～3 天排痰量少于 100 mL 为手术最佳时机。

对于术前血气分析表现为氧分压较低的患者，在排除右向左分流的疾病后，单纯因为肺部因素造成低氧的，可以给予低流量吸氧，以增加患者术前的氧储备，并改善全身氧合状态。

（三）消化系统

手术前要详细检查肝脏功能和了解既往病史，因为肝硬化患者不仅因为凝血因子缺乏，手术中及手术后容易出血，而且手术的创伤打击还会诱发肝衰竭，产生排毒和代谢障碍。术前如果发现肝功能异常，应进行必要的保肝治疗。保肝治疗：①给予高糖类、高蛋白质饮食，以增加糖原储备和改善全身情况；②低蛋白血症时，每天给予静脉清蛋白 20 g；③小量多次输新鲜全血，以纠正贫血和提供凝血因子；④应用大剂量 B 族维生素、维生素 C、维生素 K。既往有胃溃疡病史，术前应口服制酸剂，以防术后溃疡出血穿孔。食管手术患者，由于消化道是污染的空腔脏器，特别是结肠代食管手术，术中污染机会大，手术前必须进行必要的消化道准备。对于胃代食管手术患者，术前需口服甲硝唑 1 周，术前一天进食流质，术前一晚清洁灌肠 1 次。对于结肠代食管手术患者，术前需口服甲硝唑一周，术前 3 天进食流质，术前 1 天禁食，同时口服甘露醇导泻，并清洁灌肠 1 次。对于手术前严重梗阻患者，术前禁食 3 天，并置胃管冲洗，以保证手术时食管腔内相对清洁。

（四）血液系统

胸外科手术风险较大，手术时间长，对于患者的凝血功能有较高的要求。术前检查血常规和凝血全套时要特别注意血小板的含量,红细胞和血红蛋白的数量,以及出血时间、凝血时间、凝血酶原时间等。还要详细询问患者有无异常出血史,以了解是否存在先天性或是获得性凝血因子缺乏。对于血小板减少或功能障碍的,术前可以皮下注射升血小板的药物,有条件者可以输注浓缩血小板。研究表明有血小板功能减退时,一个标准体重患者只需输注 2 个单位单采血小板,就可使凝血异常获得纠正。每输一个单位浓缩血小板可增高血小板 $4 \times 10^9/L$。恶性血液病,如白血病、淋巴瘤或骨髓瘤患者,其主要危险在于术中出血和渗血不止及血栓形成。如果处于缓解期,手术风险可控。急性白血病时,如果白细胞总数增高不多,血红蛋白尚在 100 g/L,血小板接近 $100 \times 10^9/L$,无临床出血征象时,也不增加手术危险性。但当贫血或血小板减少较重时,术前应输全血和浓缩血小板做准备。慢性粒细胞性白血病,如果血小板超过 $1000 \times 10^9/L$ 或白细胞总数超过 $100 \times 10^9/L$,术中可能遇到难以控制的出血,危险性很大。慢性淋巴细胞性白血病,如果血小板计数正常,白细胞总数超过 $100 \times 10^9/L$,也非手术禁忌证。对于贫血患者,主要为缺铁性贫血和各种先天性或后天性溶血性贫血。中度贫血者,术前经补充铁剂、叶酸和维生素 B_{12},一般纠正尚无困难,必要时术前给予小量多次输新鲜血,纠正较迅速。巨幼细胞贫血多见于恶性贫血和叶酸缺乏,手术宜推迟,待叶酸和维生素 B_{12} 得到纠正,2 周后方能手术。

(五)免疫及内分泌系统

对于胸外科患者来说,有一些特殊的免疫异常,手术以前必须加以重视和控制。

重症肌无力是一种特殊的病症,它是一种神经肌肉接头处兴奋传递障碍疾病,特点是活动后的肌无力,临床表现有眼肌型和全身型(包括呼吸乏力、四肢乏力和吞咽困难等)。对于胸腺肿瘤合并重症肌无力患者手术以前必须对肌无力症状加以控制,不然手术后患者极易发生"肌无力危象"。通常使用两种药物协同控制:抗胆碱酯酶药和皮质类固醇。抗胆碱酯酶药作用于神经肌肉接头,产生抑制胆碱酯酶代谢的作用。多数用溴吡斯的明治疗,精准记录其基础药量甚为重要。对明显肌无力者,治疗药量应达最大限度。一般平均剂量为 60 mg,每天口服 3 次,如果仍不能控制则逐渐加大单次剂量和缩短用药间隔,但用药期间必须仔细观察患者表现,谨防"胆碱能危象"发生。皮质类固醇在术前 2 周开始使用,常用泼尼松 20～30 mg,每天口服 1 次,但约有 8% 的患者开始激素治疗之初,特别是在第 4～8 天重症肌无力可短暂加重。由于血浆置换可以迅速去除患者血液中的 AchR(乙酰胆碱能受体自身抗体),所以,目前认为血浆置换疗法配合皮质类固醇使用对于手术前改善患者症状最为迅速有效,但是血浆置换疗法疗效较短,适用于重症和术前短时间准备。由于血浆置换疗法有一定的技术门槛而费用又相对较高,故推广有一定困难。血浆置换的不良反应:①低钙,主要是因为血浆置换需要用枸橼酸盐抗凝,钙丢失较多,应注意补钙,防止肌肉痉挛;②变态反应,主要是由置换所用他人冻干血浆引起,应常规给予抗过敏药;③凝血异常,包括血小板及各种凝血因子的减少可引起出血;④感染;⑤循环意外,低血压最常见,主要是由血容量不足引起,尽快补充血浆并减慢血浆置换速度即可预防。

　　对于胸内甲状腺肿合并甲状腺功能亢进患者,术前对于甲亢的控制至关重要。降低基础代谢率是术前准备的重要环节。如果患者基础代谢率高,可用硫氧嘧啶类药物,此类药物能阻止碘的有机化过程,使氧化碘不能与酪氨酸结合。另外,其本身亦是甲状腺过氧化物酶的酶解物,能有效地阻止甲状腺素的合成。由于硫氧嘧啶类药物能使甲状腺肿大和动脉性充血,手术时易发生出血,增加了手术的困难和危险,因此,服用硫氧嘧啶类药物后必须加用碘剂。在甲亢症状基本控制后,即可改用口服碘溶液,每天 3 次,从 3 滴开始,每天每次增加 1 滴,至 16 滴止,维持此剂量 5 天。碘剂对增生状态的甲状腺的作用在于阻滞正常碘的有机化环节,阻滞甲状腺球蛋白水解,从而抑制甲状腺素的释放,使滤泡细胞退化,甲状腺血运减少、脆性降低,腺体因此缩小变硬,从而有利于手术切除甲状腺。对于常规应用碘剂或合并应用抗甲状腺药物不能耐受或不起显著作用的病例,可使用碘剂与普萘洛尔合用作术前准备。普萘洛尔是一

种肾上腺 β 受体阻滞药,它能短时期内控制甲亢的代谢亢进症状,以利于进行甲亢手术,但对甲状腺激素的过度分泌并无作用。服用剂量是每次 40～60 mg,6 小时 1 次。一般服用在 4～6 天后心率即可接近正常,甲亢症状得到控制后,可以进行手术。由于普萘洛尔在体内的有效半衰期不满 8 小时,所以于甲亢手术前 1～2 小时给予最后一次用药,手术后仍需继续用药 5～7 天。特别应注意手术前后都不能使用阿托品,以免引起心动过速。哮喘病和心力衰竭是使用普萘洛尔的禁忌证。

糖尿病也是胸外科患者常见的合并症。糖尿病的主要危害在于它会引起全身微血管病变,糖尿病患者在手术时体内儿茶酚胺、胰高糖素及类固醇激素等分泌增加,血浆胰岛素不足,会加重糖尿病。糖尿病患者易发生动脉粥样硬化,常合并有心、脑、肾等重要脏器的损害,手术时应慎重。糖尿病患者由于体内糖、蛋白质及脂肪代谢紊乱,机体抵抗力减弱,白细胞吞噬能力差,且糖尿病的微血管病变导致血液循环障碍,高血糖有利于某些细菌生长,故糖尿病手术时易并发感染,伤口不易愈合。糖尿病患者由于胰岛素绝对或相对不足,不仅引起糖代谢紊乱,而且同时出现脂肪及蛋白质代谢紊乱,这给糖尿病患者输液及补充热量带来一定困难。总之,糖尿病患者手术耐受力差,手术前应有一定的准备时间,术前应适当控制血糖,纠正体液和酸碱平衡失调,改善营养状态。接受口服降糖药物或长效胰岛素治疗的患者,要停用或改用普通胰岛素以便调整胰岛素用量。一般视空腹血糖而异,血糖≥16.7 mmol/L,术前皮下注射胰岛素 18～24 U/d;血糖<16.7 mmol/L 者,用量为 8～16 U/d。对老年患者,术前不应长时间禁食,术日晨测血糖,并用胰岛素全日量的 1/2 皮下注射,上午手术者可静脉滴注葡萄糖代替早餐。经过积极的术前准备,应达到以下标准:糖尿病症状得到控制,空腹血糖在 10 mmol/L 以下,尿酮体阴性。

有些内分泌疾病可促使血压显著增高,但实际血容量恰是明显减少的,例如,①嗜铬细胞瘤,周围血管剧烈收缩致血管内液体外渗,机体实际是处于低血容量状态,一旦肿瘤血运完全切断,可立即出现顽固性低血压。因此,在术前必须做专门的准备,术前数天开始服用酚苄明,适当配用β受体阻滞剂以控制高血压和心律失常,应用适量地西泮以控制焦虑,术中做到及时补充血液和清蛋白以尽快恢复血容量。做到这些措施,往往就可完全避免术后顽固性低血压并发症。②肾上腺皮质功能不全时,钠、水经尿道和肠道异常丢失过多,可致血容量减少,术前必须至少 2 天输注生理盐水,并口服氟氢可的松 0.2 mg,手术当天还需至少每 6 小时肌内注射可溶性磷酸氢化可的松或半琥珀酸盐可的松 50 mg。③尿崩症患者,由于大量排尿,可出现显著的血液浓缩、血容量减少和电解质紊乱,应在术前每 4 小时肌内注射血管升压素 10～20 U,或静脉滴注 5％葡萄糖溶液 1000 mL,待血浆渗透压降至正常后再施手术。

（六）体能支持

体能就是指一个人的身体素质水平,胸外科手术时间长、创伤大,特别是对于老年患者威胁很大,手术以后胸壁肌肉切断,膈肌的切开造成的呼吸功能下降,缺氧造成的体内酸性物质的堆积,手术导致的负氮平衡等都对患者的体能提出了较高的要求。体能本身并不是一蹴而就的,不可能在短时间内获得大幅度的提升,但是在较短时间内改善患者的营养状态和能量储备,在较短时间内通过心肺功能锻炼来提升患者的耐受力还是可行的。

术前心肺功能锻炼被证实对于减少术后心肺并发症是有效的。临床医师应该指导患者术前进行有效的深呼吸、有效的咳嗽并进行适当的运动以提高机体加大耗氧的耐受力,临床标准是患者缓慢登 5 楼后没有明显的心动过速[心率(HR)≤130 次/分]和明显的呼吸频率加快[呼吸(R)≤30 次/分]。

营养状态的评估对于手术患者相当重要,根据 CSPEN《肠外肠内营养临床指南及操作规范》的定义,所谓营养不良,是指能量、蛋白质及其他营养素缺乏或过度,导致对机体功能乃至临床结局发生不良影响。所谓营养不足通常指蛋白质-能量营养不足(PEM),即能量或(和)蛋白质摄入不足或吸收障碍,造成特异性的营养缺乏症状。所谓营养风险(NR),是自 2002 年以来欧洲提出的关于与营养因素有关的不良转归(包括并发症、病死率等)增加的风险。许多胸外科患者,特别是老年患者、农村患者、长期慢性感染患者、无法正常进食的食管贲门肿瘤患者,长期进食量不足,营养不全面,会长期伴有消瘦、贫血、低蛋白、电解质紊乱、脱水,巨大的手术创伤对于他们来讲无疑是致命的打击。营养状态的评估主要从患者的身高、体重、上臂肌围(AMC)、血清蛋白中清蛋白、前清蛋白、运铁蛋白和视黄醇结合蛋白、尿肌酸酐/身高指数(CHI)等指标判断。对于体重≤80%平均值、CHI≤80%、血清蛋白≤3.5 g/L 等营养不良的患者,手术以前必须加以重视,给予必要的营养支持。饮食调整是最直接、有效、安全的模式,但许多营养不良的状况往往是患者罹患消化道疾病不能正常进普食造成的,在这种情况下就需要采取多种营养-能量补充的途径,包括肠内及肠外营养支持。肠内途径可以采用鼻胃管和鼻十二指肠管营养液灌注,极端方法可以采用胃造瘘或空肠造瘘方式,肠外途径可以采用深静脉营养支持胃肠外营养(TPN)输注。术前营养支持的目标是患者体重增加,体力改善,血清蛋白上升到正常值。

二、术前心理准备

(一)缓解恐惧情绪

胸外科手术创伤大,对患者的生理功能在短时间内会产生较大影响,加之可以预见的疼痛和呼吸不适会使患者术前产生严重的恐惧情绪。引起患者紧张不安、忧虑和恐惧情绪的因素:对于肿瘤疾病预后的担心、对于手术可能造成生命威胁的担心、对于手术后机体运动障碍的担忧、对于高昂医药费用的担心、对于手术者能力的疑虑等。

术前对患者进行必要的心理疏导,缓解焦虑、恐惧情绪,使之积极配合术后康复至关重要。术前应该充分同患者沟通,使之了解其所罹患疾病的发生概率、治疗手段、具体流程、大致预后(保护性),使患者不是被动地接受治疗而是积极地参与到整个治疗过程中。要经常鼓励和安慰患者,使其树立信心,积极配合治疗。必要时可以在术前适当使用镇静剂,例如苯二氮䓬类、丁酰苯类药物,以缓解患者紧张情绪,促进睡眠。

（二）改善生活习惯

良好的生活习惯不仅有利于患者围术期机体的恢复,而且对于患者今后的生活状态都有很大的帮助。包括戒烟、戒酒、每天早晚两次刷牙、饭后漱口以保持口腔卫生、规律饮食、按时睡眠、规律排便、保持身体清洁等。

（三）加强医患沟通

胸外科手术风险高,手术及术后意外较多,为了相互理解以利于更好地治疗,医患良好的沟通显得尤为重要。首先要建立医患之间的相互信任感,手术前患者往往会出现到处打听手术者的业务能力、道德品质的情况,作为主管医师应该给予患者一种超强的自信感和权威感,同时要有高度的责任心,所谓仁心仁术,使患者对医师采取的所有治疗措施毫不质疑。其次主管医师同患者及其家属要形成良好的互动,使治疗不单纯是自上而下命令型,整个治疗过程主管医师、患者本人、患者家属都应该积极参与,治疗途径如果可能,应该详细阐述利弊并提出参考意见,供患者及家属选择。治疗效果应该实事求是,不应夸大效果,使患者产生过高的期望值,最后产生巨大的落差。最后对待患者态度要和蔼可亲,使患者得到一种尊重感,快速适应病房环境,调整心理状态,为手术做好充分的心理准备。

第三节　术后监测

一、全面的术后评估

胸外科手术风险大,对患者的呼吸、循环功能影响严重,特别是对于全肺切除、气管肿瘤、巨大胸内肿瘤手术、老年等手术经过复杂、生理干扰严重的患者,全面的术后评估显得尤为重要。

首先,手术结束后必须有麻醉师、手术组医师和手术室护士亲自护送患者到达监护病房,并同监护室医师和护理人员现场床边交班,内容包括患者基本情况、诊断、术前生理状态及合并症,手术大致状况及特殊情况、术中生命体征变化、引流管的安置位置及作用及术后特别注意点等。

其次,患者进入监护室后,医护人员应该立即给予患者必需的生命监护措施,包括心电监护、有创桡动脉监测、无创袖带血压监测、中心静脉压监测、指末氧饱和度监测、呼吸频率监测等。同时必须将患者身上的各个管道重新检查,包括口插管(记录刻度)、深静脉穿刺管、桡动脉穿刺管、Swan-Ganz 导管、胸腔引流管、鼻胃管(记录刻度)、鼻十二指肠营养管(记录刻度)、造瘘管等,整理并安置妥当,检查所有管道接口并牢固固定。

再次,在患者生命体征稳定的情况下,医师必须对患者做必要的物理检查。要判断患者神经和精神状态,判断患者意识是否清醒,麻醉是否完全苏醒,肢体运动是否存在障碍。要听诊双侧呼吸音,了解是否存在气胸、肺不张、肺水肿等状况。要听诊心音,初步了解心脏功能情况。要仔细观察胸腔引流管的连接和胸腔积液引流量及颜色,以防患者在从手术室搬运至监护室路途中出现意外,诸如胸部引流管脱开或胸内大出血等急症情况。

最后,结合患者病史、手术状况、手术效果、术后早期的物理和生化检查结果,来判断患者是属于高危患者(呼吸或循环需较长时间支持)、关注患者(呼吸或循环需短时间支持)或普通患者,以此来决定给予患者干预治疗的强度和频率。比如,对于肺部巨大肿瘤侵犯胸壁的患者,手术施行肺叶切除并较大范围胸壁切除,此类患者手术后容易出现胸部反常呼吸、出血、痰潴留、肺不张等意外情况,此类患者应属于高危患者,术后应特别注意呼吸支持和呼吸道处理以及循环的支持,要经常吸痰,必要时需要呼吸机辅助呼吸。此类患者的治疗强度和频率往往超出一般患者。而对于一般情况良好的肺叶切除患者,则属于普通患者,其治疗强度和频率则明显降低,只要给予必要的拍背咳痰和适当的补液支持,静待其生理功能自然恢复即可。

二、生理状态的监测

胸外科手术对患者的呼吸、循环功能影响较大，不同于一般手术，特别是术后早期容易出现心律失常、低氧、二氧化碳潴留等危及生命的不良事件，及早发现异常并早期干预对降低术后潜在致死事件是十分重要的。

(一)内环境稳定

内环境是指细胞直接浸浴和生存的环境，是围绕在细胞周围的细胞外液，包括血浆、组织液、淋巴液、脑脊液等。内环境理化性质保持相对恒定。它包含两方面的含义：①细胞外液的理化性质总是在一定水平上恒定，不随外环境的变动而变化；②这种状态并不是恒定不变的，它是一个动态平衡，是在微小的波动中保持的相对恒定。其中血浆是最活跃的成分，血浆中主要成分：水约 90%，蛋白质 7%～9%，无机盐 1%，以及血液运送的物质(如氧气、二氧化碳、葡萄糖)和非蛋白质类含氮化合物(如尿素、尿酸、肌酸、肌苷、氨基酸、多肽、胆红素和氨等)等。组织液、淋巴的成分和含量与血浆相近，但又不完全相同，最主要的差别在于血浆中含有较多的蛋白质，而组织液和淋巴中蛋白质含量很少。临床能够监测的内环境状态，主要是指血浆酸碱度、渗透压、电解质浓度、血浆蛋白的含量、血氧和二氧化碳的分压、血糖浓度及肝、肾功能指标等。

血气分析是了解胸外科手术后患者内环境状态最直接的手段，通常患者在手术结束，在麻醉苏醒室拔出经口气管插管之前会有一次血气分析检测，以了解患者自主通气是否足够，内环境是否稳定，是否达到拔管指征。在患者进入术后监护室即刻，应该再次进行一次血气分析检测，通过与在麻醉苏醒室拔口插管之前的血气指标进行动态的比较，再次确认患者通气功能的恢复情况。因为麻醉药的体内蓄积作用，特别是在人体脂肪组织内的堆积缓慢释放效应，有时会出现再苏醒回监护室的患者。因为麻醉药对中枢的抑制及肌松未完全消除，患者会逐渐出现缺氧和二氧化碳蓄积，尤其是术后患者由于面罩供氧，指末氧饱和度往往表现正常，但其血液二氧化碳浓度却已经上升到很高的程度，临床上往往容易忽视，甚至患者出现昏迷才被发现。胸外科患者手术后第二天清晨也必须进行一次血气分析检测,用以了解患者经过一整夜的生理恢复,体内环境的稳定状态。对于胸外科患者术后恢复过程中出现的呼吸急促、意识障碍、心律失常等临床表现,在判断其病因时血气分析也是必需的监测指标,通过了解血液的酸碱失衡和电解质紊乱的程度,可以大致判断患者的异常状态是否由呼吸因素造成,或存在代谢性紊乱因素。

正常人血液的酸碱度,即 pH 始终保持在一定的水平。其变动范围很小,正常人动脉血液的 pH 为 7.35~7.45,平均值 7.40,婴幼儿和儿童血液的 pH 低于成人。例如,新生儿血浆 pH 为 7.30~7.35,就处于正常成人 pH 的下限以下。这是因为年龄越小,血浆二氧化碳分压越高,但仍属正常生理范围。正常成人动脉血液 pH 比静脉血液高 0.02~0.10。体内酸性或碱性物质过多,超出机体的调节能力,或者肺和肾功能障碍使调节酸碱平衡的功能障碍,均可使血浆中 HCO_3^- 与 H_2CO_3 浓度及其比值的变化超出正常范围而导致酸碱平衡紊乱,如酸中毒或碱中毒。根据血液 pH 的高低,<7.35 为酸中毒,>7.45 为碱中毒。HCO_3^- 浓度主要受代谢因素影响的称代谢性酸中毒或碱中毒;H_2CO_3 浓度主要受呼吸性因素的影响而原发性增高或者降低的,称呼吸性酸中毒或者碱中毒。在单纯性酸中毒或者碱中毒时,由于机体的调节,虽然体内的 HCO_3^-/H_2CO_3 值已经发生变化,但 pH 仍在正常范围之内,称为代偿性酸中毒或碱中毒;如果 pH 异常,则称为失代偿性酸中毒或碱中毒。

代谢性酸中毒可分为阴离子间歇(AG)增高型(血氯正常)和 AG 正常型(血氯升高)两类。

AG 增高型代谢性酸中毒:任何固定酸的血浆浓度增加,AG 就增高,此时 HCO_3^- 浓度降低,Cl^- 浓度无明显变化,即发生 AG 增高型正常血氯性酸中毒。①乳酸酸中毒:多由各种原因所致的缺氧引起,常见于休克、心力衰竭、心搏骤停、呼吸衰竭、肺水肿、严重贫血等情况下。组织缺氧时,糖酵解增强,故乳酸生成增多。此外,乳酸酸中毒还可见于严重肝病使乳酸利用障碍的情况下,也可见于糖尿病及白血病,发生机制尚不清楚。当乳酸酸中毒时,经缓冲作用而使 HCO_3^- 浓度降低,AG 增大,但血氯正常。②酮症酸中毒:见于糖尿病、饥饿、酒精中毒等。酮体中 β-羟丁酸和乙酰乙酸在血浆中释放出 H^+,血浆 HCO_3^- 与 H^+ 结合进行缓冲,因而使 HCO_3^- 浓度降低。③严重肾衰竭:人体代谢过程中产生的非挥发性酸性代谢产物,正常主要由肾脏排出。严重急性肾衰竭和慢性肾衰竭晚期患者,肾小球滤过率降低,血内硫酸、磷酸和有机酸排出障碍,也常发生 AG 增高型代谢性酸中毒。④水杨酸中毒:由于医疗原因,大量摄入或给予水杨酸制剂。

AG 正常型代谢性酸中毒:当血浆中 HCO_3^- 浓度原发性减少时,可引起代谢性酸中毒(失碱性代酸),同时血 Cl^- 浓度代偿性增高,AG 无变化,称为 AG 正常型高血氯性酸中毒。①消化道丢失 HCO_3^-:肠液、胰液和胆汁的 HCO_3^- 浓度都高于血液。因此,严重腹泻、肠引流术等均可引起 HCO_3^- 大量丢失而使血氯代偿性升高,AG 正常。②尿液排出过多的 HCO_3^-:常见于轻、中度慢性肾衰竭,因肾小管上皮细胞功能减退,泌 H^+、泌 NH_4^+ 减少,$NaHCO_3$ 重吸收减少而排出过多;近端肾小管性酸中毒;远端肾小管性酸中毒;碳酸酐酶抑制剂的应用,可因抑制肾小管上皮细胞内碳酸酐酶的活性,而使细胞内的 H_2CO_3 生成减少,结果使 H^+ 的分泌和 HCO_3^- 重吸收减少;含氯的酸性药物摄入过多。

呼吸性酸中毒是以体内 CO_2 潴留、血浆中 H_2CO_3 浓度原发性增高为特征的酸碱平衡紊乱。这也是胸外科术后最常见的一种酸碱平衡紊乱类型。

有许多原因能引起呼吸性酸中毒,但其基本机制都是 CO_2 排出障碍。临床上最常见的情况是慢性呼吸系统疾病引起肺泡通气功能障碍,导致 CO_2 潴留和高碳酸血症。少数病例是由吸入过多 CO_2 所致。①呼吸中枢抑制:颅脑损伤、脑血管意外、麻醉药或镇静剂过量等均可因呼吸中枢抑制而导致肺通气功能不足,由此引起 CO_2 在体内潴留,常为急性呼吸性酸中毒。②呼吸肌麻痹:严重的急性脊髓灰质炎、重症肌无力、严重低钾血症等,由于呼吸运动失去动力,

可致 CO_2 在体内潴留而发生呼吸性酸中毒。③呼吸道阻塞：严重的喉头水肿、痉挛以及气管异物、大量分泌物、水肿液或呕吐物等堵塞了呼吸道，均可引起肺泡通气功能障碍而致急性呼吸性酸中毒。④胸廓、胸腔疾病：严重气胸、大量胸腔积液、严重胸部创伤和某些胸廓畸形等，均可影响肺的通气功能而使 CO_2 在体内潴留。⑤肺部疾病：慢性阻塞性肺疾病，如肺气肿、慢性支气管炎是临床上呼吸性酸中毒最常见的原因。⑥呼吸机使用不当：频率过低导致体内二氧化碳积聚。⑦CO_2 吸入过多。

代谢性碱中毒的特征是血浆 HCO_3^- 浓度原发性增高。

根据代谢性碱中毒的发病机制和给予生理盐水治疗后代谢性碱中毒能否得到纠正，可将其分为 2 类，具体如下。

用生理盐水治疗有效的代谢性碱中毒。发病机制中均有低氯血症，能促进肾小管对 $NaHCO_3$ 的重吸收。①酸性胃液丧失过多：常见于剧烈呕吐及胃液吸引等引起的酸性胃液大量丢失。②低氯性碱中毒：大量胃液的丧失，使用噻嗪类利尿剂和呋塞米等使氯从尿中丢失，均可引起低氯血症并发生碱中毒。

用生理盐水治疗无效的代谢性碱中毒：这一类代谢性碱中毒的发病机制中，没有低氯血症参与，用生理盐水治疗无效。①盐皮质激素过多。醛固酮是肾上腺盐皮质激素中作用最强的一种，能促进远端肾小管 Na^+ 和 H_2O 的重吸收，加速 K^+ 和 H^+ 的排泌。这些激素过多能使肾脏丢失 H^+，并增加 $NaHCO_3$ 的重吸收，引起代谢性碱中毒。醛固酮的排 K^+ 作用引起的低钾血症也与碱中毒的形成有关。糖皮质激素也具有盐皮质激素的作用，生成和释放增多也可引起代谢性碱中毒。②缺钾。机体缺钾可引起代谢性碱中毒，其发生机制如下。低钾血症时细胞外液 K^+ 浓度降低，致使细胞内液 K^+ 向细胞外转移，而细胞外液 H^+ 向细胞内转移；肾小管上皮细胞 K^+ 浓度降低，促使 H^+ 排泌增加，H^+-Na^+ 交换增加，HCO_3^- 重吸收加强，患者排出反常性酸性尿。这类患者需用钾盐进行治疗，单独应用 $NaCl$ 不能纠正。③碱性物质摄入过多。可见于溃疡患者服用过量 $NaHCO_3$ 或纠正酸中毒时静脉输入过量 $NaHCO_3$，可导致代谢性碱中毒。纠正酸中毒时输注过量乳酸钠溶液,乳酸钠经肝脏代谢可生成 HCO_3^-;大量输入柠檬酸钠抗凝血液,柠檬酸钠经肝脏代谢可产生 HCO_3^-,均可发生代谢性碱中毒。

呼吸性碱中毒的特征是血浆 H_2CO_3 浓度原发性降低。

过度通气是发生呼吸性碱中毒的基本机制。凡某种疾病或病理过程,只要能引起呼吸加深加快,发生过度通气,CO_2 过多排出,就易导致呼吸性碱中毒,常见的原因如下。

精神性过度通气:癔症患者哭笑无常及小儿持续哭闹,均可发生深快呼吸,使 CO_2 排出过多,遂使 $PaCO_2$ 下降,血浆 H_2CO_3 浓度降低,是引起急性呼吸性碱中毒比较常见的原因。

缺氧:缺氧时的通气过度是对缺氧的代偿,但同时可以造成 CO_2 排出过多而发生呼吸性碱中毒,常见于胸廓或肺疾病,如肺炎早期、肺梗死、肺淤血等患者的呼吸深快,除与低氧血症有关外,还因肺牵张感受器和肺毛细血管旁感受器受刺激,反射性地使通气增加。这些均可引起血浆 H_2CO_3 浓度下降而出现呼吸性碱中毒。

机体代谢亢进:高热和甲状腺功能亢进患者,代谢水平和耗氧量比正常人高,加之有中枢神经系统兴奋性增高、温热血流刺激等因素,均可使呼吸中枢兴奋,引起深快呼吸和过度通气,发生呼吸性碱中毒。

人工呼吸过度:抢救重危患者过程中,不当使用人工呼吸器致通气量过大,而引起过度通气,发生呼吸性碱中毒。

其他某些药物(如水杨酸)和疾病(如颅脑疾病、严重肝脏病)可能刺激呼吸中枢兴奋,引起过度通气,从而也可发生呼吸性碱中毒。

血浆电解质的变化也是反映内环境稳态的一个重要指标,通过电解质的变化,我们可以了解患者的肾脏功能、饮食摄入状况、是否存在脱水、细胞内外电解质的交换等一系列情况。通常,对于胸外科术后患者,在体内起关键作用的电解质主要是钾、钠、镁、钙等。

钾离子是细胞内液的主要阳离子,与钠等维持体内渗透压和酸碱平衡,又是维持神经、肌肉正常活动所必需的。肾脏对钾的排泄没有限制,故在禁食 3 日或利尿过多时,均应适当补钾。参考值:血清钾 3.5～5.5 mmol/L。

血清钾降低见于肾上腺皮质功能亢进、长期使用肾上腺素皮质激素、醛固酮增多症；严重呕吐、腹泻,不能进食而又未能及时足量补充钾,长期使用利尿剂等造成钾丢失过多；静脉输入大量葡萄糖及胰岛素,家族性周期性瘫痪发作期,碱中毒时使细胞外液进入细胞内,造成血钾降低。

血清钾增高见于慢性肾上腺皮质功能减退症、肾动脉狭窄性高血压、心力衰竭、休克、缺氧、尿毒症所致尿少尿闭等肾功能受损；重度溶血反应、挤压综合征、大面积烧伤、补钾过多。

钠离子为细胞外液的主要阳离子,是维持体内渗透压与酸碱平衡的重要物质之一。血清钠参考值:135～145 mmol/L。

血清钠降低(血清钠低于 135 mmol/L 时为低钠血症)见于重症急性胃肠炎呕吐、腹泻、大量抽放腹腔积液以及胃肠瘘等引起钠丢失；尿毒症、糖尿病酸中毒、大叶性肺炎、不适当地应用利尿剂与低盐饮食、慢性肾上腺功能减退、肾病综合征、尿崩症等。

血清钠增高(血清钠超过 145 mmol/L 时为高钠血症)见于肾上腺皮质功能亢进、严重脱水、糖尿病高渗性脱水、中枢性尿崩症等。

氯离子是细胞外液的主要阴离子,对调节体内水、渗透压与酸碱平衡等具有重要作用。参考值:血清氯 98～110 mmol/L。

血清氯降低见于严重呕吐、腹泻以及大量丢失胰液、胆汁等消化道液体；多尿症、糖尿病以及慢性肾上腺素皮质功能减退等。

血清氯增高见于尿路梗阻、肾炎少尿、心力衰竭伴水肿等导致氯化物排出减少；摄入氯化物过多特别是肾功能不良时,以及呼吸性碱中毒等。

血清钙离子是人体内含量最多的阳离子。血液中的钙离子参与凝血作用,同时又能降低神经、肌肉的兴奋性,血钙严重降低时常伴手足抽搐。血清钙参考值:成人 2.10～2.75 mmol/L。

血清钙增高见于甲状旁腺功能亢进、充血性心力衰竭、大量服用维生素 D、骨肿瘤、乳腺癌、肺癌、肝癌、结节病引起肠道过量吸收钙等。

　　血清钙降低见于甲状旁腺功能减退、大量输入柠檬酸盐抗凝血后，可引起低钙血症的手足抽搐、慢性肾炎尿毒症，导致血清钙下降等。

　　血清镁的参考值：$0.8 \sim 1.2$ mmol/L。

　　血清镁增高见于甲状腺功能减退症、甲状旁腺功能减退症、阿狄森病、肾衰竭、多发性骨髓瘤、严重脱水症、关节炎、镁制剂治疗过量、糖尿病昏迷等。

　　血清镁减低见于呕吐、腹泻、使用利尿剂、慢性肾衰竭、甲状腺功能亢进、甲状旁腺功能亢进、长期使用糖皮质激素、高血钙、糖尿病酮症酸中毒、低清蛋白血症、长期使用氨基苷类抗生素等。

　　脱水也是一种内环境严重紊乱的病理生理现象。它是指细胞外液减少而引起的一组临床综合征，根据其伴有的血钠或渗透压的变化，脱水又分为低渗性脱水，即细胞外液减少合并低血钠；高渗性脱水即细胞外液减少合并高血钠；等渗性脱水即细胞外液减少而血钠正常。

　　高渗性脱水以失水多于失钠、血清钠浓度>150 mmol/L、血浆渗透压>310 mmol/L 为主要特征。原因可分为以下 3 点。

　　单纯失水。①经肺失水；②经皮肤失水；③经肾失水，中枢性尿崩症或肾性尿崩症患者可排出 $10 \sim 15$ L 的稀释尿而其中只含几个毫摩的钠。

　　失水大于失钠，即低渗液的丧失。①胃肠道失液：呕吐和腹泻时；②大量出汗；③经肾丧失低渗尿：如反复静脉内输注甘露醇、糖尿病患者术后血糖控制不佳、高渗葡萄糖利尿时。

　　饮水不足，特别是胸外科食管重建手术后，患者如果术后出现吻合口瘘，长期十二指肠肠内营养而同时又补水不足时，极易发生。

　　低渗性脱水以失钠多于失水，血清钠浓度<130 mmol/L、血浆渗透压<280 mmol/L 为主要特征。具体原因如下。①丧失大量消化液而只补充水分，这是最常见的原因。②大汗后只补充水分。③大面积烧伤：烧伤面积大，大量体液丢失而只补充水时，可发生低渗性脱水。④肾性失钠：可见于以下情况。水肿患者长期连续使用

排钠性利尿剂(如氯噻嗪类、呋塞米及依他尼酸等)时如再限制钠盐摄入,则钠的缺乏更为明显;急性肾衰竭多尿期;阿迪森病时,主要是因为醛固酮分泌减少,故肾小管对钠重吸收减少。对上述经肾失钠的患者,如果只补充水分而忽略了补钠盐,就可能引起低渗性脱水。由此可见,低渗性脱水的发生,往往与措施不当(失钠后只补水而不补充钠)有关。这一点应当引起充分的注意。

等渗性脱水是水与钠按其在正常血浆中的浓度成比例丢失时引起的。即使是不按比例丢失,但脱水后经过机体调节,血钠浓度仍维持在 130～145 mmol/L,渗透压仍保持在 280～310 mmol/L者,亦属等渗性脱水。具体原因有以下几点。①小肠液丧失:从十二指肠到回盲部的所有小肠分泌液以及胆汁和胰液的钠浓度都在120～140 mmol/L。因此,小肠炎所致的腹泻、小肠瘘、小肠梗阻等可引起等渗体液的丧失。②大量胸腔积液和腹腔积液形成等。③胸外科术后急性出血等。

(二)体温波动

人体的温度是相对恒定的,正常人腋下温度为 36～37 ℃,口腔温度比腋下高 0.2～0.4 ℃,直肠温度又比口腔温度高 0.3～0.5 ℃。胸外科手术后由于手术创伤,体内炎症介质的释放和胸腔液体的吸收体温均会上升。但在一些病理状态下,体温就会出现异常的波动,有相当的临床价值,比如食管手术后第 7 天或进食后出现高热,往往意味着可能出现吻合口瘘的情况;又比如胸外科手术 5 天后出现体温升高达 39 ℃,维持几天而且每天体温都不能回归到正常值以下,往往提示有局灶性的感染,最常见的是伤口液化或感染等;胸外科手术 7 天后出现体温升高达 39.5 ℃,伴或不伴寒战,维持几天而且每天体温都能回归正常值以下,往往提示深静脉穿刺污染可能等。所以,密切观察术后患者体温的变化趋势,往往能够提示机体异常和判断治疗是否有效。

按体温状况(口腔温度),发热分为 4 个阶段。低热:37.3～38 ℃;中等度热:38.1～39 ℃;高热:39.1～41 ℃;超高热:41 ℃以上。人体最高的耐受温度为 40.6～41.4 ℃,直肠温度持续升高超过

41 ℃,可引起永久性的脑损伤;高热持续在 42 ℃以上 2～4 小时常导致休克等严重并发症。体温高达 43 ℃则很少存活。临床上往往可以看到外科严重并发症终末期患者出现持续高热或超高热,是预后不佳的标志。

发热的病因复杂,大概有这几个因素:感染、无菌性组织坏死和破坏(如损伤、肿瘤变性、血管阻塞引起组织坏死)、产热散热异常(如甲状腺功能亢进等)、大量失血失水、生物制剂和药物反应、中枢神经调节异常和其他原因不明发热等。

临床上常见的热型有以下几种。

(1)稽留热:是指体温恒定地维持在 39～40 ℃或 40 ℃以上的高水平,达数天或数周,24 小时内体温波动范围不超过 1 ℃,见于重症感染或体温调节中枢异常。

(2)弛张热(败血症热型):体温常在 39 ℃以上,波动幅度大,24 小时内波动范围超过 2 ℃,但都在正常水平以上。常见于败血症、重症肺结核及化脓性炎症等。

(3)间歇热:体温骤升达高峰后持续数小时,又迅速降至正常水平,无热期(间歇期)可持续 1 天至数天,如此高热期与无热期反复交替出现。常见于疟疾、急性肾盂肾炎等。

(4)波状热:体温逐渐上升达 39 ℃或以上,数天后又逐渐下降至正常水平,持续数天后又逐渐升高,如此反复多次。常见于布氏杆菌病。

(5)回归热:体温急剧上升至 39 ℃或以上,持续数天后又骤然下降至正常水平。高热期与无热期各持续若干天后规律性交替一次。可见于回归热、霍奇金病等。

(6)不规则热:发热的体温曲线无一定规律,可见于结核病、风湿热、支气管肺炎、渗出性胸膜炎等。

(三)循环血流动力学

胸外科手术过程中,由于会对心脏产生一定的不良刺激,特别是手术中电凝刀和氩气电刀在心包表面的使用。另外,肺切除特别是全肺切除手术会产生暂时性肺高压,从而影响右心功能,还有胸外手术后由开胸手术创伤、缺氧、补液等因素引起的肺水肿造成左心功能减退,以及术后潜在的出血风险、心律失常风险,所以加强循环血流动力学的监测具有极其重要的临床意义。循环血流动力学监测还可以对患者基本循环状态、液体复苏和药物治疗有效性进行客观的评价。

血流动力学监测可分为无创伤性和创伤性两大类。无创伤性血流动力学监测是应用对机体组织没有机械损伤的方法,经皮肤或黏膜等途径间接取得有关心血管功能的各项参数。比如,心电图监测、袖带血压监测等,其特点是安全、无或很少发生并发症。创伤性血流动力学监测是指经体表插入各种导管或监测探头到心腔或血管腔内,利用各种监测仪或监测装置直接测定各项生理学参数并通过对所测得的数据进行分析获得数量的概念。比如,桡动脉压、中心静脉压、右心房压(RAP)、右心室压(RVP)、肺动脉压(PAP)、肺毛细血管楔压(PCWP)、心排血量(CO)、心脏排血指数(CI)等。

血压正常值:收缩压 12.0～18.7 kPa(90～140 mmHg),舒张压 8.0～12.0 kPa(60～90 mmHg)。血压的监测方法可分为无创伤性测量法和有创伤性测量法。无创伤性测量法(NIBP)通常是指袖带测压法,包括人工听诊和机器自动测压法。有创伤性测量法通常是桡动脉穿刺测压,也采用足背动脉和肱动脉穿刺测压。

由于手术当天患者的生理功能受到手术影响,生命体征尚不稳定,往往存在大出血或心血管意外可能,故通常胸外科手术当天需要保留桡动脉穿刺,以备实时监测血压动态变化,如果手术后第2天患者一般情况稳定便可以撤除桡动脉穿刺,以利于患者活动。对于一些危重患者和复杂手术有大出血、严重低血压休克需要反复测量血压,并需要使用血管活性药物治疗、反复抽取动脉血气分析、心搏骤停经过心肺复苏的患者,需要保留较长时间桡动脉穿刺测压。桡动脉测压和袖带测压往往其数值会存在不同,据对比观察的结果,收缩压在 13.3～20.0 kPa(100～150 mmHg)范围,两者结果相仿;超过或低于此范围就有差别。不过一般认为桡动脉测压比袖带测压略高,收缩压常常会高出 0.7～2.7 kPa(5～20 mmHg),在休克、低血压和低体温患者,由于血管收缩,此种差别还会增加。如果由袖带测压测得的压力大于桡动脉测压时,多数系压力监测系统发生故障或操作欠妥而引起误差,包括监测仪零点的偏移。此时如果发现动脉压力波幅降低,呈现阻力,提示导管系统有问题,最常见的原因是气泡、血凝块、机械性阻塞或连接部分松动脱开等。假如动脉波形正常,则应检查用作间接测压的臂袖带大小是否适当、放置部位是否有误等。

中心静脉压是指上下腔静脉和右心房交界处的压力,是反映右心前负荷的指标,它受右心泵血功能、循环血容量及体循环静脉系统血管紧张度 3 个因素影响。测定中心静脉压对了解有效循环血容量和右心功能有重要意义,正常值:$0.49 \sim 0.98$ kPa($5 \sim 10 \text{cmH}_2\text{O}$)。

补液试验:取等渗盐水 250 mL,于 5~10 分钟内经静脉滴入,若血压升高而中心静脉压不变,提示血容量不足;若血压不变而中心静脉压升高 $0.29 \sim 0.49$ kPa($3 \sim 5$ cmH_2O),则提示心功能不全。

严重创伤、休克以及急性循环功能衰竭等危重患者,需长期输液或静脉抗生素治疗、全胃肠外营养治疗,需接受大量、快速输血、补液的患者,利用中心静脉压的测定可随时调节输入量和速度。心血管代偿功能不全的患者,进行危险性较大的手术或手术本身会引起血流动力学显著变化的患者等都是安置深静脉穿刺管的指征。通常选择的穿刺途径是颈内静脉或锁骨下静脉。中心静脉压的标准零点位置在右心房中部水平线,仰卧位时在第 4 肋间腋中线水平,侧卧位时在胸骨右缘第 4 肋间水平。一旦零点确定,就应该固定好,若患者体位发生改变应随即调整零点。一般标准零点的偏差不要超过 ±1 cm,以免由此变异而影响中心静脉压真实的变化。

中心静脉压与动脉压不同,不应强调所谓正常值,更不要强求输液以维持所谓的正常值而引起输液过荷。作为反映心功能的指标,连续测定观察其动态变化,比单次的绝对值更有指导意义。中心静脉压仅反映右心室的功能情况,当左心室由于疾病、缺氧和毒素等影响而功能不全时,患者出现肺水肿而中心静脉压可仍正常其或偏低,但此时 PCWP 已有相应的升高。因此,用中心静脉压判断、预防肺水肿颇受限制。

PCWP 反映肺静脉压状况,一般情况下肺循环毛细血管床阻力较低,故 PCWP 能较准确地反映左室舒张末期压力(LVEDP),从而反映了左心室前负荷大小。正常值:0.80～1.60 kPa(6～12 mmHg)。

随着 Swan-Ganz 导管应用的越来越广泛,对于肺循环阻力的检测越来越精细化。通常,胸外科手术不会涉及 PCWP 的测定,但对于肺移植手术,对于重症患者要了解其左心室功能、估计疾病的进程,诊断和治疗心律失常,诊治急性呼吸窘迫综合征(ARDS),鉴别各种原因的休克,区别心源性和非心源性肺水肿,帮助评估氧供需平衡时,PCWP 是一个很好的预测指标。

患者左心室功能不全为主时,中心静脉压不能反映左心室的功能情况,此时应做肺动脉压或 PCWP 监测。研究表明,PCWP 在 2.4～2.7 kPa(18～20 mmHg),肺开始充血,2.8～3.3 kPa(21～25 mmHg)肺轻至中度充血,3.5～4.0 kPa(26～30 mmHg)中至重度充血,大于4.0 kPa(30 mmHg)开始出现肺水肿。临床和影像学检查提示有肺水肿的患者,PCWP 均上升,并超过 2.7～3.3 kPa(20～25 mmHg)。

PCWP<0.8 kPa(6 mmHg)时,提示容量严重不足;PCWP<1.6 kPa(12 mmHg)时,仍提示容量不足;PCWP1.6～2.0 kPa(12～15 mmHg)时,提示容量正常或容量不足伴左心功能不全;PCWP>2.0 kPa(15 mmHg)时,提示容量过多或伴左心功能不全,有发生肺水肿的危险。

心脏排血指数(CI),正常值:2.6～4.0 L/(min·m²)。

经体表面积化后排除了体重不同对心排血量的影响,更准确地反映了心脏泵血功能。CI 大于 2.5 L/(min·m²),PCWP>2.0 kPa(15 mmHg),治疗目标为降低 PCWP,可应用利尿剂、静脉扩张药。CI 为 2.0 kPa(15 mmHg),治疗目标为提高 CI、降低 PCWP,使用血管扩张剂、利尿剂,必要时加用正性肌力药物。CI 为 4.0 kPa(30 mmHg),治疗目标为提高 CI、降低 PCWP,以正性肌力药及血管扩张药为主。

目前,还有一项技术即 PICCO(pulse indicator continuous cardiac output),即脉波指示剂连续心排血量监测,可以较为全面可靠地充分评估围术期的血流动力学变化,为指导临床治疗提供更好的证据。通过经肺热稀释法可测量心排血量(CO)、CI、胸内容量指数(ITBI)、全舒张末容积指数(GEDI)、血管外肺水(ELWI)指数、肺血管通透性指数(PVPI)。同时对动脉脉搏轮廓初次校正后,可以连续监测脉搏轮廓心排血量(pulse contour cardiac output,PCCO)、心率(HR)、每搏输出量(SV)、平均动脉压(MAP)、容量反应(每搏输出量变异性 SVV,脉搏压力变异性 PPV)、系统性血管阻力指数(SVRI)、左心室收缩力指数(dP max)等。

PICCO 是可以对血管外肺水(EVLW)进行量化监测的一种方法。EVLW 在胸腔内血容量(ITBV)中所占的比例,亦即肺通透性指数(PBI),正常值为 20%～30%,PBI 升高则为通透性水肿。EVLW 与液体容量相关,可用来预测肺水肿的发生,可以用于鉴别心源性呼吸困难和非心源性呼吸困难。EVLW 和存活率显著相关,为一独立预测因素。临床常采用胸片来间接判断 EVLW,但其影响因素多、准确性差,经肺热稀释技术能较为敏感、准确地监测到 EVLW 的改变,这些在肺移植患者治疗中甚为重要。

另外,还有一些周围循环监测指标包括毛细血管充盈时间(正常值 2～3 秒)、体温(中心温度与足趾温度相差≤2 ℃)、尿量(正常每小时 30 mL)。

第二章

胸腔镜的诊断和治疗

第一节 概　述

电视胸腔镜手术已成为一门成熟的胸外科技术,在许多先进的医疗机构,它已占到胸外科总手术例数的1/3甚至1/2以上,其应用比例也在一定程度上反映了一个医院胸外科的技术水平。

一、胸膜疾病

(1)早期脓胸及包裹性胸腔积液,尤其是发病4周以内的患者,可以在胸腔镜下行脓胸扩清术和纤维板剥脱术。

(2)胸膜肿瘤、胸膜纤维瘤、转移性胸膜肿瘤及肋间神经纤维瘤,都可以在胸腔镜下切除。

二、肺部疾病

(一)肺内小结节和肺弥漫性疾病

随着临床CT检查的普及,周围型肺结节的检出率增高。肺结节可能是早期肺癌、肺良性肿瘤,或者是肺内的炎性肿物,它们的共同特点是临床诊断十分困难。经皮肺穿刺活检成功率偏低,并且存在诸多并发症,以前只能开胸活检才能得到病理诊断。电视胸腔镜手术能在微小创伤下完成同开胸手术效果相同的肺楔形切除手术。

(二)肺大疱手术适应证

(1)肺大疱引起呼吸困难症状。

(2)症状虽然很轻,但肺大疱已经大于一侧胸腔体积的1/2。

(3)肺大疱合并2次以上发作的自发性气胸。

(4)虽然气胸首次发作但属下列情况之一者:①肺持续性漏气,

即有效胸腔闭式引流＞72小时肺仍不复张或仍持续漏气者;②双侧同时或先后发作的自发性气胸;③特殊工种的患者,如潜水员、飞行员、野外工作者等,以及缺少基本医疗救护条件地区的患者;对于运动员和大、中学生也可适当放宽手术指征;④自发性血气胸;⑤自发性张力性气胸。

胸腔镜肺大疱切除通常都十分容易,但当大疱巨大、胸膜粘连严重,或肺大疱满布肺脏表面时处理则很棘手,有时需要中转小切口开胸手术。

(三)肺部良性疾病

支气管肺囊肿、支气管扩张等良性疾病,也可以在胸腔镜下行肺叶切除术。

(四)肺癌

在诊断方面,胸腔镜可以很容易地解决早期周围型小肺癌的诊断困难问题和肺癌所致癌性胸腔积液的鉴别诊断问题。在治疗方面,肺楔形切除术可以作为高龄、肺功能无法耐受开胸手术的$T_1N_0M_0$肺癌患者的姑息治疗方法;肺叶切除术技术上已经比较成熟,目前主要用于Ⅰ$_A$期($T_1N_0M_0$)非小细胞肺癌,以及需肺叶切除的转移癌的治疗;胸腔镜滑石粉胸膜固定术可以成功地治疗95%以上由肺癌所致的顽固性恶性胸腔积液。

三、食管疾病

(一)食管平滑肌瘤

胸腔镜手术的应用改变了以往食管平滑肌瘤的手术径路,在3～4个1 cm套管切口下即可完成食管平滑肌瘤摘除术。手术时间短,并且创伤小、痛苦轻、恢复快。

(二)贲门失弛缓症

食管肌层切开术仍是治疗贲门失弛缓症的最有效和标准术式。目前,经胸腔镜或腹腔镜的食管肌层切开术已基本替代了常规开胸手术。

(三)早期食管癌

胸腔镜为食管癌切除术提供了除开胸术和非开胸食管剥脱术

之外的第三种治疗方法。手术一般包括 3 部分:首先,胸腔镜游离胸段食管;其次,开腹游离胃;最后,颈部切口行食管胃颈部端-侧吻合术。胸段食管的切除是在 4 个 1 cm 切口下完成,创伤小,安全可靠,手术时间短(通常 1 小时左右),符合食管外科的发展要求。

四、纵隔疾病

(一)重症肌无力

胸腺切除术是治疗重症肌无力的最有效方法之一。胸腔镜胸腺切除术仅需 3 个 1.5 cm 的胸壁切口,术中能够清楚显露胸腺和整个前纵隔,可同时进行胸腺及前纵隔脂肪切除术,切除范围基本同胸骨正中切口手术。

(二)纵隔肿瘤

后纵隔神经源性肿瘤、中纵隔囊肿,包括支气管囊肿、心包囊肿、肠源性囊肿等,是最适合胸腔镜手术的病证,胸腔镜可以很方便地摘除各种大小的中纵隔囊肿。部分胸腺瘤,尤其是无外侵的直径<5 cm 者适合胸腔镜下连同整个胸腺一并切除。一些纵隔良性畸胎瘤也可用胸腔镜切除。

(三)胸腔镜治疗手汗症、乳糜胸

胸腔镜胸交感神经切除术治疗手汗症、乳糜胸等,已成为临床常规手术方法。

五、胸腔镜手术的适应证与禁忌证

(一)用于诊断的适应证

1.胸腔积液

不明原因的胸腔积液的诊断一直是困扰医师的一个临床问题。因为大量胸腔积液,胸部 X 线检查无法确定胸膜疾病的部位,而使胸膜穿刺活检具有一定的盲目性,导致阳性检出率不高。胸腔积液标本的细菌学或细胞学检查也常因缺乏特异性而使诊断失败。胸腔镜手术可以在获得大量胸腔积液标本的同时,直接观察胸膜病变的性质和范围,并且可以切除部分或全部胸膜病变送病理检查,显著地提高了胸腔积液的诊断率。另外,对肺癌患者,如果合并胸腔积液,术前不能确诊有无胸膜转移,开胸手术前,可以先通过胸腔镜进行探查,避免了盲目开胸造成的不必要的手术创伤。反复发作的胸腔积液患者易形成单个或多个局限性包裹性积液,诊断性胸腔镜手术不仅可以收集大量的胸腔积液标本送检,增加确诊率,而且可以松解胸膜粘连,改善胸腔引流,达到治疗的目的。

2.胸膜占位性病变

胸膜占位性病变不伴有胸腔积液的患者,虽然胸部 X 线、CT 检查可以明确病变部位,但无法确定病变性质,甚至胸膜穿刺活检因切取组织太少而诊断失败。胸腔镜手术在直接观察病变的同时切取足够的组织标本,可获得准确的病理学诊断,这在怀疑胸膜纤维瘤患者确诊中显得尤为有价值。

(二)肺脏疾病的诊断

随着手术技术的改进和新一代组织缝合切割器械的出现,胸腔镜手术已经成为弥漫性实质性肺疾病的最为安全可靠的诊断方法。对于弥漫性肺病变的患者,因为病变严重损害了肺功能,开胸肺活检具有一定的危险性,围术期并发症发生率很高,甚至造成患者死亡。胸腔镜手术创伤小,若使用内腔镜组织自动缝合切开器,可以在非常短的时间内完成手术操作,增加了手术安全性,使术后并发症发生率明显下降。

对于肺表面结节性病变,胸腔镜可以直接观察病灶,并且可以用电刀或内腔镜组织自动缝合切开器切除送检,获得明确的诊断。

肺内转移性肿瘤,常见于绒毛膜上皮癌、乳腺癌、结肠癌及骨肉瘤的患者,一般为多发性。胸腔镜手术可以做出明确的诊断。如为孤立性转移灶,适当范围的局部切除也可以获得较好的治疗效果而避免开胸手术。

胸腔镜手术非常适合位于肺表面,特别是叶裂边缘病灶的诊断性切除。当病灶位于肺组织深部或病灶表现为浸润性病变而没有形成明确的肿块时,术中不易探及。可以于术前在 CT 或 X 线引导下将一根金属导线刺入病灶中心。术中可以沿金属导线发现病灶,并且以刺入肺组织的导线为中心切除病变肺组织,增加肺组织活检的准确性,提高诊断率。

（三）纵隔肿瘤的诊断

虽然许多纵隔肿瘤在开胸手术时获得诊断和切除,但在某些情况下术前胸腔镜探查是必要的。例如,判断肿瘤与周围组织器官的关系、能否手术切除等。胸腔镜的探查可以减少开胸探查率。对高危患者,考虑不能耐受开胸手术,需明确病理学诊断来选择非手术治疗的方法,胸腔镜手术可以较容易地切取肿瘤组织,获得诊断。尤其是在怀疑纵隔淋巴瘤的患者,治疗前获得详细的细胞学诊断和分型对于决定进行放疗或化疗是至关重要的,而肿瘤穿刺活检则很难达到这一目的。

（四）心包疾病的诊断

胸腔镜手术可以极好地显示中纵隔的病变,从而进行心包活检并且避免周围结构的损伤。通过胸腔镜可以观察大部分心包,提供了在心包任何区域活检的可能性。尤其在局限性心包积液,以往多次穿刺失败的患者,胸腔镜是获得积液标本的可靠方法。小块的心包组织的切除不仅可以达到心包组织以及心包积液的细胞学检查目的,而且可以起到心包开窗引流的治疗作用。

（五）胸外伤的诊断

大多数胸部外伤可以通过胸部 X 线、CT 检查或胸腔穿刺引流获得诊断。但是进行性血胸、气管支气管断裂及食管裂伤等需要立即开胸手术的严重胸外伤经上述检查常难以确定,保守治疗又有可能失去最佳的手术时机。胸腔镜手术探查可以明确诊断外伤的部位及程度,决定是否需开胸手术,不失为胸外伤诊断行之有效的方法。

（六）肿瘤分期

胸腔镜也是胸部肿瘤分期的可靠方法之一。以往纵隔镜被认为是肺癌术前分期的"金标准",因而在一些医院常规应用。然而,纵隔镜不能全面地反映纵隔淋巴转移范围。例如,隆突下淋巴结、主肺动脉窗淋巴结及主动脉旁淋巴结等,纵隔镜常难以发现。胸腔镜手术是纵隔淋巴结活检的极好途径。另外,通过胸腔镜还可以观察肺癌或食管癌向邻近纵隔器官或胸壁扩散的情况,判断肿瘤切除的可能性,避免不必要的开胸探查。

六、胸腔镜手术设备及器械

电视胸腔镜手术是 20 世纪 90 年代世界胸外科中里程碑式的新技术,胸腔镜外科的兴起和发展与胸腔镜设备的生产和更新密不可分。随着胸腔镜手术设备与器械的不断完善更新,胸腔镜手术成为完成多种胸腔疾病诊断和治疗的现代胸腔镜外科技术。

胸腔镜设备包括仪器设备和手术器械两大部分。

(一)仪器设备

1.胸腔镜

(1)硬性光学胸腔镜,最传统的光学系统硬镜,我们称之为光学视管,由不锈钢管鞘、透镜组、导光束、目镜等组成。光学视管按视野方向分可分为 0°镜、30°镜和 45°镜,按外径分可分为 3 mm 针装胸腔镜、5 mm 细镜胸腔镜、10 mm 标准胸腔镜。临床多采用30° 10 mm 规格胸腔镜,硬性光学视管的突出特点是:光学性能好、图像清晰、耐用性好、消毒性能好、与电子胸腔镜比相对经济。缺点:怕磕碰、不可弯曲,个别情况视野受局限。

(2)软性纤维胸腔镜,与硬性镜不同,它采用光导纤维传递图像,因此其先端部可 360°旋转弯曲,可直视任何需观察部位。外径10 mm。优点:操作、观察方便,经济性好。缺点:相对硬性镜,其分辨率较低,由于采用高分子复合材料,其寿命和消毒性能也受限制。因此,此种胸腔镜多用于检查,很少用于胸腔镜手术。

2.冷光源

光源系统由冷光源主机和纤维光缆组成。光源性能的好坏,直接影响图像质量、安全性及经济性。目前,胸腔镜用的冷光源系统主要有两大系列:卤素灯冷光源和氙灯冷光源。卤素灯的特点是价格较低,灯泡的经济性好,同时亮度、色温也可以满足使用要求。最好的光源是氙灯,与阳光色温相同,灯泡寿命长,有 2 种调光方式,但缺点是价格较高。纤维光缆由数百根玻璃纤维组成,在光源传送过程中几乎无任何损失,但玻璃纤维易断裂,使用中避免过度扭曲与弯折。

3.摄像系统

胸腔镜的电视摄像系统在整套设备中是极其关键的设备。近几年,基于电荷耦合器(charge-coupled device,CCD)技术、数字电路和计算机图像处理技术的突飞猛进,电视胸腔镜摄像系统有了长足的发展,数字摄像系统、CCD 摄像头、图像像素(清晰度)、色彩还原能力、图像处理能力、图像的记录功能、使用的方便性等都有了很大的提高。摄像系统的基本组成包括图像处理中心、摄像头和适配器。图像处理中心是主机系统,图像由光学视管送到适配器(光学系统),由适配器成像在摄像头的 CCD 上。由 CCD 将光学信号转换成电信号输出给图像处理中心。经过模拟/数字(A/D)转换及图像处理/放大,再将信号输出给监视器、数字影像记录仪、录像机或彩色热升华打印机。术者可以通过监视器观察、操作,通过数字影像记录仪或录像机取得图像记录。360°可弯曲电子胸腔镜和电子胸腔镜不需光学视管,它的摄像头就在镜子的头端,可直接摄取图像。由于不需要复杂的柱状透镜系统,因此,它的图像清晰度、色彩还原性都非常出色。

4.图像记录设备

数字影像记录系统:可以在术中遥控采集,图像质量与术中完全相同,使用数字存储卡记录图像,可直接与计算机连接进行图像传输与处理,或在互联网上发表,也可以将存储卡放入影像设备中回放。

(二)手术器械

1.普通胸腔镜手术器械

(1)套管及切口保护套。最常用直径为 10.5 mm、11.5 mm,长度为 5 cm 的套管或 1.5 cm、6 cm 切口保护套。

(2)电钩。电钩是电视胸腔镜最常用的手术器械之一,其头端平滑适度既有利于手术操作又能够保证手术安全。

(3)内镜分离钳或剪刀。内镜分离钳主要用于术中一些较小组织的抓持、分离及电凝止血,内镜剪刀主要用于较深部位的剪切操作。

（4）内镜持针器。主要用于内镜下缝合。

（5）推节器。主要用于内镜下结扎操作。

（6）卵圆钳。内镜下抓持组织最便捷、安全、高效的操作器械，分为不同长度及大小，可以方便地夹持肺组织、支气管或血管进行牵引或显露等。

（7）加长直角钳或长弯钳。用于游离血管并穿过血管后方。

2.机械缝合器械

以切割缝合器为代表的机械缝合技术的应用是外科手术的一大进步，缩短了手术时间，简化了手术操作，使一些在通常条件下不能实施的手术得以进行。

（1）内镜下缝合切开器。目前，胸腔镜手术中常用的内镜缝合切开器钉仓主要有 60 mm、45 mm、30 mm 等不同长度，钉高主要有 2.0 mm、2.5 mm、3.0 mm、3.8 mm 和 4.8 mm 等不同规格，适用于血管、肺组织、支气管等不同厚度的组织，需根据术中具体情况选择使用。

（2）Hem-o-lok。常用于直径较细的肺动脉分支或支气管动脉的夹闭。使用时注意近心端 2 枚、远心端 1 枚，血管残端距离最近一枚 Hem-o-lok 的距离＞3 mm 最为安全。

3.超声刀

超声刀的实质是一种电能-机械能的转换组件。它由主机、手柄连接线、转换器、操作手柄、探头、脚踏板等主要部件组成。

超声刀的优点：无电流通过人体，安全性好；低温切开或凝固，切开温度低于 170 ℃，凝固温度低于 100 ℃；不产生烟气，不影响视野；不结痂，止血时不粘创面，刀头不粘焦痂。

七、患者体位及切口选择

（一）三孔胸腔镜

1.体位

患者选取健侧卧位。

2.切口的选择

胸腔镜镜孔选在腋中线第 7 或第 8 肋间，约 1.5 cm；主操作孔以

腋前线为中心约 3 cm,上中叶切除在第 3 肋间,下叶切除在第 4 肋
间;副操作孔在腋后线偏后第 8 肋间,此孔用于牵引肺、切割缝合器
等进入,可容 2 个器械同时进出,长约 2 cm。

(二)单孔胸腔镜

1.体位

患者选取健侧卧位。

2.切口的选择

手术切口一般选择在腋中线和腋后线之间的第 5 肋间,一般靠
近腋前线的位置,对于一些肥胖的患者,肋间隙不易定位准确,此时
切口也可以向下移动一个肋间,即第 6 肋间。根据肿瘤大小,一般
手术切口长度为 3~5 cm。有时肿瘤较大时,为了保证取出的标本
完整性,可以适当延长切口。一般使用切口保护套,以减少切口血
液对镜头的污染。镜头的位置:大部分时间镜头放在切口的后缘,
有时也可以放在切口前缘或中间。

(三)胸腔镜辅助小切口

1.体位

患者选取健侧卧位。

2.切口的选择

胸腔镜辅助小切口肺叶切除术在腋中线第 7 或第 8 肋间做
1.5 cm腔镜孔,在腋下的胸大肌和背阔肌之间第 4 肋间或第 5 肋间
做 7~15 cm 小切口。

第二节　胸膜疾病的胸腔镜诊断和治疗

一、胸膜活检术

胸膜疾病在胸部外科较常见,但是缺少可靠的诊断方法,临床
常在 X 线、CT 或 B 型超声波图像引导下进行胸膜穿刺活组织检查,
但诊断率并不理想。胸腔积液患者经胸腔穿刺获取标本的细菌学

和细胞学检查,诊断率为 60%～80%。胸膜转移瘤的胸膜穿刺活检诊断率为 37.5%～67%。胸腔穿刺细胞学阴性的患者行胸膜穿刺活检仅能提高 7.1%的诊断率。这主要是因为穿刺技术获取活组织很小,不易获得确切的病理学诊断,尤其是怀疑胸膜纤维瘤的患者,开胸手术前常不能确诊。此外,部分胸膜转移瘤位于肺、纵隔或者横膈表面,胸膜穿刺活检比较困难。胸腔镜下的胸膜活检操作简单,可以直接观察病变的形态和范围,同时获得大量的胸腔积液标本和大块的组织标本送检,诊断率显著提高。综合国内外文献报道,胸腔镜胸膜活检确诊率为 90%～100%,表明胸腔镜手术是胸膜疾病诊断的较好方法。

（一）手术适应证

（1）局限性或弥漫性胸膜病变,经胸膜穿刺活检不能获得诊断者。

（2）胸膜病变位于纵隔、横膈或者肺表面,不宜行胸穿活检者。

（3）不明原因的胸腔积液,经多次胸穿抽液送检不能确认者。

（4）恶性胸腔积液已经临床证实,但是需要取得更确切的病理学诊断以指导治疗者。

（二）手术禁忌证

（1）既往有患侧胸部手术史,或者胸膜感染史,胸膜肥厚粘连严重,胸腔镜不能进入者。

（2）心、肺功能严重损害,恶病质,不能耐受麻醉和手术者。

（三）术前准备和术后处理

（1）术前需做全面检查,了解患者心、肺、肝、肾等重要器官功能情况,以准确估价患者对手术的耐受性。

（2）训练有效咳嗽,以利术后排痰。

（3）如合并呼吸道感染,应用抗生素积极控制感染。痰量较多者,应行雾化吸入或体位引流排痰。

（4）术后早期半卧位。鼓励患者做深呼吸,咳嗽排痰,促进患侧肺尽快复张,这在同时行胸膜固定术的患者尤为重要。

（四）手术方法

1.麻醉

（1）局部麻醉。单纯行胸膜活检术的患者，可以采用肋间神经阻滞麻醉并辅以局部浸润麻醉的方法。此方法简单易行，但是由于患者在术中处于自主呼吸状态，人工气胸对呼吸、循环系统干扰较大。故心、肺功能不良或者胸腔内情况较为复杂的患者应慎用。肋间神经阻滞麻醉的范围为第 3～10 肋间的全部肋间神经。

（2）全身麻醉。近几年来，随着胸腔镜手术的进展，胸内手术操作日益复杂。临床多采用双腔气管插管或者单侧支气管插管全身麻醉。术中健侧单肺通气，患侧肺完全萎陷，可以获得良好的手术显露，有利于胸内手术操作，也便于必要时及时中转开胸。如果胸膜病变较为广泛而无胸膜粘连，可以采用单腔管气管插管，术中低流量通气，也能获得必要的显露来切取胸膜病变组织。

2.体位

一般采用健侧卧位。如果双侧同时手术，可以采用平卧位，双上肢外展。

3.切口

一般做胸腔镜手术常规切口，即腋中线第 7、8 肋间，腋前线 4、5 肋间（主操作孔），腋后线第 7、8 肋间各做一 1.5 cm 切口。前者为观察孔，其余为操作孔。亦可以根据病变部位选择相应切口。原则上使这 3 个切口的连线呈倒立三角形，病变位于观察孔对角线以外，操作比较方便。

4.手术操作

（1）首先根据胸部 CT 或者胸部 X 线片所示胸膜病变的位置选择第 1 个切口（观察孔），尽量使该切口直对病灶并且保持一定距离。

（2）在预定部位的肋间做一与肋骨平行、长约 1.5 cm 切口，切开皮肤和皮下组织。然后用弯止血钳钝性分离胸壁及肋间肌肉，直至胸膜，用止血钳小心地划开胸膜进入胸腔。在此之前，应请麻醉师进行健侧单肺通气，并且将患侧支气管同大气相通，使患侧肺在胸膜划破时迅速萎陷而不致损伤肺组织。之后用手指伸入切口探查胸腔,如无粘连,置入 10 mm 胸腔镜套管。

(3)如果有胸腔积液,先经套管尽量将积液抽吸干净,然后置入胸腔镜观察胸膜病变。当胸膜无粘连时,胸膜病变会显露无遗。

(4)如使用带操作孔的电子胸腔镜,将内腔镜活检钳经操作孔置入胸腔,咬取胸膜病变组织送检。

(5)若使用常规电视胸腔镜,需要在胸腔镜引导下做第 2 个切口(主操作切口)。第 2 个切口和第 1 个切口距离在 10 cm 左右,并且使胸腔镜与 2 个切口之间连线的夹角大约成 45°。经主操作孔置入腔镜活检钳咬取活检组织送检。

(6)如果要切取大块胸膜组织,可经操作切口置入电钩,将病灶处胸膜环周切开后,予以剥离切除。

如病灶较大,可加做第 3 个切口(辅助操作孔),使用内镜抓钳或卵圆钳牵拉病灶,帮助显露。

(7)胸膜粘连的处理。①如为条索状粘连,可以经主操作切口置入电钩和吸引器,将粘连带烧灼切开。如操作困难,也可加做辅助切口,置入内腔镜肺叶钳,或者去除套管,直接置入普通卵圆钳,轻轻牵拉肺组织,使之有一定张力,然后用电钩烧灼切开。经主操作孔同时置入电钩和吸引器,双手操作,有利于术野的显露。②如怀疑粘连带内有较粗大血管,可以先用腔镜钛夹钳将粘连带血管两端或胸壁端夹闭,然后剪开。③如遇膜片状胼胝样纤维膜,可以用吸引器头钝性剥离,或用电钩锐性分离。疑有血管,可用钛夹处理,或电凝后用剪刀切开。

(8)术毕仔细止血,选择胸部最低切口放置胸腔闭式引流管。

(五)手术中特殊情况处理

1.出血

发生出血时,切不可盲目钳夹或电灼止血,以免损伤周围组织和器官,造成更大的出血。应该迅速将出血吸净,确认出血点。小的出血点可以电凝止血。较大的出血,如肋间动脉、粘连带血管出血,需用腔镜钛夹钳夹闭破损血管止血。

如损伤大血管,镜下无法处理时,则应立即用卵圆钳夹纱球暂时压迫止血,然后迅速扩大胸部切口,中转开胸,用常规方法止血。

2.心包损伤

当病变位于心包表面时,应小心仔细切取病变组织。一旦切破心包,应选择心包较低部位无血管区做心包开窗引流,以免造成术后心脏压塞。

(六)术后并发症

胸腔镜胸膜活检术,操作简单,手术创伤轻微,术后并发症发生率较低,常见有如下几种情况。

1.胸腔出血

常因术中止血不彻底,或电凝结痂脱落所致,多发生在切口处的肋间血管分支。少量出血,可以使用止血药,密切观察。若出血量每小时超过 200 mL,连续 3 小时以上,则为进行性血胸,应积极补充血容量,尽早行胸腔镜探查止血。

2.引流液较多

恶性胸腔积液术后引流量比较大,不能拔除胸腔闭式引流管,可以选择滑石粉每次 5 g,或适当抗癌药物如顺铂每次 100 mg,经胸部引流管注入胸腔内,然后夹闭胸部引流管(滑石粉夹闭 2 小时,顺铂需夹闭 4 小时以上),这将有助于尽早拔除胸部引流管。

3.其他

肺不张、肺部感染、切口感染等开胸手术常见并发症较少见,如发生可以对症处理。

二、胸膜固定术

使用化学药物刺激或者手术的方法造成胸膜脏层、壁层粘连,消除正常的胸膜腔隙,称为胸膜固定术。临床常用来治疗自发性气胸、恶性胸腔积液、乳糜胸等疾病。

多年来,人们通过使用碘酊、硝酸银、苯酚、松节油、鱼肝油酸钠、四环素、滑石粉等化学药物注入胸膜腔或者开胸术中喷涂在胸膜表面,试图达到胸膜腔粘连闭锁的目的。经临床证实,这些药物中,滑石粉胸膜固定效果较好,并且毒副作用小。Bethune(1935)首先介绍经胸腔镜喷入碘化滑石粉达到胸膜粘连的目的,但是这一方法由于种种原因未引起人们的重视。Daneil 等报告用胸腔镜喷洒滑石粉治疗自发性气胸和良、恶性胸腔积液,前者治愈率为 95％,后者为 90％。由于国内现有滑石粉提纯不足,可能混有石棉,故目前不主张用于良性疾病。

手术固定方法包括胸膜切除和胸膜摩擦固定等。Dealuuriers 等报告经胸腔镜手术治疗自发性气胸,在切除肺大疱后,再行胸膜切除术以预防自发性气胸复发。胸膜切除治疗自发性气胸的复发率为 1％～5％。胸膜摩擦固定也是自发性气胸经胸腔镜切除肺大疱后降低复发率的有效方法,较胸膜切除可以保留胸膜腔且减少出血量。一般采用纱团或电刀擦摩擦胸膜壁层,造成胸膜的机械性创伤,致术后胸膜粘连,也可以起到预防气胸复发的作用。Weeden 总结了 9 项研究结果,胸膜摩擦后复发率为 2.3％。

胸膜切除已不常用于恶性胸腔积液的手术治疗。Martin 等报告使用胸膜切除的方法治疗 106 例恶性胸腔积液,其中 90％是用其他方法治疗失败的病例,手术治愈率为 100％。但是,由于手术创伤大,术后并发症发生率为 23％,手术病死率为 10％,因此这一方法难以在临床广泛的应用。

经电视胸腔镜进行胸膜固定术的优点:①避免开胸手术,将手术创伤降低到最低限度;②可以直接观察肺或胸膜病变,及估计肺复张的可能性;③可以同时进行胸膜活检、松解粘连及肺大疱切除等手术;④必要时可以直接中转开胸以获得最佳的治疗效果。

(一)手术适应证

(1)自发性气胸反复发作者。

(2)原发性或转移性胸膜肿瘤所致的恶性胸腔积液,经胸腔镜证实患侧肺可以完全复张或经纤维膜剥脱术后可以基本复张者。

(3)乳糜胸,经胸腔镜未找到胸导管,无法结扎胸导管者。

(4)非恶性胸腔积液,如放疗后胸腔积液,经多次胸腔穿刺抽液处理后,胸腔积液仍不能控制,并且影响呼吸功能者。

（二）手术禁忌证

（1）恶性胸腔积液，脏层胸膜明显增厚粘连，无法经胸腔镜行胸膜剥脱术，肺不能复张者，不宜经胸腔镜行胸膜固定术。

（2）有可能再次行胸部手术者，不宜用滑石粉或胸膜切除的方法行胸膜固定术。

（三）术前准备及术后处理

（1）术前常规行全身检查，包括血、尿、便常规，以及心、肺、肝、肾功能等，评估患者对手术的耐受性。对全身状况较差者，术前应予以支持治疗。

（2）因大量胸腔积液或胸腔积气，患者呼吸困难严重者，术前应行胸腔穿刺，抽液抽气改善呼吸功能。

（3）术前训练有效咳嗽，鼓励咳嗽排痰，积极控制呼吸道感染。

（4）术后鼓励患者咳嗽和做深呼吸，必要时使用呼吸机辅助呼吸，加用呼气末正压（PEEP）$0.49\sim0.98$ kPa（$5\sim10$ cmH$_2$O），使肺尽快复张，促进胸膜脏壁层之间的粘连。

（5）术后使用有效抗生素，预防胸腔感染。

（四）手术方法

1.麻醉

一般采用双腔管气管插管全身麻醉；在单纯行滑石粉胸膜固定术者可以采用单腔管气管插管全身麻醉或者肋间神经阻滞麻醉。肋间神经阻滞麻醉范围视切口部位而定，一般包括切口上下 2 个肋间。

2.体位

患者选取健侧卧位。

3.切口

取胸腔镜常规切口。

4.手术操作

（1）首先在腋中线第 7、8 肋间做 1.0 cm 切口，用手指探查局部无明显粘连后，置入 10 mm 套管。如有胸腔积液则先尽量抽吸干净，然后置入胸腔镜探查。

（2）在胸腔镜引导下，于腋前线第 4、5 肋间和腋后线第 7、8 肋间各做 1.5 cm 切口。置入 10 mm 套管，置入相应手术器械。

（3）如有胸膜粘连，应尽量松解。

（4）在完成肺大疱切除、胸膜活检或肺纤维板剥脱术后，请麻醉师行患侧肺通气，证实患侧肺能够基本复张后，进行胸膜固定术。胸膜固定方法的选择及具体操作如下。

1）胸膜摩擦法：此方法适用于自发性气胸、肺大疱已完全切除或者因多发性肺大疱未能完全切除及将来有可能再次行胸部手术者。

用内镜抓钳或普通卵圆钳夹持 Prolene 网片、干纱团或电刀擦，沿肋骨走行方向用力摩擦壁层胸膜至充血为止。范围一般为第 5 肋骨以上至胸膜顶的全部壁层胸膜。

2）滑石粉喷洒法：此方法适用于恶性胸腔积液、乳糜胸，以及多发性肺大疱合并自发性气胸、胸腔镜手术未能将肺大疱完全切除的患者。①器械：备长 30 cm、内径 8 mm 塑料管 1 根，前端剪数个直径 3 mm 左右侧孔。干燥器 1 个，内装消毒的干燥滑石粉 5～10 g。②将塑料管带侧孔的一端经套管插入胸腔，尾端接装有滑石粉的冲洗器，然后用卵圆钳将塑料管前端夹闭，挤压冲洗器皮囊，在卵圆钳引导下，将滑石粉均匀喷布于胸膜脏壁层胸膜表面。

3）胸膜切除法：此方法适用于多发性肺大疱合并自发性气胸反复发作及恶性胸腔积液、乳糜胸等。

用内镜抓钳或卵圆钳牵拉壁层胸膜，再用电刀将胸膜剪开，然后用卵圆钳夹纱团沿胸膜下钝性剥离。注意须在胸内筋膜以内进行剥离，以防止损伤肋间血管和神经。自发性气胸胸膜剥离范围为第 5 肋骨水平以上至胸膜顶的全部胸膜。恶性胸腔积液、乳糜胸则应切除全部壁层胸膜，但应保留胸壁后方脊肋角以内的胸膜，以免损伤胸交感神经干。

胸膜固定术后放置胸腔闭式引流管，胸部引流管应从腋中线第7、8 肋间切口进胸直达胸顶部。避免术后肺上叶膨胀不全而形成包裹性胸腔积液。

（五）术中特殊问题的处理

术中证实肺完全或基本复张后，方可进行胸膜固定术。若遇到肺表面纤维板形成，应经胸腔镜行肺纤维板剥脱术，必要时中转开胸，否则不能达到预期的手术效果。

（六）术后并发症及其处理

（1）胸腔出血，多发生在胸膜切除术后。可给予止血药对症处理，并保持引流通畅；发生进行性血胸，行胸腔镜探查止血。

（2）恶性胸腔积液，术后胸腔引流量较多者，可以经胸部引流管注入顺铂 100 mg，然后夹闭胸部引流管 12～24 小时，必要时可以重复给药。待胸腔积液消退后拔除胸部引流管。

（3）滑石粉喷洒法胸膜固定术后，可以有轻度胸痛及反应性发热，一般持续 3～5 天后症状缓解，可以给予对症处理。偶有急性肺炎、ARDS、急性肺水肿发生。虽然实验研究证实静脉输入滑石粉会造成肺动脉高压和肺毛细血管通透性增加等改变，但这些并发症的发生是否与滑石粉异物刺激有关目前尚不清楚。在治疗方面，急性肺炎给予抗感染治疗；ARDS 可以用呼吸机高浓度注氧治疗；急性肺水肿则予以对症治疗，必要时使用呼吸机正压通气，一般都可以很快缓解。

（4）胸膜固定术后远期对呼吸功能的影响：从理论上讲，胸膜固定术后，尤其是滑石粉喷洒后的患者胸膜会肥厚，从而产生限制性通气障碍。Lange 等对使用滑石粉进行胸膜固定的患者进行了 22～35 年的追踪观察，发现肺总容量（TLC）为术前的 89％，仅发生轻度的损害。尽管如此，一些滑石粉喷洒法胸膜固定术后的患者仍有不同程度的手术侧胸部重压感或者紧箍感，并且活动后感胸闷、气短。因此，在术前已有严重呼吸功能不全的患者，应考虑到手术对呼吸功能的影响。

三、脓胸的胸膜剥脱和清创术

由致病细菌引起的胸膜腔内感染和积脓称为脓胸。大多数致病菌的来源是胸膜腔内器官的感染性疾病。其中最常见的是细菌性肺炎、肺脓肿、化脓性支气管扩张症等。在小儿多为金黄色葡萄球菌性肺炎并发脓胸。此外,胸部外伤或者手术的污染、胸内消化道吻合口瘘、支气管胸膜瘘等均可以继发脓胸。致病菌可以直接进入胸腔,也可以通过淋巴或血液途径带入胸腔而发病。

按病变范围可分为包裹性脓胸和弥漫性脓胸。按病程的长短可分为急性脓胸和慢性脓胸。急性期的病理变化主要是胸膜充血、水肿、白细胞浸润及胸膜腔内脓性渗出物积聚。6周后转为慢性期,主要表现为脓液稠厚,胸膜表面内肉芽组织和纤维组织机化形成,呈纤维板样改变。急性期临床表现主要有高热、寒战、咳嗽、多痰、气急、胸痛,血常规检查白细胞总数和中性分类增高等,严重者有发绀、呕吐和休克等中毒症状。慢性期感染中毒症状减轻,主要为低热、消瘦、贫血、杵状指、肝大、脾大等慢性消耗症状。胸部 X 线片早期主要是胸腔积液征象,后期则以胸膜肥厚粘连为主要表现。

急性脓胸和慢性脓胸早期的治疗原则是积极排脓、控制感染,方法是胸腔穿刺和胸腔闭式引流。但是由于脓液稠厚、脓苔堵塞,或者胸腔中纤维隔形成,常造成胸腔穿刺困难或胸部引流管引流不畅。慢性脓胸早期,肺表面纤维板形成,包裹肺组织,使之不能膨胀,脓腔难以消除,而致脓胸经久不愈。后期需开胸行肺纤维板剥脱术、胸廓成形术或肺切除术。

胸腔镜手术可以在直视下进行脓胸的清创和早期的纤维板剥脱术。清除脓苔和胸腔内异物,剥离纤维板,使引流通畅,清除残腔,肺完全复张,促进脓胸的痊愈。Weissberg 等(1981)报告19 例脓胸的治疗,13 例(68％)经胸腔镜治愈,4 例需开胸手术。Ridley 等(1991)总结胸腔镜治疗脓胸 30 例,治愈率为 60％,表明胸腔镜手术是治疗脓胸的有效方法之一。应该指出的是,并非所有脓胸都需要行胸腔镜手术治疗或者都能经胸腔手术治愈。例如,急性脓胸的早期有可能经胸穿或胸腔闭式引流治愈。慢性脓胸因为纤维板明显增厚,粘连紧密不宜行胸腔镜手术,而需要开胸手术治疗。

(一)手术适应证

(1)脓胸经胸腔穿刺或胸腔闭式引流术后,引流不畅、感染难以控制者。

（2）因胸部外伤继发急性脓胸，胸内存在异物，需手术取出者。

（3）慢性脓胸早期，肺表面纤维膜形成，经胸腔闭式引流后，肺不能复张，胸腔内残腔难以消除者。

（二）手术禁忌证

（1）急性脓胸感染中毒症状严重，不能耐受手术者。

（2）慢性脓胸，肺纤维板明显增厚，粘连严重，经胸腔镜显露和剥离难度较大者。

（3）慢性脓胸需做胸廓成形或肺切除术者。

（三）术前准备和术后处理

（1）急性化脓性脓胸患者的感染中毒症状较重，一般情况较差，术前应做心、肺、肝、肾功能，血常规、凝血机制等全面检查，进行营养支持，改善全身状况。

（2）术前术后选择有效抗生素积极控制感染。

（3）术后 24～28 小时内宜使用呼吸机辅助呼吸，并加用 PEEP [$0.49～0.98$ kPa（$5～10$ cmH$_2$O）]及引流加负压，促使肺尽快复张，消除残腔。

（四）手术方法

1.麻醉

一般采用双腔管气管插管全身麻醉。在急性化脓性脓胸早期，胸腔内存有大量积液，肺纤维板尚未形成，手术仅需吸除脓苔及放置胸部引流管，可考虑用单腔管气管插管全身麻醉。后者术中宜采用低潮气量通气而获得必要的显露。

2.体位

患者选取侧卧位。

3.切口

可以采用胸腔镜手术常规切口。如果为包裹性脓胸，将第 1 个切口位于脓腔靠下方的一侧为宜，然后再根据胸腔内情况，在胸腔镜引导下，选择其余切口位置。

4.手术操作

（1）首先在脓腔的一侧做 1.5 cm 切口，手指探查切口下方无粘连后,置入 10 mm 套管,置胸腔镜探查。

(2)如果胸腔内存在大量积液,肺表面仅有脓苔附着,可以在胸腔镜引导下做第 2 个切口,置入 12 mm 套管,注意第 1、2 个切口间距离尽量远些,便于手术操作。

(3)经第 2 个切口置入吸引器,将脓液吸净,并且用吸引器头钝性分离粘连带。然后抓钳尽量将脓苔清除干净,脓苔送细菌培养和药物敏感试验,必要时用活检钳咬取胸膜组织病理检查。

(4)若肺表面纤维板形成,肺不能复张,则需做第 3 个切口,先用抓钳将纤维膜提起,然后用剪刀小心地将其剪开,再用卵圆钳夹纱团沿肺和纤维膜之间钝性剥离,将纤维膜剥除,直至肺基本复张为止,剥离时注意肺与纤维膜之间的正确间隙,避免损伤肺组织。

(5)胸腔内脓液抽吸干净,脓苔及肺纤维板基本清除,肺完全复张后,用 0.25%聚维酮碘浸泡胸腔 5 分钟,然后吸净聚维酮碘,再用大量生理盐水冲洗。选择较低部位切口放置胸腔闭式引流管。在胸腔较高部位另置一根 0.5 cm 的多孔塑料管,以备术后胸腔灌洗使用。

(五)术中特殊问题的处理

(1)由于胸膜严重感染,组织充血水肿,触之极易出血,组织器官之间粘连,界限不清,分离中也易造成损伤出血,故术中操作须小心谨慎,一旦出血,应尽量吸净积血,用电钩止血或金属夹止血。必要时及时中转开胸,避免发生术中大出血。

(2)肺纤维板剥离时,易损伤肺组织发生漏气。较小的损伤漏气不多,术中可以不做处理,较大的漏气可以用 1 号丝线间断褥式缝合修复,有条件可以用内腔镜缝合切开器修复。

(六)术后并发症及处理

1.胸腔出血

术后剥离面渗血较多,可以给予止血药处理,并注意保持引流通畅,必要时可输用新鲜血以改善其凝血功能。如发生进行性血胸,须在积极输血补液后及早行胸腔镜探查止血。

2.术后胸腔内残余感染

急性化脓性脓胸的胸腔镜清创及胸膜剥脱术,仅为清除胸内感染的重要步骤之一。术后尚需继续加强引流,使用有效抗生素控制感染。亦可以同时进行胸腔灌洗,加速脓腔消除。如术后长期留有残腔,形成慢性脓胸,则需扩创和开放引流或开胸行胸廓成形术。

四、胸膜肿瘤切除术

胸膜肿瘤分为原发性和转移性两大类。原发性胸膜肿瘤以胸膜纤维瘤为主,其他如胸膜孤立性纤维瘤等较少见。转移性恶性胸膜肿瘤主要来自肺癌。

目前胸膜纤维瘤病因尚不清楚,多数学者认为石棉纤维的慢性刺激与本病的发生有密切关系。临床可分为局限型、弥漫型两种。局限型可以发生在胸膜脏层和壁层的任何部位,30%有恶性倾向;早期可无症状,部分患者有胸腔积液,肿瘤巨大可发生相应的压迫症状和体征。弥漫型多位于壁层胸膜,呈大小不一的白色结节状或融合成斑片状,此型为恶性,可有大量血性胸腔积液,常伴有剧烈胸痛,晚期发生呼吸困难及全身进行性衰竭。转移性恶性胸膜肿瘤可为单发和多发结节。但多数为弥漫性的胸膜增厚改变,伴大量血性胸腔积液,并且胸膜增厚多发生在下半胸部,临床表现主要为大量胸腔积液压迫肺组织而导致呼吸困难。

单发的或者比较局限的胸膜肿瘤,如局限型胸膜纤维瘤、单发胸膜纤维瘤、局限的转移性癌结节等,可以考虑手术切除治疗。弥漫型胸膜纤维瘤或广泛的胸膜转移癌,则应予以胸膜固定术,缓解临床症状。

(一)手术适应证

(1)胸膜良性肿瘤,如孤立性纤维瘤等。

(2)局限型胸膜纤维瘤,未侵及胸壁者。

(3)比较局限的胸膜转移癌,原发癌已经完全控制,无其他远处转移者。

(二)手术禁忌证

(1)弥漫型胸膜纤维瘤,手术无法彻底切除者。

(2)局限型胸膜纤维瘤,已经侵及胸壁,需要同时切除部分胸壁组织者,或肿瘤巨大产生器官压迫症状者。

(3)广泛的胸膜转移癌。

(4)心、肺功能严重损害,恶病质,不能耐受麻醉和手术者。

(三)术前准备和术后处理

(1)术前常规行全身检查及化验检查,了解全身状况及手术耐受性。

(2)大量胸腔积液伴呼吸困难者,术前先行胸腔穿刺抽液,改善呼吸困难。

(3)术后管理同常规胸腔镜手术。

(四)手术方法

1.麻醉

因为胸膜肿瘤切除术需要良好的手术野,一般采用双腔管气管插管全身麻醉。

2.体位

采用健侧卧位。术中可以根据肿瘤所在部位摇动手术台变动体位。如肿瘤位于后胸壁,将手术台向腹侧倾斜,使萎陷的肺组织垂向胸腔前部,可以更好地显露肿瘤。

3.切口

可以采用胸腔镜常规切口或者根据肿瘤部位选择切口,切口选择原则同胸膜活检术。

4.手术操作

(1)首先在肿瘤相对部位做第 1 个切口。手指探查无胸膜粘连后,置入 10 mm 套管。置入胸腔镜探查。

(2)通过胸腔镜观察肿瘤大小及形态,初步判断肿瘤性质,以决定切除的方式和范围。如肉眼不能确定病变性质,可用腔镜活检钳夹取肿瘤组织行快速冷冻病理检查。

(3)然后在胸腔镜引导下,选择适当部位做第 2、3 个切口,注意尽量使切口的连线呈倒立的三角形。

(4)如为良性肿瘤,可以先用电钩沿肿瘤边缘切开正常胸膜,可经同一切口置入杨克吸引器协助显露,也可加做一切口,置入卵圆钳或腔镜抓钳将肿瘤边缘牵拉提起,在胸膜下剥离,将肿瘤完整切除。

(5)如为恶性肿瘤或者怀疑为恶性肿瘤,应扩大切除。在距肿瘤 2 cm 处,环绕肿瘤切开胸膜。用卵圆钳或腔镜抓钳将肿瘤边缘的胸膜牵拉提起,沿胸膜外钝性或锐性剥离,完整切除肿瘤。

(6)胸壁出血的处理:胸壁点状出血可以用电刀电凝止血,如果损伤肋间动静脉及其分支,用腔镜钛夹器夹闭血管止血。

(7)肿瘤完整切除后,仔细止血,选择胸部最低处切口放置胸腔闭式引流管。

(五)手术中特殊情况的处理

(1)如果肿瘤已经侵及胸壁,单纯游离肿瘤有困难,应中转开胸,做部分胸壁切除术以完整切除肿瘤。

(2)如果肿瘤位于心包表面,需要将心包部分切除,心包切除范围较小者,可以在心包较低位置做心包开窗;切除范围较大时,可以用 1-0 号铬制羊肠线将心包边缘疏松缝合,以防术后心脏从心包内疝出,发生心脏嵌顿。

(六)并发症及其处理

1.胸腔出血

胸膜剥离广泛者术后渗血比较多,可以给予止血药治疗,必要时输血补充血容量。进行性出血则应行胸腔镜探查止血。

2.其他

肺不张、肺部感染、胸腔积液等胸部手术常见并发症,可以对症处理。

第三节　肺部疾病的胸腔镜诊断和治疗

一、肺活检术

在临床上,弥漫性肺间质病变和周围型孤立性肺结节的诊断和定性常十分困难,经皮穿刺或经纤维支气管镜活检往往由于定位不准确或标本量过少等因素而无法确诊。在电视胸腔镜手术(VATS)出现以前,常采用前外侧或腋下小切口开胸肺活检的方法进行肺间质病变或肺弥漫性病变的诊断,创伤较大,患者不易接受,内科医师也不愿推荐,因此常发生延误诊治的情况。自 20 世纪 90 年代初 VATS 用于肺活检以来,其极高的诊断准确性,尤其是微创的优势迅速得到胸外科界的承认,同时也使更多的内科医师愿意推荐患者接受这种微创且极具价值的诊断方法,客观上也促进了对临床上这一大类疑难病变更深刻的认识和诊治水平的提高。可以说,电视胸腔镜手术是目前最理想的肺活检方法之一。

(一)手术适应证

(1)常规方法不能明确诊断的弥漫性肺疾病,如肺间质病变、多发肺结节等。

(2)周围型肺结节,经气管镜或 B 超、CT 引导穿刺活检均未能明确诊断者。

(3)肺移植术后常规方法不能鉴别的急、慢性排斥反应的供体活检。

(4)不明原因的急性弥漫性肺部感染,尤其是怀疑与免疫缺陷或使用免疫抑制剂有关的少见感染。

(5)肺硅沉着病等肺疾病需要确诊者。

(二)手术禁忌证

严重心、肺等重要脏器功能不全,不能耐受麻醉或胸腔镜手术者。

(三)手术方法

1.麻醉

全身麻醉,双腔气管插管,单肺通气。

2.体位

根据手术部位选择侧卧位。双侧弥漫性病变,通常行左主支气管插管,左侧卧位右侧肺活检。因为右肺多一个横裂,锐缘多,肺标本采集会更容易。

3.手术步骤

(1)切口。基本同常规胸腔镜手术。

(2)方法。典型结节的定位和活检均不困难。若结节位于肺实质深部,则用吸引器或卵圆钳等器械赶压肺组织,可触及结节,亦可伸入一手指直接触诊。采用简易打结法进行活检,一般可得到较大的标本,这种方法简便、经济、安全,适用于大部分患者;但较大结节最常用的手术方法是用内镜缝合切开器切取肺标本,这种方法适用于各种肺活检,尤其是肺周围结节的活检。切除标本要放入标本袋中自套管取出,防止切口污染或种植转移。标本剖开,再次确定病变,送快速病理检查,如为阴性则继续取材,直至取得阳性结果。

(四)并发症及其防治

并发症很少,且基本同开胸肺活检术。常见的有肺切缘出血、漏气,但因切除部位在肺周边,出血、漏气多不严重,只要保持胸部引流管引流通畅,大多能自行愈合。术后呼吸功能衰竭是另一常见并发症,这是由于肺活检患者多为慢性弥漫肺疾病,术前肺功能很差,处理方法同急性呼吸衰竭的治疗。

二、肺楔形切除术

胸腔镜肺楔形切除术是用于周围型肺结节诊断和治疗的一种常用手术方法。适用于直径小于 3 cm、位于肺外带的结节状病变。常见疾病有肺癌、肺良性肿瘤、结核瘤、炎性假瘤和转移瘤等。转移瘤常为多发性,胸腔镜肺楔形切除术易遗漏小的病灶,因此术前最好行高分辨率薄层 CT 检查,明确转移瘤的确切数目、部位和大小;若肿瘤太小,或位置较深,估计术中定位困难时,也可于手术当日在 CT 引导下将金属导丝或微螺旋金属标记物经皮穿入瘤体并留置,引导手术切除,并保证切缘距肿瘤有足够距离。还可以在术中使用微型超声探头进行定位,据报道准确率极高。

(一)手术适应证

(1)直径<3 cm 的周围型肺良性结节。

(2)周围型肺癌 I_A 期肺癌诊断困难时,术中先行胸腔镜肺楔形切除术,快速冷冻病理检查报告为恶性后再行肺癌根治术。若患者肺功能很差,不能耐受开胸术或肺叶切除术时,也可考虑行胸腔镜肺楔形切除术单纯切除原发灶,术后再配合化疗。

(3)部分Ⅳ期($T_1 N_0 M_1$)肺癌患者,在转移灶切除或能够控制的前提下,也可行胸腔镜肺楔形切除术姑息治疗。

(4)肺转移瘤。

(二)手术禁忌证

1.直径>3 cm,尤其是直径>5 cm 的周围型肺肿瘤,或中心型肺肿块。

2.心、肺功能或一般情况差不能耐受全麻或单肺通气者。

(三)手术方法

1.麻醉

全身麻醉,双腔气管插管,健侧单肺通气。

2.体位

健侧卧位。

3.手术步骤

(1)切口。通常使用 3 个套管切口。

(2)方法。首先在胸腔镜下仔细探查胸腔及肺脏,确定肿物的部位、大小和数目。从一侧操作切口中用抓钳或卵圆钳提起肿块及附近肺组织,经另一较粗的操作套管中用内腔镜缝合切开器按 V 形或"剥香蕉"法将肿物连同周围部分正常肺组织楔形切除。

4.术中注意

(1)尽量不要直接抓提肿瘤,以免将肿瘤夹碎。

(2)若怀疑肿瘤为恶性时,切缘距肿瘤应尽量远,一般以>1 cm 为佳。

(3)当肿瘤直径<1 cm,且位于脏层胸膜下定位困难时,先用卵圆钳按所示的挤压或抓提法寻找,如仍不能定位则扩大近肿瘤处的套管切口,置入 1 个手指协助定位,必要时扩大套管切口,置入 2 个手指或做更大切口进行探查。

(4)未明确病变肿瘤良恶性前,切除标本一律放入标本袋内取出,以防切口种植转移。

（四）并发症及其防治

基本同肺活检术。

三、肺大疱切除术

肺大疱是一种常见病，有先天性与后天性之分。先天性由局部肺发育异常引起，周围肺组织良好；后天性通常继发于肺部炎症和慢性阻塞性肺疾病（COPD）。目前，我国临床所用的肺大疱一词，事实上包括两种不同病理类型的肺内病变——Bleb 和 Bulla；若将前者叫作胸膜下大疱或肺小疱，后者称为肺实质内大疱或肺大疱，则能更确切地反映该类疾病的病理和临床特点。肺大疱破裂是自发性气胸最常见的病因，发病率约为 9/10 万。肺大疱切除术是治疗自发性气胸的常用方法，也是十分常见的胸腔镜手术，是最能够体现胸腔镜优越性的典型术式之一。

（一）手术适应证

（1）2 次和 2 次以上反复发作的自发性气胸。

（2）虽然首次发作，但有以下情况之一者。①两侧同时发作的自发性气胸。②自发性血气胸。③自发性张力性气胸。④影像学检查提示存在明确肺大疱者。⑤有效胸腔闭式引流 3 天以上仍持续漏气，或肺不能完全复张者。⑥特殊职业者，如飞行员、潜水员、运动员等。⑦长期居住或工作在没有医疗急救条件地区的人员，如野外工作者、偏远地区居民等。

（3）巨型肺大疱。1 个或多个巨型肺大疱压迫正常肺组织，导致呼吸困难，尤其是巨型大疱占据同侧胸腔一半以上、存在严重压迫症状时，更应及早手术。

（4）肺大疱并发囊内感染。囊内感染保守治疗无法控制时，应及时行引流或切除手术，但通常都是在急性感染控制后再行大疱彻底切除。

（二）手术禁忌证

严重心、肺等重要脏器功能不全，不能耐受麻醉或胸腔镜手术者。

（三）手术方法

1.麻醉

全身麻醉,双腔气管插管,单肺通气。

2.体位

一般取健侧卧位。双侧肺大疱同期手术时,先一侧卧位对侧手术,然后再翻身行对侧操作,一般先做病变重或已并发气胸的一侧。

3.手术步骤

(1)切口。一般使用3个常规切口。

(2)方法。

1)大疱结扎法:采用简易打结器或内镜圈套器等结扎方法,自肺大疱基底部(包括部分正常肺组织)将大疱双重结扎。该方法适用于中等大小孤立的基底部较窄的肺大疱。若大疱较大或基底部较宽,可先用内镜缝合切开器切除部分大疱基底部,剩余部分用结扎法处理,然后距结扎点约1 cm切除大疱。对于较小的大疱,结扎后可以不切除,或用电刀烧灼残端的大疱使其凝固皱缩。手术结束前以温盐水灌洗胸腔,请麻醉师膨肺检查有无漏气。

2)大疱切除法:用内镜缝合切开器将大疱完整切除,几乎适用于各种类型的肺大疱,效果较满意。切除时应注意自正常肺组织处(包括少部分正常肺组织)切除大疱。大疱切除后胸腔内注水,并嘱麻醉师膨肺检查有无切缘漏气、有无残留大疱或破口。但6岁以下患儿,因胸腔较小,一般不适合用该器械切除大疱。

3)电凝烧灼法:用带电凝的内镜抓钳,自大疱体部提起大疱并推向其蒂部,用较低功率的电凝(20 W左右)烧灼大疱,直至组织变白和皱缩,形成凝固痂,从而达到去除大疱、闭合肺破口的治疗目的。此法尤其适用于多发表浅较小的肺大疱。

4)激光烧灼法:机制、方法和适应证基本同电凝烧灼法。同样存在复发率稍高的缺陷。自发性气胸肺大疱切除术后应常规加做胸膜固定术。目前,提倡采用胸膜摩擦法。此方法可靠、有效,且胸膜粘连较疏松,不影响日后因其他原因而行开胸手术。反复复发者,可采用壁层胸膜切除术,切除第5肋以上的壁层胸膜。

5)巨型肺大疱切除术:巨型大疱是指体积超过一侧胸腔容积50％以上的肺大疱。此种大疱多为单发,由于"活瓣"作用,大疱呈高压状态并进行性增大,压迫正常肺组织导致呼吸困难。手术时为增加视野,常将大疱先行烧破放气。大疱往往有一较细的基底部,与正常肺组织有明显界限,以内镜切割缝合器沿正常肺组织侧切除大疱。为方便操作,还可将大疱壁自一切口提出胸壁外,使其基底部显露更加清楚。为防止切缘漏气,可用垫片加固内镜切割缝合器。

(四)并发症及其防治

1.持续肺漏气

持续肺漏气及肺复张不良是术后最常见的并发症。一般认为,胸部引流管需留置7天以上即为持续肺漏气。治疗上一般采用保守方法,多可治愈。

2.复张性肺水肿

临床上,表现为术中或术后早期手术侧单肺的急性肺水肿,进而发展成为急性呼吸功能衰竭。胸片检查示术侧单侧肺急性弥漫性渗出样改变。预防的方法包括术前预置胸腔闭式引流,使肺部分或完全复张、术中控制输液量尤其是输液速度等。处理方法同急性肺水肿,必要时保留气管插管,继续机械通气(加适当 PEEP)数小时至数天。

四、肺良性肿瘤摘除术

肺良性结节很少见,仅占肺部肿瘤的 2％和孤立性肺结节的 8％～15％。目前,借助电镜可将肺良性肿瘤进行更详细的分类,但通用的仍是组织胚胎学分类法,即将该类肿瘤分为上皮肿瘤、中胚层肿瘤、发育性或起源不明肿瘤、炎性或其他假瘤及支气管肿瘤五大类。肺实质良性肿瘤一般缺乏特异的临床症状,多在体检或因其他原因拍胸片时偶然发现。影像学表现为周围型结节,边缘光滑锐利,可有小分叶和钙化。诊断多依靠影像学尤其是 CT 扫描,最好能比较以往资料动态观察。一般良性肿瘤倍增时间超过 400 天,经皮穿刺常不易获得正确诊断。自 VATS 成功应用以来,目前多数学者主张对临床疑诊为良性肿瘤的结节采取积极的胸腔镜探查和治疗，因为部分良性肿瘤有恶变倾向，而且胸腔镜不用开胸即可完成诊断和治疗，创伤小，痛苦轻，易于被患者接受。周围肺实质内良性肿瘤的治疗原则是尽量采用保肺方法，即行肺楔形切除或肿瘤摘除术。部分体积巨大或位于肺门区者则多须采用肺叶切除术。

（一）适应证

肺实质内表浅的周围型良性肿瘤，有完整的被膜；靠近肺门的、包膜完整的良性肿瘤，为避免肺叶切除，保留更多肺组织，应采用本方法处理。

（二）禁忌证

肿瘤体积巨大，或与肺门大血管关系密切者是相对禁忌证。

（三）手术方法

1.麻醉

全身麻醉，双腔气管插管，单肺通气。

2.体位

一般取健侧卧位。

3.手术步骤

（1）切口。一般使用3个常规切口。

（2）方法。首先进行结节定位。良性结节多不侵犯脏层胸膜，故胸膜表面缺乏"脐凹"征，而常呈现隆起外观。结节活动度极大，可用器械推动，且具较高的硬度。首先用一把卵圆钳夹住肿瘤基底部的正常肺组织，对肿瘤进行牢固的固定。然后以电刀切开表面的纵隔胸膜及薄层肺组织，沿肿瘤被膜用吸引器头小心剥离，遇条索状物则以电刀切断防止出血。肿瘤摘除后即刻送快速病理诊断。创面仔细止血，加水做膨肺试验检查有无漏气，如无漏气则不需要处理创面，否则以细丝线缝合脏层胸膜。

五、肺段切除术

（一）VATS肺段切除的适应证和禁忌证

VATS肺段切除手术的适应证和禁忌证与开胸术式相近，对病变性质、部位、大小等要求较肺叶切除更为严格。

1.适应证

(1) I_A 期周围型非小细胞肺癌:直径≤2 cm,位于肺组织外周1/3,局限于单一肺段内,切缘距离/肿瘤直径的比值>1 cm 或切缘距离肿瘤>2 cm。

(2) N_1、N_2 组淋巴结术中冷冻病理检查结果阴性。

(3)肺内磨玻璃影(GGO):直径<1.5 cm 的纯 GGO 可行楔形切除,如 GGO 成分不足 50%,或距肺边缘超过 2 cm 者,可行肺段切除。

(4)同时发现不同肺叶内多发小结节需同期或分期手术切除的病例。

(5)心肺功能较差,一秒用力呼气容积(FEV_1)%<50%,高龄(75 岁以上),并发症较多,预计无法耐受肺叶切除术的早期周围型肺癌患者。

2.禁忌证

(1)心肺功能差,无法耐受单肺通气者。

(2)肿瘤直径>2 cm。

(3)术前 HRCT 扫描显示肺门、纵隔淋巴结肿大者。

(4)术中纵隔淋巴结冷冻病理检查结果阳性者。

(5)肿瘤距离计划切缘不足 2 cm。

(6)术前有放疗、化疗史者。

(7)胸腔内致密粘连,无法行胸腔镜操作者。

(二)手术方式

1.麻醉和体位

手术均采用全身麻醉,双腔气管插管,健侧单肺通气,患者取健侧正侧卧位。腋下及腰下分别垫软枕,双侧上肢水平前伸固定,不需要折刀位。术者站在患者腹侧进行操作,助手站在患者背侧帮助牵拉显露,这个站位在所有肺叶切除手术中均相同。扶镜助手可根据情况站在患者腹侧或背侧把持胸腔镜。

2.切口设计

基本与肺段所在肺叶行胸腔镜肺叶切除手术的切口部位相同。

观察孔放置在腋中线第 7 或 8 肋间,主操作口放置在腋前线第 4 或 5 肋间,辅助操作口放置在肩胛下第 7 肋间。

3.手术操作

目前,常采用的肺段切除手术包括左侧固有上叶切除、舌段切除、双侧下叶背段切除和基底段切除术,单纯上叶前段切除和后段切除较少采用。血管和支气管的解剖性游离与胸腔镜肺叶切除基本相同。术中如何明确肺段的界限,即如何确认术中肺实质切除范围和切缘是胸腔镜肺段切除的难点之一。通常的做法是游离出拟切除的肺段支气管,以长弯钳闭合该段支气管或恢复患侧肺通气;或在纤维支气管镜的指导下,对拟切除的肺段进行高选择性喷射通气,此时膨胀的肺与萎陷的肺组织之间的界限即为该肺段的界限,用电刀在肺组织表面进行标记。沿切除标记使用内镜直线型缝合切开器连续切除。

4.左肺上叶

(1)解剖特点。①肺动脉:左肺动脉向左肺上叶发出的动脉多为 4～7 支,变异较多,一般分为 3 个部分,前干供应尖后段和前段;后段动脉供应左肺上叶后段,多为 2～3 支;舌段动脉供应左肺上叶舌段,一般 1～2 支。②肺静脉:左肺上叶静脉通常有三大属支,上支为尖后段引流静脉;中支为前段引流静脉;下支为舌段引流静脉。③支气管:左肺上叶支气管直接分成固有上叶支气管和舌段支气管,固有上叶支气管又分成前段支气管和尖后段支气管。

(2)左侧固有上叶切除。基本的处理顺序是静脉－支气管－动脉。打开斜裂,从斜裂中找到肺动脉干,打开血管鞘,沿血管鞘内向后游离,建立左肺下叶背段动脉到肺门后方的人工隧道,从主操作口伸入装有蓝色钉仓的内镜直线型缝合切开器切开后方分化不全的斜裂,再沿打开的动脉鞘游离显露左肺上叶后段各个动脉的后壁。然后将左肺上叶牵向后方,在膈神经后方打开纵隔胸膜,游离左肺上叶静脉,分别游离其各大属支,最下属支是为引流左肺上叶舌段的,需要保留,从辅助操作口伸入装有白色钉仓的内镜直线型缝合切开器切断其余分支;从前方游离左肺上叶支气管的分支,显露左侧固有上叶支气管,以无创弯钳夹闭之,肺组织通气,确认左肺上叶舌段可复张,从辅助操作口伸入装有绿色钉仓的内镜直线型缝合切开器,切断左侧固有上叶支气管;牵开切断的支气管,即可从前方显露左肺上叶动脉的前干和各支后段动脉,分别游离后,从主操作口伸入装有白色钉仓的内镜直线型缝合切开器切断左肺上叶动脉前干和各支后段动脉。沿固有上叶与舌段之间的界限以装有绿色钉仓的内镜直线型缝合切开器切开,即可完成固有上叶切除。

(3)左肺上叶舌段切除。基本的处理顺序是动脉－静脉－支气管。打开斜裂,从斜裂中找到动脉干,打开血管鞘,沿血管鞘内向前游离,可以显露左肺上叶舌段动脉分支。将左肺上叶牵向后方,在膈神经后方游离左肺上叶静脉,分别游离其各个属支,其中最下属支为舌段静脉,从左肺上叶静脉下缘与下肺静脉之间的间隙至舌段动脉前方建立人工隧道,从主操作口伸入装有蓝色钉仓的内镜直线型缝合切开器切开前方分化不全的斜裂。游离左肺上叶舌段动脉,从主操作口伸入装有白色钉仓的内镜直线型缝合切开器切断左肺舌段动脉;游离左侧上肺静脉舌段属支,从辅助操作口伸入装有白色钉仓的内镜直线型缝合切开器切断;充分游离左肺上叶支气管分支,即可找到舌段支气管分支,从主操作口用长弯钳夹闭左肺上叶舌段支气管,将左侧肺通气,确认左侧固有上叶与舌段之间的界限,用电刀在肺组织表面进行标志;从主操作口伸入装有绿色钉仓的内镜直线型缝合切开器切断舌段支气管。沿标志的肺组织界限以装有绿色钉仓的内镜直线型缝合切开器切开即可完成舌段切除。

5.左肺下叶

(1)解剖特点。①肺动脉:左肺动脉向左肺上叶后段动脉发出后,向后方发出的下叶背段动脉,多为 1～3 支,然后再发出舌段动脉后,以 2～4 支基底段动脉为终末,2 支较多见,一支供应前内基底段,一支供应后外基底段。②肺静脉:左肺下叶静脉通常有 2 支粗大属支,上支为下叶背段引流静脉,下支静脉引流各基底段。③支气管：左肺下叶向后方发出一支下叶背段支气管后，经过 $1\sim2$ cm 的基底段总干后，分为 4 个基底段支气管。

（2）左肺下叶背段切除。基本顺序是动脉—静脉—支气管。切断下肺韧带，打开肺门后方纵隔胸膜，游离下肺静脉并显露出背段属支和基底段属支。打开斜裂，从斜裂中找到肺动脉干，打开血管鞘，沿血管鞘内向后游离，建立左肺下叶背段动脉到肺门后方的人工隧道，从主操作口伸入装有蓝色钉仓的内镜直线型缝合切开器切开后方分化不全的斜裂。游离背段动脉各分支，从主操作口伸入装有白色钉仓的内镜直线型缝合切开器切断背段动脉；游离左肺下叶背段静脉属支，从主操作口伸入装有白色钉仓的内镜直线型缝合切开器切断下叶背段静脉；从动脉深方游离显露左肺下叶背段支气管，从主操作口用长弯钳夹闭背段支气管，肺组织通气确认下叶背段与各基底段之间的界限并标志后，从主操作口伸入装有绿色钉仓的内镜直线型缝合切开器切断下叶背段支气管。再沿标志的肺组织界限以装有绿色钉仓的内镜直线型缝合切开器切开即可完成背段切除。

（3）左肺下叶基底段切除。基本顺序是动脉—静脉—支气管。切断下肺韧带，打开肺门后方纵隔胸膜，游离下肺静脉并显露出背段属支和基底段属支。打开斜裂，从斜裂中找到肺动脉干，打开血管鞘，沿血管鞘内向前游离，从左侧上下肺静脉之间的间隙至舌段动脉前方建立人工隧道，从主操作口伸入装有蓝色钉仓的内镜直线型缝合切开器切开前方分化不全的斜裂。游离下叶基底段动脉的分支，多为 2 支较粗大的动脉分支，从主操作口伸入装有白色钉仓的内镜直线型缝合切开器切断基底段动脉分支；游离左肺下叶基底段静脉属支，注意保留背段静脉分支，从主操作口伸入装有白色钉仓的内镜直线型缝合切开器切断下叶基底段静脉；从动脉深方游离显露左肺下叶基底段支气管，注意保留背段支气管，从主操作口用长弯钳夹闭基底段支气管，肺组织通气确认下叶背段与各基底段之间的界限并标志后，从主操作口伸入装有绿色钉仓的内镜直线型缝合切开器切断下叶基底段支气管。再沿标志的肺组织界限以装有绿色钉仓的内镜直线型缝合切开器切开即可完成左肺下叶基底段的完全切除。

6.右肺上叶

(1)解剖特点。①肺动脉：右侧肺动脉主干发出肺动脉尖前干和后升动脉供应右肺上叶。前干分出尖段动脉和前段动脉，分别供应右肺上叶尖段和前段，后升动脉供应上叶后段。多数患者仅有一支后升动脉，有些则有2支或先天缺如。注意后升动脉可能由右肺下叶背段动脉发出。②肺静脉：右上肺静脉的上干一般由3个属支组成，尖段静脉、前段静脉和后段静脉。尖段静脉走行在最高的位置，较表浅；前段静脉通常位置较深，单独游离并切除比较困难；后段静脉通常走行在水平裂中，通常不需要单独处理。③支气管：右肺上叶支气管进入肺实质后分为3个分支，尖段、前段和后段，其中前段支气管位置最低。

(2)右肺上叶尖后段切除。基本顺序是动脉－静脉－支气管。将右肺上叶牵向后方，打开肺门前方纵隔胸膜，游离右肺上叶静脉上干，可以分别显露出尖、前、后段静脉支，尖段静脉需单独游离后从辅助操作口用装有白色钉仓的内镜直线型缝合切开器切断，后段静脉往往在切开叶间裂时被切断，因此可以不在肺门周围单独切断。将肺组织牵向下方，打开肺门上方纵隔胸膜，游离右肺动脉主干和尖前干，继续向远端分离出尖段支和前段支，从主操作口使用装有白色钉仓的内镜直线型缝合切开器切断尖段动脉。打开后方斜裂，沿肺动脉干找到后升动脉，从主操作口使用装有白色钉仓的内镜直线型缝合切开器切断后升动脉。从肺门后方开始游离支气管，首先分离出右肺上叶支气管，再向远端游离，可以分别显露尖段、后段和前段支气管，分别用内镜直线型缝合切开器切断尖段和后段支气管。肺组织通气，显露出前段与尖后段之间的界限，用装有绿色钉仓的内镜直线型缝合切开器切开段间肺实质。

7.右肺下叶

解剖特点和肺段切除手术方式基本与左肺下叶相同。

（三）术后并发症

VATS 肺段切除的术后并发症与 VATS 肺叶切除类似,包括持续漏气、肺炎、肺不张、呼吸衰竭、胸腔积液、脓胸、室上性心律失常等,发生率为 0～31.3%。

第四节　纵隔疾病的胸腔镜诊断和治疗

随着胸腔镜手术器械和技术的进步及临床经验的积累,胸腔镜目前不仅是纵隔肿瘤的重要诊断手段,更已成为纵隔肿瘤的重要治疗手段。与传统的开胸手术相比,其优势有创伤小、患者恢复快、切口美观等。

纵隔是两侧纵隔胸膜之间所有器官的总称。纵隔内的器官主要包括心包、心脏及出入心的大血管、气管、食管、胸导管、神经、胸腺和淋巴结等。纵隔的分区有三分区、四分区、九分区等多种分区方法。和胸外科手术相关的、最简单也是最常见的分区方法为三分区法,由 Shields 于 1972 年提出。气管、心包后方的部分(包括食管及脊柱旁)为后纵隔;前后纵隔之间含有多种重要器官的间隙为中纵隔,又称"内脏器官纵隔"。

气管、心包前方至胸骨的间隙为前纵隔,它包括胸腺、无名血管、主动脉弓、胸廓内血管及相应部位的淋巴结、结缔组织,有时还包括甲状腺(胸骨后甲状腺)和甲状旁腺组织等。

中纵隔包括心包、心脏、大血管、气管、肺门支气管、上腔静脉、奇静脉近端、膈神经、胸导管末端及纵隔淋巴结和结缔组织。

后纵隔的前缘为心包后缘,后界为脊柱。包括交感神经链、肋间神经和血管的起始部、远端食管、后纵隔食管旁淋巴结、胸导管起始端、奇静脉远端及相应结缔组织。

胸腔镜纵隔肿瘤切除术适用于:①纵隔良性肿瘤。胸腔镜手术视野清晰,手术范围涉及纵隔各个部位,可适用于边界清楚、包膜完整的纵隔良性肿瘤的治疗,绝大多数纵隔良性肿瘤的切除可经胸腔镜完成,尤其适用于后纵隔神经源性肿瘤和中纵隔囊肿;②对于体积较小的恶性肿瘤,如无明显外侵,可行肿瘤根治性切除。

对于伴外侵的恶性肿瘤,或虽为良性肿瘤,但与周围结构严重粘连或有明显外侵、镜下无法完全切除者,为胸腔镜手术的禁忌证。

一、中纵隔肿瘤切除术

中纵隔肿物多数为囊肿,最常见的是支气管源性囊肿,简称支气管囊肿,支气管囊肿又和食管囊肿合称前肠囊肿,是胚胎发育过程中原始前肠上皮与气管支气管树分离、游走到其他部位发育成的囊肿,常见于气道周围,也可移行到肺组织内以及胸腔内的任何部位,但以气管和隆突周围最常见。其他中纵隔肿物还包括心包囊肿,以及相对少见的肿大的淋巴结、淋巴管源性肿瘤等。

中纵隔囊肿多为良性,一般无明显临床症状,但囊肿可能逐渐增大从而压迫相应的纵隔器官。以支气管囊肿为例,巨大的支气管囊肿会造成新生儿的呼吸窘迫,而较小的囊肿则可以无症状到成人阶段,支气管囊肿可以缓慢生长而压迫气道、食管,可以发生感染,甚至破溃入周围结构,一部分成年患者可以出现相应的症状。因此,所有纵隔囊肿一经发现,原则上建议首选手术切除。术前最重要的检查是增强 CT 扫描,可以明确囊肿的大小、位置、解剖毗邻。中纵隔囊肿多可经胸腔镜完整切除,是胸腔镜手术很好的适应证。

（一）手术方法

1.切口

探查切口位于腋中线第 6 或 7 肋间,操作孔位于腋前线 3～5 肋间,和肩胛下角线 7～9 肋间,根据囊肿位置的高低决定操作孔的位置。

2.手术方法

经探查切口置入胸腔镜并探查肿瘤位置。囊肿的镜下定位一般较容易,镜下见囊肿多呈淡粉色或淡蓝色,包膜完整,境界清楚。

囊肿的来源多不易确定,术中可通过小心解剖其蒂部以帮助诊断,但有的仍需要术后进行病理鉴别。囊肿可能与周围组织粘连,首先以电钩分离粘连。

以电钩沿囊肿表面纵行切开纵隔胸膜。

以电钩和吸引器钝锐性相结合沿包膜下仔细地剥离肿瘤。

分离过程中对于较小的滋养血管,可直接以电钩处理。

对于较大的滋养血管,为避免大出血,须以 Ligasure 处理或钛夹夹闭后剪断。

对于较小的囊肿,应争取完整摘除囊肿;肿物巨大而严重影响手术视野及手术操作时,可考虑刺破囊肿排出部分囊液,以方便显露和手术摘除。

将完整切除的肿瘤组织装入灭菌标本袋中,经胸壁切口取出体外,尽量避免肿瘤组织污染胸腔。

(二)术中注意事项

术中游离囊肿时要注意尽量避免刺破囊壁,保证囊肿具有一定的张力,有助于囊肿的游离。但当囊肿巨大而影响手术视野及操作,尤其是妨碍解剖囊肿蒂部时,可考虑刺破囊肿排出部分囊液,以方便显露和手术摘除。尽管囊肿绝大多数为良性,但行减压处理时仍应积极避免囊液外渗,及时以吸引器将囊液吸净,以减少感染播散或肿瘤种植转移的可能。从胸腔内取出标本后再以蒸馏水浸泡胸腔。囊肿切除过程中无论囊肿破裂与否,均应力争将囊壁及蒂部完全切除,以避免术后复发。如手术过程中发现囊肿壁与周围重要组织有紧密粘连,分离有较大困难时,亦不必强求完整剥离,可保留小部分囊壁,但必须用电凝、氩气刀或激光灯烧灼破坏残存的囊壁结构,破坏其上皮结构和功能,以减少术后复发的机会。

二、后纵隔肿瘤切除术

神经源性肿瘤为最常见的原发性后纵隔肿瘤,绝大多数发生于后纵隔脊柱旁沟处,少数肿瘤可部分发生在椎间孔内,使肿瘤呈哑铃状生长。病理上良性占多数,包括神经鞘瘤、神经纤维瘤和节细胞神经瘤,恶性的有恶性神经鞘瘤(神经性肉瘤)、节神经母细胞瘤和交感神经母细胞瘤。较少见的有从副神经节发生的良、恶性嗜铬细胞瘤,能分泌肾上腺素,临床上呈波动较大的高血压。肿瘤好发于青、中年,儿童多见于节细胞神经瘤和节神经母细胞瘤。多发的神经纤维瘤,除纵隔外,可见于其他神经,同时伴有多发皮肤结节、紫斑及骨改变,称为神经纤维瘤病。

对后纵隔肿瘤术前应仔细阅读 CT 或 MRI 片,了解肿瘤包膜是否完整、与周围组织的关系、是否侵入椎管等。后纵隔内的器官单一,肿瘤所在脊柱旁沟空间大,十分便于胸腔镜操作;且后纵隔肿瘤通常质韧坚实,不易破碎,肿瘤血供不丰富,术中出血少。因此,胸腔镜手术非常适用于后纵隔肿瘤的切除。一般认为,直径<5 cm、无明显外侵的后纵隔肿瘤可经胸腔镜手术完整切除。手术一般采用 3 个切口即可完成,根据肿瘤的部位调整套管的位置。对于瘤体过大的肿瘤,可能因为切除后无法取出而需要附加小切口以完成手术。若考虑为恶性肿瘤、肿瘤巨大或椎管内的哑铃形肿瘤则不建议行胸腔镜手术。

(一)手术方法

1.麻醉和体位

麻醉同前,患者取健侧卧位并适当前倾 15°角。

2.切口

胸腔镜观察孔置于腋中线偏前方第 5、6 肋间,操作孔 2~3 个,根据病变部位而定。

3.手术方法

置入胸腔镜,仔细探查胸腔,找到肿瘤,可见神经源性肿瘤多为实性,表面光滑,有坚韧的包膜。

对肿瘤的解剖沿包膜外进行,以电钩、吸引器等相结合钝、锐性分离肿瘤。

粘连紧密时可用"花生米"推压以协助显露,直至将肿瘤完整摘除。

以电钩、吸引器等相结合钝、锐性分离肿瘤

通过"花生米"协助显露,直至将肿瘤完整摘除。

分离过程中如遇较大的滋养血管则以电凝及钛夹相结合处理。肿瘤多有一明显的蒂部,内有滋养血管,须用钛夹夹闭后再电凝切断。

（二）手术并发症

如肿瘤蒂部与星状神经节接近，则过度使用电刀可导致星状神经节损伤，增加术后 Horner 综合征等并发症的发生率，此时应在钛夹夹闭的基础上用剪刀剪断。

如为起源于胸交感神经链的神经源性肿瘤，要完整切除肿瘤则术中必须切断交感神经链，根据切断节段高低的不同，会出现术侧头面部无汗或手部无汗以及随之出现的代偿性多汗等并发症。如术中发现肿瘤呈哑铃形，经椎间孔向椎管内生长，分离肿瘤时易损伤神经根或脊髓，且难以完整切除肿瘤的椎管内部分，此时应果断地中转行开胸手术处理。

三、胸腺切除术

胸腺分左右两叶，总体呈 H 形，位于胸骨后、心包大血管前方。其上极可达颈部，通过甲状腺胸腺韧带与甲状腺相连，下极附于心包表面与心包脂肪垫相接。偶尔其上极可经左无名静脉的后方上行。胸腺的动脉来源于两侧的乳内动脉，上方的甲状腺下动脉及下方的心包膈动脉；胸腺静脉可为一支或分为数支，回流入左无名静脉。胸腺上中部分与左右膈神经相毗邻。

胸腺疾病主要包括胸腺肿瘤、胸腺囊肿、胸腺增生等。胸腺肿瘤、胸腺囊肿由于占位效应、性质不确定，且可能引起重症肌无力等情况，一经发现均需手术治疗。胸腺增生若合并重症肌无力也需手术治疗。

由于胸腺解剖位置的特殊性，同时病变的具体位置及其与周围结构的关系不同，胸腺切除的手术入路多样，包括颈部切口、胸骨部分劈开切口、胸骨正中切口、颈部加胸骨劈开切口、电视胸腔镜手术等。胸骨正中切口对前纵隔暴露最佳，但手术创伤大。颈部切口创伤较小，但对前纵隔的暴露差。电视胸腔镜手术（VATS）综合了胸骨正中切口良好暴露和颈部切口创伤小的优点，可作为该类疾病的首选手术方式。

电视胸腔镜下胸腺切除术多经右胸入路进行。经右胸入路时可减轻心脏主体部分对手术的干扰，同时沿着上腔静脉可以较容易地找到左无名静脉,降低无名血管损伤的概率。若胸腺病变明显偏向左侧胸腔时可选择经左胸入路手术。

与胸骨正中切口胸腺切除术相比,胸腔镜胸腺切除术具有住院时间短、疼痛轻、美观等优势,同时手术的效果及并发症发生率均与胸骨正中切口手术相当。

(一)手术适应证

胸腺切除的指征如下。

(1)不伴重症肌无力的胸腺囊肿。

(2)不伴重症肌无力的胸腺瘤。

(3)不伴重症肌无力的早期胸腺癌。

(4)肿瘤直径在 5 cm 以下,或瘤体直径＞5 cm 但与周围组织界限清楚。

(5)患者无严重合并症,心肺能耐受术中单肺通气。

(二)手术禁忌证

(1)肿瘤直径大,伴明显外侵者。

(2)心、肺功能或一般情况差不能耐受全麻或单肺通气者。

(三)手术方法

1.麻醉

静脉复合麻醉,双腔气管插管,术中左侧单肺通气。

2.体位

仰卧位,以肿瘤凸向的一侧为手术侧垫高 30°左右。一般偏向右侧或者位置居中的肿瘤,采用右侧胸腔入路;对于稍偏向左方,但较小的肿瘤,也可采用右侧胸腔入路。对于明显偏左的较大胸腺瘤,则采用左侧胸腔入路。因右侧入路多见,以右侧入路为例进行阐述。右上肢固定于头架上,左上肢外展置于托手架上。

3.手术步骤

(1)切口。一般采用 3 个切口,3 个胸腔镜手术切口位置如下:观察孔位于第 5 肋间腋中线,2 个操作切口分别位于第 3 肋间腋前线和第 5 肋间腋前线(女性位于乳腺下皱襞)。第 5 肋间腋前线切口适当扩大为 2.5～3 cm 以方便牵引和标本取出。

（2）方法。右肺自然塌陷，手术开始前于胸腔镜下进一步评估肿瘤的侵袭性，确保腔镜切除的可行性。巨大胸腺瘤胸腔镜手术最担心的是其与无名静脉的关系，因为瘤体的遮挡常会造成胸腺上极附近显露的困难。首先，自胸腺下极开始，后侧沿膈神经前方，前侧沿乳内血管外侧切开纵隔胸膜，上方沿乳内血管下方将胸膜切开与胸骨后胸膜切开汇合。接下来进行胸腺组织的游离，从右下极开始，提起胸腺右叶下极，使用电凝钩或超声刀，沿心包表面进行解剖、游离。钝、锐性结合将胸腺组织与心包、胸骨分开。

再以吸引器头或纱布球（"花生米"）推开对侧纵隔胸膜，游离左侧胸腺下极。

向上显露胸腺峡部，此时可显示出左无名静脉的胸腺分支——胸腺静脉，用内镜钛钉夹闭后切断，对于较细的分支，可以电凝或超声刀直接烧断。

于近右侧乳内血管起始处，及相邻上腔静脉表面向左侧游离，暴露左无名静脉起始部及胸腺右叶上极。分离胸腺上极时先将胸腺上极表面筋膜打开，然后向下牵拉胸腺，可将上极钝性分离，如遇上极存在血管供应，则应电凝切断。

向后下方向牵拉胸腺右叶下极，继续游离胸腺上极与胸骨间间隙，至左叶上极，同样方法切断左叶上极，游离左叶上极时注意辨认和保护左侧膈神经。

完整切除胸腺组织和肿瘤。将切除的胸腺及肿瘤放入无菌标本袋中取出胸腔。

如肿瘤较大时，因瘤体遮挡造成操作显露困难，可先行切除肿瘤，再行胸腺切除。

（3）经左胸入路胸腺切除。麻醉、体位、手术切口与经右胸入路相同。由于经左侧观察纵隔的解剖与经右胸观察不同，因此在手术时其操作也存在一定差异。通常首先经左侧胸廓内血管内缘切开纵隔胸膜，游离胸骨后间隙，至右侧纵隔胸膜。然后沿左侧膈神经前方游离。从左入路手术时左无名静脉包埋在前上纵隔脂肪软组织内，并被盖在胸腺的上后方，应特别警惕不损伤左无名静脉。将胸腺往下牵拉,于左上纵隔左乳内静脉与膈神经之间的夹角部切入,循乳内静脉向深面解剖出左无名静脉远心端,继续沿左无名静脉前面解剖,注意其下方的胸腺静脉。在无名静脉浅面游离左侧胸腺的前方和后方,游离出胸腺左上极。继续在左无名静脉浅面游离,直至胸腺右上极,此时注意右侧乳内血管,避免损伤。

(四)术中注意事项

1.预防出血

由于胸腺周围血管较多,且均为粗大的血管,损伤后可引起大出血,甚至需立即中转开胸止血。因此,预防血管损伤很重要。

术者要有丰富的开胸和胸腔镜手术经验,对纵隔的解剖分布应非常熟悉。术中操作要认真、仔细、准确,解剖层次清楚。应在良好的视野下进行操作,最好避免在视野不清或暴露不佳的情况下操作。

2.避免神经损伤

膈神经的保护非常重要。胸腺的中上部分与两侧膈神经较为接近,在打开膈神经前纵隔胸膜时应离开膈神经一定距离,避免损伤膈神经,特别是能量器械的热损伤。

3.避免过度压迫心脏

手术中为暴露解剖部位,可能对心脏造成压迫,特别是在经左胸入路时。应尽可能调整牵拉角度,避免该情况发生。若确需压迫心脏帮助显露,应告知麻醉医师注意观察心率、血压,同时术者应尽量缩短压迫时间。

4.侵袭性胸腺瘤

部分侵袭性胸腺瘤可在胸腔镜下完成手术,如侵及心包,可做部分心包切除。若侵犯大血管,则需中转行开胸手术。

第五节　食管疾病的胸腔镜诊断和治疗

随着腔镜手术器械及手术技术的提高,腔镜下外科手术治疗食管良性疾病已被广泛采用。但无论是国外还是国内,腔镜下食管癌手术一直没有像胸腔镜肺叶切除那样普遍开展。近年来,随着内镜设备、器械和操作技术的进步,腔镜辅助食管癌手术逐渐得到开展。由于操作复杂,一些技术细节尚有争议,目前微创食管癌手术还处在探索阶段,但其开展日益受到重视。

一、食管下段肌层切开术

（一）适应证

(1)小儿及青少年贲门失弛缓症。

(2)有反复性吸入性肺炎病史者。

(3)精神性贲门失弛缓症,长期保守治疗无效者。

(4)无法行扩张者或扩张失败者。

(5)与贲门癌无法鉴别者。

（二）禁忌证

(1)双侧重度肺或胸膜病变者。

(2)贲门失弛缓造成乙状结肠型巨食管者。

(3)严重心肺功能不全者。

(4)并发晚期食管癌者。

(5)精神性贲门失弛缓症经药物治疗有效者。

（三）术前准备

(1)加强营养,尽量纠正因长期进食困难所造成的负氮平衡,必要时输血;纠正水、电解质平衡紊乱。

(2)充分治疗肺部并发症,防止术后炎症范围扩大。

(3)术前3天开始每天进流质食物,每晚用3％盐水或5％苏打水冲洗食管一次。

(4)术晨置胃管,应选择较粗和口径较大者,以备术中吸引食管内潴留液;或肌层切开时,经胃管注气使食管黏膜膨胀,以便检查黏膜有无破裂及肌层是否完全彻底切开。此外,有效的胃肠减压,对防止术中、术后呕吐误吸、减少肺部并发症也有一定的作用。

（四）体位与切口

(1)采用胸腔镜入路的患者取右侧30°～45°俯卧位,纵隔靠重力作用移向前下方,扩大了食管下三角的手术术野。术者站于患者背侧,胸腔镜监视器摆放于患者足端。一般取 4 个 1～2 cm 长的套管切口,观察孔位于第 7 肋间肩胛下角线上,镜头朝向膈肌,与常规手术方向相反。2 个操作孔分别位于第 8 肋和第 6 肋间腋后线,另于第 5 肋间乳头旁线(女性为乳房下缘)做一切口放入五爪拉钩。

(2)采用腹腔镜入路的患者手术时应置于仰卧位,双臂外展,双下肢置于腿架上。术者站在患者的右侧,助手站在左侧。在前腹壁做 5 个操作孔,与腹腔镜 Nissen 胃底折叠术的入路相似。右上腹做一个 10 mm 孔,4 个 5 mm 孔分别位于双侧肋缘下、左上腹和右侧腹壁。

(五)手术步骤

1.经胸腔镜入路

首先切断下肺韧带,并纵行切开下段食管表面的纵隔胸膜。用电钩游离食管全周并套带牵引。用电钩将食管肌层纵行切开,切开长度同常规开胸 Heller 术。必要时可经口置入食管镜直至贲门口下方,向左侧弯曲顶起食管下段,协助显露和肌层切开。切开膈食管膜及部分膈肌脚纤维,向头端牵引食管使贲门上提至胸腔,小心切开肌层,直至看到横行的胃壁静脉丛。以吸引器钝性剥离肌层与黏膜间的疏松粘连。注意此处胃壁菲薄且成角,极易穿孔,操作时应格外细致。术毕向胸腔内注入生理盐水,同时经食管镜充气检查食管黏膜完整性。如有破裂则会出现试水漏气现象,应进行黏膜修补。一般可于镜下用 5-0 可吸收线"8"字缝合。如镜下修补困难,则应及时中转开胸。如无破裂,则结束手术。

2.经腹腔镜入路

采用头高脚低位,向上牵开肝左叶,解剖从切断肝胃韧带开始,显露双侧膈肌脚。环周解剖食管裂孔,在迷走神经后干的后方打开一些空间,为下一步胃底通过创造条件。超声刀切断胃短血管,为肌层切开后进行部分胃底折叠做准备。提起食管胃连接部(GEJ)前方的脂肪组织,从左向右、从远端向近端游离,同时注意保护迷走神经前干。通过观察食管纵行肌层和胃浆膜层移行部辨认 GEJ。将左右膈肌脚用 0 号不吸收缝线间断缝合,从食管后方重新闭合裂孔。用超声刀或腹腔镜剪刀进行食管肌层切开术。食管前壁肌层切开应尽可能向近端延伸（通常可达 GEJ 上方 6～8 cm 处）。使用内镜"花生米"行钝性游离，完成食管前壁 180°的肌层切开。肌层切开应延伸至胃贲门下 2～4 cm。再次行胃镜检查，评估肌层切开是否彻底，同时检查有无黏膜破损。进行部分胃底折叠术（Toupet 术）。将胃底环绕食管后方，用 2/0 涤纶编织线行 3 针间断缝合。头端的一针要包含食管肌层、胃底和右侧膈肌脚，另 2 针包含胃底和食管肌层。同样的，左侧 3 针缝合左侧膈肌脚、胃底和食管肌层。腹腔镜切口用可吸收缝线常规缝合。

（六）术后管理

（1）术后第 1 天行钡剂食管造影检查。确认无食管瘘，开始进清流食。

（2）如术中食管黏膜破裂予以修补则应术后禁食 3～4 天，并观察胸腔引流液颜色、性状。

（七）术后并发症防治

1.黏膜破裂

Heller 术后较常见的并发症为黏膜破裂而术中未发现或修补不佳所并发的食管瘘脓胸，约占手术的 10%。这种病例一旦发生则按脓胸处理，除用抗生素外，应早期做闭式引流术，禁食，加强支持治疗，一般黏膜裂口可于 2 周左右愈合。食管瘘如长期不愈，亦可考虑做瘘修补或食管部分切除及胃食管吻合术。

2.胃食管反流

Heller 术后另一并发症为反流性食管炎，它多于术后晚期发生。造成这种并发症的原因主要为术中较长的肌层切开破坏了食管下括约肌，以及广泛游离贲门周围的支持组织而形成术后裂孔疝。此外，术中损伤迷走神经导致胃排空不良也增加了反流。研究还发现，经腹 Heller 手术后胃食管反流发生率较经胸入路高。此外，肌层切开的长度也与反流的发生有关，长度超过 10 cm 反流增加。

3.症状不解除

约 16% 患者术后吞咽困难症状复发，手术失败的原因有以下几种可能:①肌层切开不完全,长度不够,残留环形肌纤维或黏膜外血管未切断,贲门狭窄部分未完全松解;②肌层切缘剥离的不够宽,没有超过食管周径的 1/3 以上或止血不充分,留有血肿机化,促使切缘粘连愈合,造成术后瘢痕性狭窄;③食管周围炎症后易形成瘢痕;④反流性食管炎长期不愈而并发狭窄;⑤术中误伤迷走神经导致幽门痉挛,造成胃流出道功能紊乱;⑥食管体高度迂曲扩张呈 S 形,因此排空困难,食管清除能力下降。

4.膈疝

Heller 术后食管裂孔疝发生率为 5%～10%。若术前诊断有食管裂孔疝,则应在贲门肌层切开的同时予以修补。若肌层切开时食管裂孔附着部不予切断,则会减小术后发生膈疝的概率。

5.肺部并发症

可按肺部疾病的性质进行处理。

(八)要点与注意

(1)较长的贲门肌层切开(2～3 cm)能够减少术后吞咽困难症状和"复发性"贲门失弛缓的出现。游离食管前壁的脂肪组织可以精准地辨认 GEJ,并使至少 2 cm 长的贲门肌层切得以完成。

(2)术中内镜检查非常重要,一旦发现黏膜破损,应在腔镜下修补,有时需要中转行开胸(腹)手术。应尽量减少缝合修补黏膜的针数(1～2 针),因为缝合操作容易扩大黏膜损伤。如果黏膜穿孔发生在肌层切开的过程中,可以考虑行前壁部分胃底折叠术(Dor 术),既能起到抗反流的作用,又能强化黏膜穿孔修补,减少潜在的术后食管瘘。

(3)Dor 或 Toupet 部分胃底折叠术抗反流,应常规作为腹腔镜贲门肌层切开的附加手术;选择何种术式,可视术者偏好。360°的 Nissen 胃底折叠术不适用于食管蠕动丧失的病例。

二、食管平滑肌瘤摘除术

食管良性肿瘤种类繁多。大多数起源于固有肌层,通常被覆黏膜。绝大多数食管良性肿瘤生长缓慢,无症状而未被发现。经常在内镜或放射学检查时,或在抗反流手术中偶然发现。体积大或位置特殊的肿瘤可有症状,其中90％位于食管中段和远端1/3。食管平滑肌瘤是最常见的食管良性肿瘤,发病率占食管良性肿瘤的67.3％,占所有食管肿瘤的2.3％。传统的食管平滑肌瘤摘除术均需通过后外侧开胸手术进行,是典型的"小手术、大切口"。胸腔镜手术的应用改变了食管平滑肌瘤的手术径路,在3～4个1 cm长套管切口下即可轻松完成平滑肌瘤摘除术,手术安全性高。

(一)适应证

(1)有症状并诊断明确、肿瘤直径超过2 cm的平滑肌瘤应予手术切除。目前认为,直径＜5 cm的食管平滑肌瘤是胸腔镜手术的最佳适应证之一。无症状或瘤体直径＜2 cm者,建议定期做钡餐观察。

(2)无症状但有恶变可能时应考虑手术干预。

(二)禁忌证

(1)双侧胸腔广泛粘连者。

(2)合并其他重要脏器疾病,不能耐受手术者。

(3)既往的手术史并非手术禁忌证;视粘连程度,可考虑施行对侧VATS手术。

(三)术前准备

(1)食管平滑肌瘤的诊断需首先排除恶性肿瘤,食管钡餐造影是最常用和简易的诊断及鉴别诊断方法,而食管镜和食管超声内镜检查(EUS)则是确定诊断的"金标准"。镜下可见食管黏膜完整光滑,呈外压性改变。黏膜下肿物质硬光滑,活动度好,超声检查提示食管肌层内的实性低回声灶,边界清楚,表面黏膜完整。镜检时特别需注意的是,应避免不必要的活检,以免造成黏膜损伤或与黏膜下组织粘连,增加手术难度和黏膜穿孔的发生率。

(2)术日晨留置鼻胃管。

(3)准备食管镜,以备术中协助肿瘤定位,并于手术结束时检查黏膜完整性。

(四)麻醉选择

静脉全麻,双腔气管插管。

（五）体位与切口

1.体位

根据病变部位而定,中、上段食管平滑肌瘤要取左侧 15°～30°前倾卧位,经右胸入路。下段则左右两侧均可。如经某侧胸腔手术明显有利,可选择该侧。

2.切口

通常情况下,胸腔镜从肩胛下角线第 8 或 9 肋间置入。操作孔位置取决于病灶定位,并使各操作孔之间构成三角形。10 mm 孔位于腋前线第 4 肋间隙。5 mm 孔位于肩胛下角后方。

（六）手术步骤

切断下肺韧带,游离食管。术中肿瘤定位困难时,可采用食管镜协助进行肿瘤的定位。暂时关闭胸腔镜光源,可清楚地看到胃镜前端的光线。确定肿瘤位置后,纵行切开食管表面纵隔胸膜,游离并套带悬吊近肿瘤处食管,显露肿瘤。必要时可用腔镜切开缝合器切断奇静脉,增加术野。如果肿瘤较大或位于食管另一侧,则应环周游离食管。注意保护迷走神经干。切开肌瘤表面食管肌层直至肿瘤包膜,沿肿瘤和黏膜固有肌层、黏膜下层之间解剖,从包膜外钝性分离,将肿瘤完整摘除并装入标本袋取出。必要时可用粗丝线缝穿瘤体牵引以方便操作。最后用食管镜检查黏膜有无破损,如有破损,则及时镜下用 5-0 可吸收线行"8"字缝合修补。横向缝合食管纵行肌层。关闭操作孔,放置胸腔引流。

（七）术后处理

（1）如无食管黏膜破裂可于术后第 1 天拔除胸腔引流管。

（2）术后进行钡餐检查,排除食管瘘的可能(可选择)。

（八）术后并发症防治

（1）食管黏膜穿孔。如术中食管黏膜破裂,术后应禁食 3～4 天,并观察胸腔引流液颜色及性状,如无异常则逐渐恢复饮食。如无并发症,则术后第一天即可恢复流食。

（2）摘除术后发生食管假性憩室(关闭食管肌层非常重要)。

（九）要点和注意

（1）对肿瘤定位、解剖和结构的认识，远比手术入路的选择重要。

（2）切断奇静脉是增加中段食管暴露的有益手段，需要时应该合理运用。

（3）切除过程中出现黏膜撕裂不需要紧张。继续完成肿瘤切除，游离食管，通过一根 46～52 French 的食管探条，逐层缝合食管壁。如果不能行Ⅰ期缝合，根据所处部位，还可用以下组织来修补食管黏膜缺损：①带蒂的心包脂肪瓣；②胃壁；③胸膜；④肋间肌束；⑤带蒂大网膜；⑥带蒂膈肌瓣。

第三章

肺肿瘤消融治疗

第一节 概　　述

一、肺大体解剖

(一)位置

位于胸腔内,纵隔两侧。经过肺根和肺韧带与纵隔相连接。左侧肺通过斜裂分为上叶、下叶;右肺被斜裂及水平裂分为上叶、中叶、下叶。有的个体肺裂发育不全,也可能出现额外的肺裂和肺叶,如奇叶、副叶等。肺尖的上方为胸膜顶,突入颈根部;肺底膈面与膈肌相邻。

(二)肺门

肺门为肺的内侧面中央椭圆形凹陷,是主支气管、肺动脉、肺静脉、支气管动脉、支气管静脉、淋巴管和神经走行的地方。肺门被结缔组织包绕构成肺根,其前方有膈神经和心包膈血管,后方为迷走神经,下方连有肺韧带。右侧肺根后上有奇静脉绕行并注入上腔静脉,左侧肺根上方有主动脉弓跨过。每一肺段支气管及其所属肺组织称为支气管肺段。

(三)肺血管

肺的血管根据功能和来源可分为组成肺循环的肺动、静脉以及属于体循环的支气管动、静脉。前者为肺的功能血管,后者为肺的营养血管。肺动脉干起于右心室,在主动脉弓下方分为左、右肺动脉。左肺动脉横跨胸主动脉的前方,经左主支气管的前上方进入肺门。右肺动脉较长,在升主动脉和上腔静脉的后方,奇静脉弓的下方进入肺门。左、右肺动脉进入肺门后,其分支与支气管伴行。右肺上叶支气管位于动脉的上方,称动脉上支气管。其余的支气管分支均位于伴行动脉的下方,称动脉下支气管。两侧肺静脉逐级汇集成左、右肺的上、下静脉。左肺上静脉收集左肺上叶的静脉血,右肺上静脉收集右肺上叶和中叶的静脉血,左、右肺下静脉分别收集两肺下叶的静脉血,最后均汇入右心房。支气管动脉一般每侧 1~2 条,多分别发自胸主动脉或左右共干由胸主动脉发出,主要分布于主气管和支气管周围的连接组织,但也供应部分气管、食管、椎前肌肉、迷走神经、脏层胸膜和部分心包等。

(四)肺的淋巴

可分为浅、深两组。浅组为分布于肺脏胸膜及其深面的淋巴管丛,由此丛汇合成淋巴管注入支气管肺门淋巴结。深组位于各级支气管和血管周围,并形成淋巴管丛,然后汇合成淋巴管,沿肺血管和各级支气管回流至支气管肺门淋巴结。两组淋巴管丛在胸膜下和肺门处有吻合。肺的淋巴结分为 14 组。其中 1~9 组为纵隔淋巴结,10~12 组为肺门淋巴结,13、14 组为肺内淋巴结。肺的淋巴流向与肺癌的转移有关,因此对肺癌的诊治有重要意义。

二、肺肿瘤概念

肺肿瘤包括原发性肺肿瘤与转移性肺肿瘤。原发性肺肿瘤主要指肺癌,其他如间叶组织来源的肉瘤及来源于气管黏膜腺体上皮的腺样囊性癌等则较少见,肺和支气管良性肿瘤也较少见。

肺癌又称原发性支气管肺癌,系指原发于支气管黏膜上皮和肺泡上皮的恶性肿瘤,生长在段支气管开口以上的肺癌称为中央型肺癌(依病灶部位又可分为肺门型和纵隔型),位于段以下支气管的肺癌称为周围型肺癌;根据病理学特征肺癌又分为非小细胞肺癌(non-small cell lung cancer,NSCLC)和小细胞肺癌(small cell lung cancer,SCLC)。全身其他部位恶性肿瘤转移至肺时称为肺转移瘤。肺是多种恶性肿瘤转移的好发部位,是实体肿瘤第 2 位易转移器官,紧跟在淋巴系统之后。尸检研究表明,20%~30%恶性肿瘤患者伴有肺转移。

三、肺癌流行病学

(1)发病率高、增长快。近 50 年来,全球肺癌男性发病率增加了 10～30 倍,女性增加了 3～8 倍。有资料表明,美国 2010 年新发肿瘤患者 150 多万,其中肺癌患者 22 万多例,约占总数的 15%,居各类癌症之首。在我国,肺癌也是发病率最高的恶性肿瘤。

(2)病死率高、预后差。WHO 统计资料显示,1996 年全球因肺癌死亡的人数为 60 万人,2003 年为 110 万人,2008 年则增至 140 万人,已跃居各类恶性肿瘤的首位。我国肺癌的病死率在 20 世纪 70 年代中期至 90 年代初期的 20 年间增加了 1.5 倍,是增长速度最快的恶性肿瘤。

(3)肺腺癌的发病率显著升高。肺鳞癌、肺腺癌、大细胞肺癌和小细胞肺癌是 4 种最常见的肺癌类型,约占肺癌总数的 90%。国外资料显示,20 世纪上叶吸烟所致的肺癌患者中,鳞癌最多,小细胞未分化癌次之。从 20 世纪 70 年代开始,肺腺癌的发病率迅速增加,目前已取代肺鳞癌成为最常见的病理类型。尽管研究者对这一变化进行了广泛而深入的研究,但确切的原因仍不清楚。

(4)女性肺癌发病率和病死率上升。20 世纪 30 年代,男性肺癌的发病率开始迅速上升,并在 20 世纪中期成为男性最主要的恶性肿瘤死因。女性肺癌发病率的上升趋势则出现在 20 世纪 60 年代,并一直持续到现在。2010 年,在美国肺癌已经超过乳腺癌和结直肠癌,成为女性最主要的恶性肿瘤死因。女性肺癌患者的发病高峰晚于男性,但发病率一直未出现下降趋势。尽管死于肺癌的男性远远多于女性,但这种病死率的性别差异在逐渐缩小,或许最终会消失。

(5)非吸烟者肺癌发病率上升。

(6)青年人肺癌发病率上升。

四、肺癌临床表现

(一)由原发肿瘤引起的症状

1.咳嗽

由于肿瘤生长部位、方式和速度不同,咳嗽表现也不同,生长在支气管黏膜上时为阵发性刺激性呛咳、无痰或少许泡沫痰,肺泡细胞癌可有大量黏液痰,当有继发感染时,痰量增多呈黏液脓性。

2.咯血

见于50%的肺癌,以中央型肺癌常见,多为痰中带血或间断性血痰,偶有大咯血。

3.喘鸣

肿瘤引起支气管狭窄或部分阻塞,可引起局限性喘鸣音。

4.胸闷、气急

肿瘤引起支气管狭窄或压迫大气道或转移至胸膜,引起大量胸腔积液,或转移至心包发生心包积液,或有膈肌麻痹、上腔静脉阻塞以及肺部广泛侵犯,均可引起胸闷、气急。

5.发热

肿瘤压迫或阻塞支气管引起肺炎、肺不张,常伴有发热,也可为抗菌药物所控制。如由肿瘤坏死引起的发热,也称"癌性热",抗感染治疗无效。

(二)肿瘤局部浸润引起的症状

(1)肿瘤侵犯胸膜、肋骨和胸壁时,可引起胸痛。肿瘤位于胸膜附近时,可表现为隐痛、钝痛,随呼吸、咳嗽加重。肩部或胸背部持续疼痛,常提示上肺内侧近纵隔有肺癌外侵可能。

(2)肿瘤压迫邻近器官时,可引起相应症状。①呼吸困难:肿瘤压迫大气道,可出现吸气性呼吸困难。②吞咽困难:为肿瘤侵犯或压迫食管所致,如出现支气管-食管瘘,可引起肺部感染。③声音嘶哑:肿瘤直接侵犯或纵隔淋巴结转移压迫喉返神经可引起声带麻痹,导致声音嘶哑。④上腔静脉阻塞综合征:肿瘤直接侵犯或纵隔淋巴结转移压迫上腔静脉,可使静脉回流受阻,产生胸壁静脉曲张和上肢、颈面部水肿,严重者皮肤呈暗紫色,眼结膜充血,视力模糊,头晕头痛。⑤Horner综合征:肺上沟瘤是一种位于肺尖部的肺癌,癌肿侵犯或压迫颈交感神经,引起同侧眼睑下垂、瞳孔缩小、眼球内陷,同侧额部与胸壁无汗或少汗,感觉异常。⑥臂丛神经压迫症状:肿瘤压迫臂丛神经可致同侧自腋下向上肢内侧放射的烧灼样疼痛。

（三）由肿瘤远处转移引起的症状

（1）脑转移时患者常有颅内压增高征象，如头痛、呕吐等，还可表现眩晕、共济失调、复视、性格改变或一侧肢体无力甚至半身不遂等神经系统症状。

（2）肝转移时患者可表现食欲缺乏、肝区疼痛、肝大、黄疸和腹腔积液等。

（3）骨转移时患者可表现为局部疼痛及压痛。常见骨转移部位有肋骨、脊椎骨、骨盆及四肢长骨。

此外，皮下可出现转移性结节，多位于躯干或头部。肺癌在浅表部主要是颈部淋巴结的转移，多见锁骨上窝及胸锁乳突肌附着处的后下方，可以逐渐增大、增多、融合（患者可以毫无症状），淋巴结大小不一定反映病程的早晚。

（四）肺癌的肺外表现

肺癌作用于其他系统引起的肺外表现又称副癌综合征。这些症状体征表现在胸部以外脏器，不是肿瘤直接作用或转移引起的，它可以出现于肺癌发现前后，常见表现如下。

1.肥大性肺性骨关节病

多见于非小细胞肺癌，也见于胸膜纤维瘤和肺转移瘤，表现为杵状指及肥大性骨关节病变，受累关节肿胀、压痛，长骨远端骨干的X线片显示骨膜增厚，新骨形成。肿瘤切除后，症状可减轻或消失，肿瘤复发又可出现。

2.神经肌肉综合征

可发生于各型肺癌，但多见于小细胞癌。为非转移性神经肌肉病变，可发生于肺癌出现前数月甚至数年，发生原因不清。最常见为多发性周围神经炎、重症肌无力和肌病、小脑变性等。

3.其他异位内分泌表现

分泌促性腺激素可引起男性乳房发育，常伴有肥大骨关节病。分泌血管升压素可引起稀释性低钠血症，表现为嗜睡、乏力、恶心、呕吐及定向障碍等。分泌促肾上腺皮质激素，可引起 Cushing 综合征，表现为水肿、高血糖、高血压、肌力减弱等。分泌甲状旁腺激素，可引起高钙血症,表现口渴、多尿、恶心、嗜睡等。

此外,还可见因 5-羟色胺分泌过多引起的类癌综合征。表现为哮鸣样支气管痉挛、皮肤潮红、水样腹泻、阵发性心动过速等,多见于燕麦细胞癌及腺癌。其他还有硬皮病、栓塞性静脉炎、血小板减少性紫癜等肺外表现。

五、肺癌微创消融治疗

肺癌的治疗手段包括手术切除、放疗和化疗。根据疾病分期,可以单独或联合应用。目前,手术仍是治愈肺癌的主要方法,但是临床上只有 15%～20%的患者适合手术治疗。随着人口老龄化发展,肺癌在中老年患者的比例逐年增加,这些患者往往存在并发症,不适合常规开胸手术,而各种微创介入治疗(血管性介入及 RFA、MWA、冷冻消融、放射性粒子植入、光动力治疗等非血管性介入)以及分子靶向治疗等疗法恰可作为拒绝手术或因体力状态差,明显心、脑、血管危险,肺功能差和(或)并发症而不能耐受手术患者的治疗选择。

(一)常用消融治疗方法

包括射频消融(RFA)、微波消融(MWA)、冷冻消融、无水乙醇化学消融及光动力治疗等。

(二)影像引导方式

1.电视镜引导

在胸腔镜、气管镜等电视镜直视引导下进行肺肿瘤与气管肿瘤的消融治疗,主要适合肺表面及气管、主支气管的肿瘤。胸腔镜下RFA,MWA 及冷冻消融均可以用于治疗肺表面肿瘤,需要全身麻醉、气管插管;气管肿瘤可采用冷冻消融或光动力治疗等方法。

2.超声引导

适合于贴近胸膜及胸壁的肺肿瘤,RFA、MWA 及冷冻消融均可以在超声引导局部麻醉下进行,其优点是操作方便,实时动态监测,安全性好;缺点是肺是含气组织因此超声波无法透过,另外肋骨遮挡穿刺进针入路也影响消融效果,消融后疗效评估逊于 CT 引导。

3.CT 引导

目前应用最广泛,RFA、MWA 及冷冻消融均可方便实施,具有定位准确、安全的优点,尤其是对于冷冻消融治疗,通过观察冰球大小可以实时评估疗效,在消融不完全的情况下还可植入放射性粒子或化疗粒子进行弥补治疗而达到最佳疗效。

4.MRI 引导

需应用磁兼容设备及耗材,价格相对昂贵,目前国内外尚未广泛开展,但其是未来微创介入治疗的发展方向。

(三)疗效评价与随访

依据 2010 年修改版《实体瘤疗效评价标准(mRECIST)》进行疗效评价。

(四)消融治疗在肺癌多学科综合治疗中的优势和地位

1.优势

(1)定位准确。消融治疗时,各种消融治疗极在 CT/MRI 等影像设备引导下精准穿刺至病灶内实现精准消融。

(2)疗效肯定。各种消融技术都是直接对肿瘤组织进行原位无选择性损毁灭活;早期肺癌,消融治疗的远期疗效可与手术相媲美,更优于化疗和放疗;中晚期肺癌,消融治疗作为一种减瘤手术,其局部治疗效果也要优于化疗和放疗。

(3)创伤小。经皮穿刺的治疗极直径一般<2 mm,只要穿刺精准,穿刺路径避开气管、支气管、细支气管、血管和心脏等重要结构,对肺部组织造成的损伤就会很小,术中及术后并发症的发生率也会很低。

(4)耐受性好。局部消融治疗一般不会对患者的肝、肾功能,造血功能和免疫系统等造成损害。年老体弱或中晚期患者,尽管一般情况差、器官功能不全、不能耐受外科手术、化疗和放疗,但可耐受消融治疗。

(5)可重复实施,尤其可解决恶性肿瘤易复发和转移再治疗的问题。肺癌经传统手术及消融治疗后一旦复发,患者很少能再接受外科手术或放疗,而化疗每次都会使肿瘤细胞产生耐药性,不仅效果不佳,而且患者的耐受性也不断下降。消融治疗,尤其是物理消融对肿瘤细胞灭活是无选择性的,故不存在治疗抗拒问题。因此,不仅同一消融治疗方法可重复应用,而且不同消融疗法还可联合或交替应用。

2.地位

肺癌的治疗手段包括外科手术治疗、微创介入治疗(血管性介入及 RFA、MWA、冷冻消融、放射性粒子植入、光动力治疗等非血管性介入)、放疗、化疗及分子靶向药物治疗等。多学科综合治疗是指根据患者的身心状况、肿瘤部位、病理类型、侵犯范围(临床分期)及分子生物学特点,有计划、合理地应用现有的多学科治疗手段来取得最佳治疗效果。肺癌分期除根据胸部 CT 等常规检查结果外,还可辅助支气管镜,支气管超声内镜、电磁导航支气管镜、纵隔镜、电视镜等检查。按照《第 7 版肺癌国际分期标准》:Ⅰ期肺癌包括 TNM 的 3 种组合,均无淋巴结转移。其中Ⅰ$_A$ 期的 $T_{1a}N_0M_0$ 病灶直径≤2 cm;Ⅰ$_A$ 期的 $T_{1b}N_0M_0$ 病灶数>2,直径≤3 cm;Ⅰ$_B$ 期为 $T_{2a}N_0M_0$,病灶数>3,直径≤5 cm。Ⅱ期肺癌包括 TNM 的 6 种组合。有 2 种组合无淋巴结转移,其中,Ⅱ$_A$ 期的 $T_{2b}N_0M_0$ 病灶数>5,直径≤7 cm;Ⅱ$_B$ 期的 $T_3N_0M_0$ 病灶数>7,或病灶已侵犯了胸壁、膈肌、膈神经、纵隔胸膜、心包等。有 4 种组合出现肺门淋巴结转移,但无纵隔淋巴结转移(N_1),其中,Ⅱ$_A$ 期的 $T_{1a}N_1M_0$ 病灶直径≤2 cm;Ⅱ$_A$ 期的 $T_{1b}N_1M_0$ 病灶数>2,直径≤3 cm;Ⅱ$_A$ 期的 $T_{2a}N_1M_0$ 病灶数>3,直径≤5 cm;Ⅱ$_B$ 期的 $T_{2b}N_1M_0$ 病灶数>5,直径≤7 cm。Ⅰ期和Ⅱ期肺癌,大多数患者应以手术切除为首选治疗,但对不能耐受手术或不愿意手术的患者,消融治疗可作为首选治疗方法之一。Ⅲ期肺癌已有纵隔淋巴结(N_2)或锁骨上淋巴结(N_3)转移或侵犯纵隔等重要结构(T_4),仅有部分患者适合手术切除,但即使进行手术治疗,疗效仍不能令人满意。目前,临床上接受消融治疗的患者中,Ⅲ期肺癌占大多数。Ⅳ期肺癌已出现恶性胸腔积液或恶性心包积液或对侧肺转移或远处器官转移,消融治疗虽可起到减少肿瘤负荷或改善症状的作用,但总体疗效有限。

除Ⅰ期肺癌在原发病灶达到完全消融后可不选择其他辅助治疗外,其他各期肺癌采用消融治疗与化疗、放疗、分子靶向治疗联合或序贯治疗都比任何单一疗法效果有所提高。

对于中央型肺癌,在经皮穿刺局部消融结束,影像评价肿瘤完全消融后应进行纤维支气管镜检查,进一步观察并行组织学病理检查判断是否存在残余肿瘤,如有残余可经支气管行氩气刀等腔内治疗。

肺部还是多种恶性肿瘤转移的好发部位,尤其是双肺转移瘤一直是临床治疗的棘手问题,放疗、化疗及手术治疗效果均不佳。由于消融治疗时,消融范围内不存在治疗抗拒的肿瘤细胞,可解决转移瘤对放疗、化疗不敏感问题;肺转移瘤外科手术切除创伤大,且容易再次出现新病灶,而微创消融治疗创伤小,重复性好,可替代外科手术切除。因此,相信随着研究的深入以及经验的不断积累,局部消融治疗必将在肺癌综合治疗中处于不可或缺的重要地位,并发挥不可替代的重要作用。

第二节　CT 引导肺肿瘤射频消融治疗

一、适应证

射频消融治疗肺部肿瘤的主要适应证:①因高龄、心肺功能差不能耐受手术、拒绝手术的周围型肺癌;②拒绝手术或手术无法切除的中央型肺癌;③肺部转移瘤,数目<5 个;④合并纵隔淋巴结转移或纵隔型肺癌,有穿刺路径者。国外文献报道,射频消融治疗肺部肿瘤的适应证锁定在早期 NSCLC 和肺转移瘤,但鉴于国内实际情况和伦理学情况,愿意接受消融治疗的肺癌患者更多属于中晚期。

二、禁忌证

(1)脑转移瘤,有颅内高压或不同程度的意识障碍患者。

(2)两肺病灶弥漫或广泛肺外转移的患者。

(3)精神障碍患者及患者拒绝合作。

(4)严重心、肺功能不全患者。

(5)内科治疗无法纠正的凝血功能障碍疾病。

(6)严重的阻塞性肺疾病或慢性间质性肺疾病,有低氧血症和(或)高二氧化碳血症等。

(7)中等量以上的咯血或咳嗽无法控制者。

(8)胸膜广泛转移者。

(9)中等量以上的胸腔积液或心包积液。

(10)活动性肺部感染或严重的全身感染、败血症、脓毒血症未控制者。

(11)患者已处于疾病终末期,估计生存期<3个月。

(12)ECOG体力状况评分>2级。

(13)心脏起搏器植入者、金属物植入者,如行RFA,则须选择双极射频电极针;也可行MWA、冷冻消融或化学消融。

三、术前检查与准备

(一)术前检查

1.常规检查

患者需在2周内接受血、尿、大便常规检查,肝、肾功能检查,凝血功能检查,肿瘤标志物检查,血型检查和感染筛查。

2.功能检查

心电图等检查,必要时查超声心动图及肺功能等。

3.影像检查

患者需在2周内行胸部增强CT检查,明确肿瘤位置、大小、数目、形状,与心脏、大血管的关系,指导进针路径,也可行正电子发射断层扫描(PET-CT)检查或全身骨扫描、头部CT/MRI检查,除外转移。

4.病理检查

为明确诊断,建议行病灶穿刺活检、支气管镜病理检查。

(二)手术设备及器械准备

(1)射频消融治疗仪、射频电极针、穿刺架或定位导航系统、引导针(CT或MRI引导用)等。

(2)保证影像引导设备及射频消融治疗仪处于正常工作状态。

（3）MRI引导时，需使用磁兼容设备及耗材。

（三）手术室配备与急救物品准备

（1）手术室配备吸氧、吸痰装置，备有简易呼吸器、胸腔闭式引流包等；全身麻醉需配备呼吸机及相关设备。

（2）急救药品：准备麻醉、镇静、镇痛、止吐、止血等药物。

（四）患者准备

（1）患者及家属（被委托人）签署手术知情同意书。

（2）局部麻醉前4小时禁饮食，全身麻醉前12小时禁食、前4小时禁水。

（3）建立静脉通道。

（4）术前可酌情使用镇静药及抗胆碱药。

（5）常规行碘过敏试验。

（6）吸氧、心电监护。

（五）制订消融治疗方案

根据患者病情和医院条件确定适宜的引导方式、射频电极针类型及型号，确定穿刺点、进针路径及布针方案。

四、手术操作步骤

（一）患者体位

根据病变部位采取不同的体位，最短距离穿刺是肺部病灶穿刺的基本原则，同时术中每一靶点在靶温度下消融时间至少10～15分钟，因此尽可能采用舒适体位，如仰卧位或俯卧位，必要时也可采取侧卧位，此时可应用人体定位袋辅助固定患者体位。

（二）穿刺方案

（1）根据术前影像学资料初步确定皮肤穿刺点。

（2）预穿刺点皮肤放置金属标记，CT扫描，调整和确定实际穿刺点位置，穿刺点应位于肋间隙中下1/3区域。

（3）穿刺路径遵循最短距离原则，避开肋骨、大血管、叶间裂、肺大疱等。

（4）可行CT三维重建，获得穿刺平面并测量穿刺深度、角度。

（三）消毒与麻醉

（1）皮肤消毒、铺巾。

（2）穿刺点处 1％利多卡因 5～15 mL 局部浸润麻醉，从皮内到皮下，直至胸膜。

（3）可采用局麻联合静脉镇静、镇痛；也可采用全身麻醉或硬膜外麻醉，全麻时可避免术中因患者剧烈咳嗽而导致气胸的发生，因此推荐全麻下行肺肿瘤消融治疗。

（四）穿刺

（1）20～22 G 千叶针可作为引导针先行穿刺。

（2）单极多尖端伸展型射频电极针穿刺前需先行皮肤切开，切口长约 2 mm，其他类型射频电极针多不需要皮肤切开。

（3）射频电极针于肋间隙中下 1/3 区域避开肋骨、大血管、叶间裂、肺大疱（参照引导针）穿刺，穿刺时应由浅入深、分步进针、力求精准，尽量减少穿刺次数以降低肺内出血及气胸风险。

（4）如电极针已进入病灶又需拔出调整位置时应按照针道消融标准消融针道后再行调整，防止沿针道种植转移，但勿将其完全撤出肺组织，以降低气胸风险。

（五）消融治疗

1.复核针尖及活性端位置

射频电极针到达病灶靶区后行 CT 扫描确认位置正确后方可进行消融治疗，根据肿瘤的大小和几何形状，确定是否应行多点叠加消融。

2.参数设定

射频治疗仪的主要参数包括功率（W），时间（分钟）和温度（℃）。温度一般设置在 90～100 ℃。消融时间一般为 10～30 分钟，每次消融前均须行 CT 扫描，确认射频电极针活性端位置正确。功率与治疗时间需依病灶大小和设备性能而定。

（六）撤针与针道消融

消融治疗结束后，须边撤针边行针道消融。目的是降低肺内出血及针道转移风险，但建议活性端接近胸膜时停止消融，以降低气胸风险。

（七）术后即刻 CT 复查

平扫 CT 可初步评价有无气胸、肺内出血或胸腔积液等并发症，消融靶区增强 CT 扫描可准确评价病灶消融情况，如有残余可予补充消融，故建议术后即刻行消融区增强 CT 扫描。

五、术中及术后处理

（一）术中处理

1.胸痛

对症镇痛（吗啡、哌替啶等）。

2.咯血

止血药。

3.咳嗽

可口服可待因，还可予以镇静处理；如采用单极多尖端伸展型射频电极针，还可经注射孔注入适量 1% 利多卡因，也可应用引导针穿刺至消融区注入适量 1% 利多卡因，均可起到镇咳作用；咳嗽严重需停止治疗。

4.心率增快或减慢

可将治疗温度及功率适当降低，待心率平稳后再恢复治疗，必要时须停止治疗并给予药物处理（心率快可给予 β 受体阻滞剂，如美托洛尔等；心率减慢明显时可给予抗胆碱药，如阿托品，但如患者存在青光眼或前列腺肥大则禁用，可应用肾上腺素）。

5.心律失常

须停止治疗，如心律未能复常，可应用抗心律失常药，如胺碘酮等。

6.气胸

中至大量气胸，可穿刺抽气或放置胸腔闭式引流管。

（二）术后处理

（1）吸氧、心电监护。

（2）预防性应用止血药，必要时应用抗生素。

（3）术后 24 小时内复查胸片，必要时行胸部 CT 扫描，以排除有无气胸等并发症。

六、术中及术后常见并发症及其防治

RFA 治疗作为一项微创技术,创伤性小、安全可靠,但并发症不可避免。物理消融的并发症分 3 类:主要并发症是指需要治疗或有不良后果者,如中至大量气胸需要行胸腔闭式引流;次要并发症是指无须治疗或无不良后果;不良反应一般指伴随治疗出现的结果,经常发生,但很少造成实际的损害,主要是疼痛。在一项系统性回顾研究中,与操作有关的并发症发生率为 $15.2\%\sim55.6\%$,病死率为 $0\sim5.6\%$。最常见的并发症是气胸。

我们应该提高对并发症的防范意识,尤其是严重并发症,尽量降低并发症的发生率,并要熟练掌握常见并发症合理有效的处理措施。

(一)气胸

气胸为术中及术后发生率最高的并发症,国内气胸发生率为 $11.1\%\sim50\%$,总发生率为 32%,10% 左右的气胸患者需要置管。高龄、肺气肿、肺组织顺应性差者更易发生,可发生在术中或术后一段时间内,少量气胸可不予处置,中至大量气胸可行胸穿抽气或放置胸腔闭式引流装置,$2\sim3$ 天后多可吸收。避免和减轻气胸发生的关键是穿刺技术要熟练、进针距离最短、避免通过叶间裂、穿刺准确、避免多次穿刺、术中应用镇咳药物等。

(二)肺内出血与咯血

少量肺内出血可无症状,由射频电极针穿刺损伤血管所致。多为自限性,必要时可应用止血药,并注意针道消融。一定量的肺内出血表现为咯血,如果大量咯血要防止发生窒息。术中咯血发生率 $<1\%$,消融本身具有止血作用,应注意针道消融;术后 $2/3$ 患者可出现血痰,给予止血治疗。

(三)咳嗽

术中咳嗽主要为温度增高刺激肺泡、支气管或胸膜所致,剧烈咳嗽应中止治疗,可应用可待因镇咳并增加镇静药剂量,也可行消融区局部麻醉,待咳嗽停止后再继续治疗,以免剧烈咳嗽使射频电极针移位伤及周围重要组织器官或导致肺撕裂而发生严重的张力性气胸。术后咳嗽是消融后肿瘤组织坏死及其周围肺组织的炎症反应所致,可适当给予镇咳治疗。

(四)胸腔积液

与胸膜受刺激有关,多数患者治疗后都有少至中等量的胸腔积液,多可自行吸收,大约 10％的胸腔积液患者需要行胸腔引流。

(五)肺部感染

多发生于年龄大、体质差、伴有慢性支气管炎、慢性间质性肺疾病的患者,为预防肺部感染,建议术后常规使用抗生素。

(六)皮肤烫伤

多由回路电极与皮肤接触不良引起,随着应用经验的积累,现已很少发生。贴回路电极时应注意贴于大腿肌肉发达、皮肤平坦的部位,术前对预粘贴负极板部位皮肤进行备皮。

(七)少见并发症

包括空洞形成、感染、血管损伤、支气管胸膜瘘、肺水肿、肺栓塞、肿瘤种植转移等。

(八)不良反应

1.胸痛

由胸膜炎性反应、渗出、邻近胸膜肺组织炎性反应所致,胸膜或肋间神经受炎症累及时疼痛较为明显;当肿瘤靠近胸壁时可因壁层胸膜受刺激而疼痛明显,可于术中给予止痛治疗或在全麻下治疗。对术后出现的胸痛应查明原因再给予相应治疗。

2.发热

术后 2/3 患者可出现发热,为肿瘤坏死吸收热或肿瘤周围组织出现的炎性反应所致,大多为低热,一般不超过 38 ℃,3～5 天后体温多可降至正常。多采用物理降温,必要时给予退热药物治疗。如白细胞计数升高或血培养阳性可应用抗生素。

第三节 CT 引导肺肿瘤微波消融治疗

一、适应证

CT 引导肺肿瘤微波消融治疗肺部肿瘤的主要适应证:①因高

龄、心肺功能差不能耐受手术、拒绝手术的周围型肺癌患者；②拒绝手术或手术无法切除的中央型肺癌患者；③肺部转移瘤，数目一般<5个；④合并纵隔淋巴结转移或纵隔型肺癌，有穿刺路径者。

二、禁忌证

(1)脑转移瘤，有颅内高压或不同程度的意识障碍者。

(2)两肺病灶弥漫或广泛肺外转移的患者。

(3)精神障碍患者及患者拒绝合作。

(4)严重心、肺功能不全者。

(5)内科治疗无法纠正的凝血功能障碍疾病。

(6)严重的阻塞性肺疾病或慢性间质性肺疾病，有低氧血症和(或)高二氧化碳血症等。

(7)中等量以上的咯血或咳嗽无法控制者。

(8)胸膜广泛转移者。

(9)中等量以上的胸腔积液或心包积液。

(10)活动性肺部感染或严重的全身感染、败血症、脓毒血症未控制者。

(11)患者已处于疾病终末期，估计生存期<3个月。

(12)ECOG体力状况评分>2级。

(13)心脏起搏器植入者、金属物植入者，如行RFA，则须选择双极射频电极针；也可行MWA、冷冻消融或化学消融。

三、术前检查与准备

(一)术前检查

患者需在2周内行胸部增强CT检查，明确肿瘤位置、大小、数目、性状，与心脏、大血管的关系，指导进针路径，也可行CT检查或全身扫描，排除外转移。

(二)手术设备及器械准备

(1)准备微波消融治疗仪及微波天线、射频消融治疗仪、射频电极针、穿刺架或定位导航系统、引导针(CT引导用)等。

(2)保证影像引导设备及射频消融治疗仪处于正常工作状态。

（3）MRI引导时，需使用磁兼容设备及耗材。

（三）手术室配备与急救物品准备

（1）手术室配备吸氧、吸痰装置，备有简易呼吸器、胸腔闭式引流包等；全身麻醉需配备呼吸机及相关设备。

（2）急救药品：准备麻醉、镇静、镇痛、止吐、止血等药物。

（四）患者准备

（1）患者及家属（被委托人）签署手术知情同意书。

（2）局部麻醉前4小时禁饮食，全身麻醉前12小时禁食、前4小时禁水。

（3）建立静脉通道。

（4）术前可酌情使用镇静药及抗胆碱药。

（5）常规行碘过敏试验。

（6）吸氧、心电监护。

（五）制订消融治疗方案

根据患者病情和医院条件确定适宜的引导方式、微波治疗仪及微波天线，确定穿刺点、进针路径及布针方案。

四、手术操作步骤

（一）患者体位

根据病变部位采取不同的体位，最短距离穿刺是肺部病灶穿刺的基本原则，同时术中每一靶点在靶温度下消融时间至少10～15分钟。因此，应尽可能采用舒适体位，如仰卧位或俯卧位，必要时也可采取侧卧位，此时可应用人体定位袋辅助固定患者体位。

（二）确定穿刺方案

（1）根据术前影像学资料初步确定皮肤穿刺点。

（2）预穿刺点皮肤放置金属标记，CT扫描，调整和确定实际穿刺点位置，穿刺点应位于肋间隙中下 1/3 区域。

（3）穿刺路径遵循最短距离原则，避开肋骨、大血管、叶间裂、肺大疱等。

（4）可行 CT 三维重建，获得穿刺平面并测量穿刺深度、角度。

（三）消毒与麻醉

（1）皮肤消毒、铺巾。

（2）穿刺点处予1‰利多卡因5～15 mL行局部浸润麻醉,从皮内到皮下,直至胸膜。

（3）可采用局麻联合静脉镇静、镇痛;也可采用全身麻醉或硬膜外麻醉,全麻时可避免术中因患者剧烈咳嗽而导致气胸的发生,因此推荐在全麻下行肺肿瘤消融治疗。

（四）穿刺

（1）因微波天线自身的设计特点,穿刺前需在穿刺部位皮肤行2 mm小切口。

（2）20～22 G千叶针可作为引导针先行穿刺。

（3）肋间隙中下1/3区域避开肋骨、大血管、叶间裂、肺大疱（参照引导针）穿刺,穿刺时应由浅入深、分步进针、力求精准,尽量减少穿刺次数以降低肺内出血及气胸风险。

（4）如微波天线已进入病灶又需拔出调整位置时应按照针道消融标准消融针道后再行调整,防止沿针道种植转移,但勿将其完全撤出肺组织,以降低气胸风险。

（五）消融治疗

1.活性端位置复核

CT扫描确认微波天线活性端到达病灶消融靶区后行消融治疗,根据肿瘤的大小和几何形状,确定是否应行多点叠加消融。

2.参数设定

微波消融参数包括功率（瓦）,时间（分钟）。功率一般设定在40～100 W,时间一般为3～10分钟,每次消融治疗前均需行CT扫描确认微波天线活性端位置正确。

（六）撤出微波天线并行穿刺路径消融

消融治疗结束后,须边撤针边行针道消融。目的是降低肺内出血及针道转移风险,但建议活性端接近胸膜时停止消融,以降低气胸风险。

（七）术后即刻 CT 复查

CT 平扫可初步评价有无气胸、肺内出血或胸腔积液等并发症，增强 CT 扫描可更准确评价病灶消融情况，如有残余可予补充消融，故建议术后即刻行消融区增强 CT 扫描。

第四节　CT 引导肺肿瘤冷冻消融治疗

一、适应证

基本与 RFA、MWA 相同，但比热消融的适应范围更加宽泛，如对靠近心脏、大血管以及侵犯胸膜、膈肌甚至肋骨的肿瘤，均可行冷冻消融。

二、禁忌证

（1）脑转移瘤，有颅内高压或不同程度的意识障碍者。

（2）两肺病灶弥漫或广泛肺外转移的患者。

（3）精神障碍患者及患者拒绝合作。

（4）严重心、肺功能不全患者。

（5）内科治疗无法纠正的凝血功能障碍疾病。

（6）严重的阻塞性肺疾病或慢性间质性肺疾病，有低氧血症和（或）高二氧化碳血症等。

（7）中等量以上的咯血或咳嗽无法控制者。

（8）胸膜广泛转移者。

（9）中等量以上的胸腔积液或心包积液。

（10）活动性肺部感染或严重的全身感染、败血症、脓毒血症未控制者。

（11）患者已处于疾病终末期，估计生存期 < 3 个月。

（12）ECOG 体力状况评分 > 2 级。

（13）心脏起搏器植入者、金属物植入者，可行 MWA、冷冻消融或化学消融。

三、术前检查与准备

(一)术前检查

1.常规检查

患者需在 2 周内接受血、尿、大便常规检查,肝、肾功能检查,凝血功能检查,肿瘤标志物检查,血型检查和感染筛查。

2.功能检查

做心电图等检查,必要时查超声心动图及肺功能等。

3.影像学检查

患者需在 2 周内行胸部增强 CT 检查,明确肿瘤位置、大小、数目、形状,与心脏、大血管的关系,指导进针路径,也可行 PET-CT 检查或全身骨扫描、头部 CT/MRI 检查,除外转移。

(二)手术设备及器械准备

(1)准备冷冻消融治疗仪及冷冻探针、射频消融治疗仪、射频电极针、穿刺架或定位导航系统、引导针(CT 引导用)等。

(2)保证影像学引导设备及射频消融治疗仪处于正常工作状态。

(三)手术室配备与急救物品准备

(1)手术室配备吸氧、吸痰装置,备有简易呼吸器、胸腔闭式引流包等;全身麻醉需配备呼吸机及相关设备。

(2)急救药品:准备麻醉、镇静、镇痛、止吐、止血等药物。

(四)患者准备

(1)患者及家属(被委托人)签署手术知情同意书。

(2)局部麻醉前 4 小时禁饮食,全身麻醉前 12 小时禁食、前 4 小时禁水。

(3)建立静脉通道。

(4)术前可酌情使用镇静药及抗胆碱药。

(5)常规行碘过敏试验。

(6)吸氧、心电监护。

(五)制订消融治疗方案

根据患者病情和医院条件确定适宜的引导方式、冷冻消融治疗仪及配套的冷冻探针,确定穿刺点、进针路径及布针方案。

四、手术操作步骤

(一)患者体位

根据病变部位采取不同的体位,最短距离穿刺是肺部病灶穿刺的基本原则,同时术中每一靶点在靶温度下消融时间至少 10 分钟,因此尽可能采用舒适体位,如仰卧位或俯卧位,必要时也可采取侧卧位,此时可应用人体定位袋辅助固定患者体位。

(二)确定穿刺方案

(1)根据术前影像学资料初步确定皮肤穿刺点。

(2)预穿刺点皮肤放置金属标记,CT 扫描,调整和确定实际穿刺点位置,穿刺点应位于肋间隙中下 1/3 区域。

(3)穿刺路径遵循最短距离原则,避开肋骨、大血管、叶间裂、肺大疱等。

(4)可行 CT 三维重建,获得穿刺平面并测量穿刺深度、角度。

(三)消毒与麻醉

(1)皮肤消毒、铺巾。

(2)穿刺点处予 1% 利多卡因 5～15 mL 行局部浸润麻醉,从皮内到皮下,直至胸膜。

(3)可采用局麻联合静脉镇静、镇痛;也可采用全身麻醉或硬膜外麻醉,全麻时可避免术中因患者剧烈咳嗽而导致气胸的发生,因此推荐全麻下行肺肿瘤消融治疗。

(四)穿刺

(1)无须皮肤切口(较粗冷冻探针需皮肤切口),根据肿瘤的大小和几何形状,确定穿刺布入的冷冻探针数目。

(2)于肋间隙中下 1/3 区域避开肋骨、大血管、叶间裂、肺大疱(参照引导针)穿刺,穿刺时应由浅入深、分步进针、力求精准,尽量减少穿刺次数以降低肺内出血及气胸风险。

(3)如冷冻探针已进入病灶又需拔出调整位置时应按照针道消融标准消融针道后再行调整,防止沿针道种植转移,但勿将其完全撤出肺组织,以降低气胸风险。

(五)消融

(1)CT 扫描确认冷冻探针布针满意后行消融治疗。

(2)参数设定:冷冻消融参数根据所用冷冻消融治疗仪而相对固定,一般均冻融 2 个循环,每一循环均冷冻 10~15 分钟,复温 2~5 分钟。如冰球未完全覆盖病灶可调整或增加冷冻探针再行冻融治疗,不建议增加冷冻循环次数。

(六)撤针与针道消融

待复温后将冷冻探针逐个撤出即可,不涉及针道消融。

(七)术后即刻 CT 复查

观察冰球覆盖病灶情况以及有无气胸、肺内出血或胸腔积液等并发症;增强 CT 扫描可更准确评价病灶消融情况,如有残余可予补充消融,故建议术后即刻行消融区增强 CT 扫描。

五、术中及术后处理

(1)冷冻探针皮肤穿刺点之间距离 1.0 cm 以上,同时术中应用温盐水对局部皮肤进行加温保护,以防皮肤冻伤。

(2)吸氧、心电监护;预防性应用止血药,必要时应用抗生素;术后 24 小时内复查胸片,必要时行脑部 CT 扫描,除外有无气胸等并发症发生。

六、术中及术后常见并发症及其防治

(一)皮肤冻伤

当肿瘤位置较表浅时,如果局部皮肤保护不充分,可发生皮肤冻伤,一般表现为局部皮肤水泡、暗红水肿,渗出较多,一旦发生,应注意保持创面干燥,及时予以换药,必要时适当使用抗生素治疗。

(二)冷休克

当肿瘤靠近大血管或冷冻范围较大时,有可能导致患者发生冷休克,因此术前应在 CT 检查床上提前铺好保温毯并调节温度在37~39 ℃之间,密切观察患者生命体征,一旦患者出现恶心、面色苍

白、寒战、肢体温度低、脉搏细速、心律失常、血压下降、呼吸困难等冷休克表现,应及时进行保暖及抗休克治疗。

第五节　MRI 引导肺肿瘤冷冻消融治疗

一、适应证

(1)肺癌失去手术切除机会者。

(2)肺癌术后复发及肺内转移者。

(3)因身体状况差不能耐受开胸手术或全身化疗的肺癌患者。

(4)放射性粒子植入内放疗、外放疗及化疗治疗肺癌的联合治疗的患者。

(5)肿瘤姑息性治疗者。

(6)拒绝手术切除者。

二、禁忌证

(1)严重心、肺、肝、肾功能不全者。

(2)内科治疗无法纠正的凝血功能障碍。

(3)装置心脏起搏器者。

(4)穿刺部位附近有金属异物者。

(5)患者不能配合或不能保持恒定的穿刺体位或不能屏气。

(6)肺癌伴肺内多发转移,转移灶数目>3 个。

三、术前检查与准备

(一)患者准备

(1)术前两周内行 CT 和(或)MRI 等影像学检查,监测血象、出血时间、凝血时间和凝血酶原时间,常规术前肌内注射止血药物,对焦虑患者给予镇静药物。

(2)术前 4～6 小时禁食,向患者及其家属详细说明冷冻过程和可能发生的并发症,取得患者的主动配合,包括训练好患者平静呼吸下屏气、体位保持等。

(3)患者或其家属签署手术知情同意书。

(二)器械准备(采用光学追踪引导系统)

1.磁共振系统准备

(1)满足磁共振介入手术室条件。

(2)启动 MRI 扫描仪,常规主磁场匀场,进入 MRI 引导操作序列模式,将示踪器置于主磁场中心,选择校正菜单。

(3)开启光学追踪引导系统,调整红外线立体相机方向,使其接受来自扫描机架及示踪器上反光球的信号,进行自动校正。

(4)将穿刺针固定在光学引导持针板上,针尖置于示踪器上方的测针点上,将红外线立体相机对准示踪器及光学引导持针板上的反光球,启动软件测针,并将测得的针长数值与手工测量值进行对照,误差不得超过 3 mm。

(5)根据患者体型及病变部位选择不同型号柔性多功能表面线圈。

2.冷冻系统准备

(1)保证充足的冷冻和解冻气体(氩气＞3000 kPa、氦气＞2500 kPa),开启磁共振兼容性低温冷冻手术系统并进入冷冻操作程序。

(2)行 MRI 引导下肺癌冷冻消融术时所用的穿刺器械均为磁兼容性的镍钛合金材料,如穿刺套针常用的规格有 14 G 和 16 G,长度为 10～15 cm,冷冻探针的规格有 1.47 mm、2 mm、3 mm 及 5 mm,长度为 15～20 cm。

(三)手术室及药物准备

(1)手术室配备磁兼容性吸氧、吸痰装置,备有简易呼吸器、胸腔闭式引流包等;全身麻醉需配备磁兼容性呼吸机及相关设备。

(2)急救药品准备:麻醉、镇静、镇痛、止吐、止血药,可吸收性明胶海绵条等。

四、操作方法与注意事项

(一)操作方法(采用光学追踪引导系统)

(1)根据病变位置及拟进针方向,患者取仰卧位、侧卧位或俯卧位。

(2)选择合适规格的多功能柔性线圈并固定于病变器官附近,预扫描成像,术者将持针板的 4 个发光二极管面对红外线立体相机,手持冷冻探针放置在靠近皮肤的病变区域,利用主动光学追踪导航技术确认皮肤穿刺点和拟进针通道,然后用甲紫在皮肤上标记出来。

(3)常规消毒、铺巾、局麻后,在导航系统引导下用 1.47 mm、2 mm或 3 mm(依据病灶大小,有时可用 5 mm)冷冻探针直接穿刺,器械的伪影持续地重叠显示在磁共振扫描图像上,直至针尖穿刺入病灶内部。

(4)不同角度的进针均依以上程序操作,根据肿瘤大小形态的不同选择 1~7 根不同型号的冷冻探针。

(5)开启冷冻治疗系统的冷冻和解冻模式,探针进入靶病变组织前,需预先测试冷冻解冻系统功能及探针的可用性和安全性,大约用时 2 分钟,测试完毕后,开始高压氩气冷冻程序,持续 10~15 分钟,同时通过温度图和 MRI 实时成像扫描监测冷冻冰球的形成过程、大小、形态。当冷冻冰球完全覆盖靶肿瘤后,开启解冻用的高压氦气到冷冻探头,需达到和维持必要的解冻温度(+35 ℃),持续3~5 分钟,一般应进行两个冷冻-解冻循环过程。

(6)冷冻治疗结束后,行 2~5 分钟的升温制热程序,再关闭氩氦刀探头制冷和制热气体阀门,依次拔出冷冻探针,观察穿刺局部皮肤是否冻伤,如无冻伤可予包扎。

(二)注意事项

(1)根据肿瘤的大小、数目、位置决定需要导入的冷冻探针数量及型号,相邻的冷冻探头需要有 1.5~2 cm 的间隔距离,通过实时 MRI 成像扫描调整冷冻探头的位置和数量进行冷冻消融治疗。

(2)当肿瘤较大时,可利用后撤冷冻探针(2 cm)技术,进行新一轮的冷冻消融治疗,直至肿瘤全部被冷冻冰球覆盖并超过病灶边缘 5~10 mm。

(3)当刺过胸壁接近胸膜时,嘱患者屏气,快速导入探针到达病灶内或穿过肿瘤中心到达远端缘,通过两个交互垂直平面确认穿刺病灶成功。

(4)若采用套管技术,则用磁兼容性 14 G 带芯穿刺针,将针尖穿刺入肿瘤内部后拔除内芯,再引入冷冻探针并固定,注意使冷冻针尖超出套针末端 2~4 cm。

(5)常根据肿瘤的形态大小及术中所用探针数量选择合适规格的冷冻探针,原则上一根冷冻探针只能使用一次。

五、术后处理

随着影像引导设备的发展与更新,经皮穿刺肺癌冷冻消融治疗术并发症的发生率较过去明显降低。并发症发生率的高低一般与下列因素有关:穿刺针规格的选择,较粗的穿刺针尤其是较粗的冷冻探针并发症发生率高;影像引导设备的优劣与选择;病灶部位与进针途径;穿刺的次数;病例的选择,凡有肺气肿的患者和年龄大者,并发症的发生率明显高于年轻而无肺气肿的患者。

术后嘱患者卧床休息 12~24 小时,密切观察病情变化,根据病情需要对症处理,并可静脉应用抗生素预防感染。如存在穿刺点局部皮肤冻伤,可采用无菌敷料覆盖,保持创面干燥、涂抹冻伤膏。

第四章

胸外科术后ICU管理

第一节 术后感染

一、肺部感染

胸外科老年患者相对较多，手术特点是时间长、创伤大，肺部感染是胸外科常见和严重的术后并发症之一。国内报道肺癌术后肺部感染发生率为3.8％，70岁以上高达25％。食管癌术后肺部感染的发生率为8％～15.3％，病死率为3％～10.9％。国外文献报道，食管癌术后肺部感染的病死率为3.5％～20％。

（一）胸外科术后肺部感染危险因素

（1）术前：胸外科患者以肺癌、食管癌等癌症患者居多，年龄大，有吸烟病史，术前肺功能欠佳。有些肿瘤患者有化疗、放疗病史，免疫力普遍低下。食管癌患者术前进食欠佳，营养不良。

（2）术中：胸外科手术时间长，创伤大，肺叶甚至全肺切除；食管手术需打开胸腔，常挤压肺脏；切开膈肌，胸腔胃挤占胸腔位置都会影响肺功能。全麻手术、气管插管、术中侧卧位体位等因素，不利于气道分泌物引流。

（3）术后：胸外科手术创伤大，住ICU时间长，因伤口疼痛，胸部引流管刺激胸膜，喉返神经损伤等原因自主咳痰差，气道分泌物排出困难等易导致术后肺部感染。术后患者卧床时间长，食管反流等因素致消化液及食物误吸导致肺部感染尤其应当引起重视。Berry报道食管癌术后早期误吸的发生率为16％，有相当一部分为隐性误吸。年龄大，食管癌颈部吻合，损伤喉返神经，术后脑梗死等导致发生误吸概率大大增加。

（二）胸外科术后肺部感染临床表现与诊断

由于胸部手术的特点，患者术后肺部感染并不容易诊断，以下几点可参考。

（1）发热，体温＞38 ℃。术后由于无菌渗液的吸收，术后发热并不能说明一定有感染。

（2）咳嗽，咳脓痰。胸外科手术创伤大，通常有胸部引流管，加之可能存在的喉返神经损伤，患者通常咳嗽能力减弱，因此胸外科术后肺部感染也可能无明显咳嗽，咳痰。

（3）肺部体征：可闻及干、湿啰音。患者开胸术后，由于呼吸运动减弱，胸膜增厚或是痰液阻塞等因素，肺部感染后也可能只存在呼吸音减低而无明显干、湿啰音。

（4）白细胞计数＞$10×10^9$/L，中性粒细胞百分比升高。

（5）胸片显示新出现的或者进展的肺部浸润影。胸部手术后由于存在胸腔积液、肺不张、胸腔胃等情况，肺部感染后胸片浸润影可能不明显。因此，动态随访胸片，以及必要时胸部 CT 检查在诊断术后肺部感染时十分重要。

吸入性肺炎（aspiration pneumonia，AP）是指口咽部分泌物、胃内容物或消化液被吸入下呼吸道，吸入同时可将咽部寄殖菌带入肺内，先是引起化学性肺炎或损伤，后继发细菌性肺炎。症状可轻可重，取决于胃内容物的酸碱度、吸入量和颗粒物，若 pH＜2.5，吸入量＞0.3 mL/kg，可导致严重的肺部损伤，但最近的研究表明，误吸的颗粒本身也会引起炎症细胞的聚集，也会对呼吸道造成损伤。误吸后即可出现呼吸困难，呼吸频率加快，但胸片可能起初没有表现，24～48 小时后才出现浸润影。右侧发生概率较左侧大，仰卧位发生的误吸，浸润阴影常发生于上叶后段、下叶背段；坐直或直立位，发生以下叶基底段为主。

病原学检查虽然不能很快出结果，但是对于指导以后抗生素的调整十分重要。需要在应用治疗性抗生素之前正确地留取标本。指导患者口腔漱口后，正确的咳嗽，留取气道深部痰液，而非唾液,这也可通过痰涂片镜检低倍镜下每个视野<10 个上皮细胞、>25 个多核白细胞来判断所送标本是否合格。若患者咳痰乏力,及时行床旁纤维支气管镜吸痰,留取的标本则更为可靠。还有一些其他血清学检测手段协助我们诊断感染,如 C-反应蛋白(CRP)、降钙素原(PCT)、G 试验、GM 试验等。血清 CRP是急性时相反应蛋白的一个指标,但除了细菌感染,病毒感染、应激反应、组织损伤、非感染性炎症等均会上升。其对感染诊断的灵敏度、特异性均不高。因其易于开展,若实验条件不高的医院可结合其他指标一起诊断感染性疾病。

PCT 是无激素活性的降钙素前肽物质,半衰期为 25～30 小时,体外稳定性好,健康人血浆 PCT 含量极低(<0.1 ng/mL)。PCT 灵敏度、特异性、阳性预测值及阴性预测值高于 CRP 及血白细胞数等传统炎症指标,不受外伤(手术创伤)、慢性炎性、自身免疫病影响,严重细菌感染或脓毒症时血清 PCT 水平升高明显,真菌及寄生虫感染增高不明显,病毒感染及局部感染不增高。PCT 浓度>0.5 ng/mL 被认为是检测感染性疾病诊断的分界值。在感染 2 小时后即可检测到,在感染后 12～24 小时达到高峰,增高程度与感染的严重程度及预后相关。PCT 持续升高提示预后不良及治疗无效,而当 PCT 水平持续下降,则提示感染得到有效控制,病情好转。

在胸外科 ICU 中由于广谱抗生素的应用,以及肿瘤患者术前放疗、化疗。因此,术后真菌感染正日趋增多,深部真菌感染确诊比较困难。目前,有两个血清学检查可以协助我们诊断。

G 试验(1,3-β-D 葡聚糖)是酵母菌、丝状真菌细胞壁的特有成分,细菌、人和动物组织基本不含该成分,深部真菌感染时真菌经吞噬细胞处理后,1,3-β-D 葡聚糖被持续释放,可在血液和其他体液中含量增高。可检测除隐球菌和接合菌以外的侵袭性真菌。灵敏度为 64.4%～78%,特异性为 84%～98.4%。G 试验有助于早期诊断肺部真菌感染,它的升高比发热、咳嗽、气急等临床症状表现早,也早于高分辨率 CT 发现感染征象。但输注清蛋白、球蛋白,血液透析,输注抗肿瘤的多糖类药物,外科术后早期,标本接触某些纱布可能会造成假阳性。

GM 试验：血清半乳甘露聚糖抗原是曲霉菌细胞壁上一种多聚糖抗原，有助于侵袭性曲霉菌的诊断，敏感性 80.7％，特异性89.2％。血清、脑脊液、胸腔积液、支气管肺泡灌洗液（BALF）均可检测。新生儿或者儿科患者，异体骨髓移植者，自体抗体阳性者，使用 PIP/TAZ、AM/CL 者可能出现假阳性。

二、胸外科术后肺部感染治疗

胸外科术后患者由于胸部引流管的存在或是有喉返神经损伤，或是有胸壁部分切除等因素，普遍存在咳嗽能力减弱。因此，一旦出现肺部感染更应重视呼吸道管理，如加强气道雾化吸入化痰解痉类药物使用，护士或者家属协助拍背咳痰。若排痰不畅必要时可予纤维支气管镜吸痰，可以更有效地吸除痰液，解除支气管阻塞，缓解肺不张，更清楚地了解气道或是肺泡分泌物的性状、颜色及分布情况，有助于肺部感染及其严重程度的诊断，可以通过纤维支气管镜吸痰送检合格的微生物学标本，指导临床抗生素的调整。若存在严重低氧血症或者二氧化碳潴留，及时予无创或者有创机械通气。若肺部感染严重，痰液多，短时间内无法脱机者应及时气管切开，减少通气无效腔，能更好地清除痰液，使患者相对舒适，更易耐受机械通气。

如果发生急性吸入性肺炎，建议立即行纤维支气管镜吸引，吸出食物残渣，减少大颗粒阻塞气道导致肺不张的可能。必要时行支气管灌洗，但吸入单纯液体或胃酸，则不主张灌洗。对于急性吸入性肺炎，目前不提倡常规应用肾上腺皮质激素，但如果有严重的支气管痉挛、严重的脓毒血症、ARDS，可考虑短期给予中小剂量的糖皮质激素。

胸外科术后患者出现肺部感染在留取微生物学标本后，可首选Ⅲ代头孢菌素，β-内酰胺类＋酶抑制剂或者碳青霉烯类药物经验性治疗。若为误吸引起的吸入性肺炎，美国胸科学会（ATS）推荐应用：β-内酰胺/β-内酰胺酶抑制剂，克林霉素或碳青霉烯类。为加强抗厌氧菌感染，可加用甲硝唑、替硝唑、奥硝唑或左旋奥硝唑。

在 ICU 中入住时间长,应用广谱抗生素之后,经常会出现耐药菌。多重耐药(multi drug resist ant,MDR)指有至少 3 类抗生素耐药。泛耐药(extensively drug resistant,XDR)指仅 1～2 种抗生素敏感,通常为多黏菌素敏感。全耐药(pan drug resistant,PDR)则对包括多黏菌素在内的所有抗生素耐药。在 ICU 中最常见的耐药病原菌为鲍曼不动杆菌、铜绿假单胞菌、嗜麦芽窄食单胞菌。2 种或 3 种耐药菌同时检出的现象也时常发生,耐药程度高,治疗困难,必须用抗生素联合用药。

(一)鲍曼不动杆菌

鲍曼不动杆菌为不动杆菌属中最常见的一种,当耐药程度不高时,可根据药敏选择敏感的 β-内酰胺类或其他抗生素,而多重耐药时则根据药敏选择含舒巴坦的 β-内酰胺类或者碳青霉烯类药物。若为泛耐药或者全耐药可选择含舒巴坦的 β-内酰胺类联合米诺环素/多西环素/利福平/氨基苷类/碳青霉烯类,或者含舒巴坦的 β-内酰胺类联合米诺环素/多西环素以及碳青霉烯类。选择大剂量碳青霉烯类延长时间输注可能可以改善治疗 MDR 鲍曼不动杆菌的效果。在美国替加环素已被 FDA 批准治疗肺炎,在体外试验中替加环素协同亚胺培南、多黏菌素、左氧氟沙星或阿米卡星治疗耐药鲍曼不动杆菌的疗效显著,但仍需临床大规模研究进一步证实。在我国替加环素治疗鲍曼不动杆菌因耐药率高目前不推荐单药治疗。

(二)铜绿假单胞菌

铜绿假单胞菌以往又称绿脓杆菌,为 ICU 常见细菌,致病力强,感染后病死率高,目前耐药趋势越来越明显。上海市胸科医院 2010 年 271 株铜绿假单胞菌药敏显示敏感率>50%的抗生素依次为多黏菌素 B、头孢哌酮/舒巴坦、哌拉西林/他唑巴坦、美罗培南、哌拉西林、亚胺培南、阿米卡星、庆大霉素、头孢他啶、环丙沙星、氨曲南等。但单药治疗通常效果不佳,且极易诱导耐药,特别是亚胺培南。因此初始治疗就适合联合用药。例如,头孢哌酮/舒巴坦或哌拉西林/他唑巴坦联合环丙沙星或者阿米卡星等。

（三）嗜麦芽窄食单胞菌

嗜麦芽窄食单胞菌为一种非发酵、无孢子、需氧革兰氏阴性杆菌,为条件致病菌,常与其他细菌一起混合生长。当培养出嗜麦芽窄食单胞菌时应结合临床判断是否为定植菌。若临床上有感染症状、体征,且培养为此单一细菌应考虑感染。嗜麦芽窄食单胞菌感染患者之前通常有广谱抗生素,特别是亚胺培南的应用史。对多种广谱抗生素耐药,对碳青霉烯类天然耐药。治疗可根据药敏选择头孢哌酮/舒巴坦±氟喹诺酮类,SMZ/TMP。

三、胸外科术后肺部感染预防

根据胸外科术后肺部感染的危险因素,可以采取以下措施预防肺部感染。

（1）术前:戒烟。虽然长期吸烟患者发现疾病再戒烟对肺功能改善有限,但术前至少 2 周戒烟能减少气道分泌物,同样能减少术后肺部感染发生概率。

（2）术中:加强气道管理,拔除气管插管前仔细清理气道。术中注意尽量避免损伤喉返神经,减少对肺脏的挤压。胃代食管癌手术,采用管状胃,留置胃管,放置十二指肠营养管或者空肠造瘘减少术后食管反流。

（3）术后:胸部外科属清洁-污染手术,我国目前采用术中、术后应用第一、二代头孢菌素预防感染。国外文献表明,肺叶切除术后肺部感染以肠杆菌、金黄色葡萄球菌、嗜血杆菌为主,头孢唑林有效率为84%。胸部外科术后需充分镇痛,卧床时尽量采用半卧位,减少反流及误吸。呼吸训练,化痰及解痉药物雾化吸入,家属及护士协助拍背,指导患者正确有效地排痰。实在无法自主排痰者,尽早纤维支气管镜吸痰。加强营养支持。如果使用呼吸机者,口插管者尽早拔管,气管切开患者可采用声门下可吸引套管,减少气切套管气囊上方分泌物积聚,减少肺部感染发生。无创机械通气患者,进食后半小时至1小时避免使用打呼吸机,保持坐位,采用胃肠动力药物减少胃潴留发生。若脱机困难者,建议通过十二指肠营养管进食。国外研究食管癌术后患者进食前应用电视透视吞咽评估

(VFSS)以及纤维内镜评估(FEES)观察吞咽的过程,有无气道的误吸,以及患者对误吸的反应。如果有误吸,则需进行口腔护理,吞咽训练后再次评估,无误吸及吻合口瘘再进食,能减少吸入性肺炎的发生。

四、脓胸

胸膜腔受化脓性病原体感染,产生脓性渗出液积聚,称为脓胸。若脓液积存于肺与胸壁、横膈或纵隔之间,或肺叶与肺叶之间,称包裹性脓胸。病程在4~6周以内为急性脓胸,早期以大量渗液为主,若能排除渗液,控制感染,脓胸可获得治愈,肺可获良好复张。若渗出液未能清除,大量纤维蛋白沉积,形成纤维素膜进入到纤维化脓期,继而纤维素膜机化形成纤维板并钙化,则进入脓胸机化期,称为慢性脓胸。目前,胸外科术后脓胸的并发症<1%。

(一)胸外科术后脓胸病因

脓胸的感染途径主要有胸廓、肺及邻近气管的感染直接向胸膜腔蔓延。而胸外科术后脓胸多与支气管胸膜瘘或食管吻合口瘘合并发生,单纯性脓胸较少,发生的原因可能有术中肺脓肿破溃,挤压了继发感染的癌性空洞,冲洗胸腔不彻底;肺段切除或者肺楔形切除中支气管肺泡分泌物污染了胸腔或术后切口感染穿入胸腔。

术后脓胸中以食管手术后更为常见,因为食管癌手术术中绝大多数需要行胃、食管管道切开及吻合等操作,胸腔有可能被胃肠道内容物污染,且食管癌术后可能发生胸内吻合口瘘或胃瘘。肠道细菌多为革兰氏阴性菌及厌氧菌,移位于胸腔,加上术后胸膜渗出液中富含蛋白,为细菌的生长繁殖创造了良好的条件。

(二)胸外科术后脓胸诊断

术后早期胸部引流管未拔时,出现发热,胸腔积液浑浊,应考虑脓胸可能。若已无胸部引流管,患者术后发热,胸痛,气急,患侧胸部语颤减弱,叩诊浊音,听诊呼吸音减弱或消失,血常规示白细胞计数增高,中性粒细胞百分比为80%以上。胸部X线检查,少量胸腔积液可见肋膈角消失;积液量多呈外高内低的弧形阴影;大量积液使患侧胸部呈一片均匀模糊阴影,纵隔向健侧移位;积液局限于肺叶间,或位于肺与纵隔、横膈或胸壁之间时,局限性阴影不随体位改变而变动,边缘光滑,有时不易与肺不张鉴别。B 超探测胸腔积液比 X 线更灵敏,尤其是少量胸腔积液或包裹性积液。在 B 超定位下胸腔穿刺抽得脓液即可确诊,脓液作细菌培养和药敏试验结果可以指导临床抗生素应用。

若无法确定是否为脓性胸腔积液可将胸腔积液送检常规生化。胸腔积液比重>1.018,pH<7.1,白细胞数>500×10^6/L,蛋白定量>25 g/L,葡萄糖浓度<40 mg/L,乳酸脱氢酶 LDH>1000 U/L 可诊为脓胸。有恶臭气味说明含厌氧菌感染,食管术后患者在脓胸证实后,应立即口服稀释的亚甲蓝,胸腔积液中有蓝色则存在吻合口瘘或者胃瘘,否则是单线性脓胸,以便采取准确治疗。

(三)胸外科术后脓胸治疗

发现脓胸应尽早行胸腔闭式引流术,注意选用质地、口径合适的引流管,保证引流通畅,尽可能排尽脓液,促使肺脏扩张。若为包裹性胸腔积液,应在超声定位下放置胸部引流管。待脓腔缩小至50 mL 以下时即可剪断引流管改为开放引流,至脓腔缩到 10 mL 左右即可更换细管,逐步剪短直至完全愈合。若脓胸分隔严重,无法充分引流,肺脏扩张不全,可考虑予尿激酶 25 万 U 加入 100 mL 生理盐水胸腔冲洗。尿激酶直接作用于内源性纤溶系统,能催化裂解无活性的纤溶酶原成为有活性的纤溶酶,使纤维蛋白水解,使稠厚的脓液变为稀薄的液体,利于引流。或者经胸腔镜手术治疗,相比单纯胸腔引流能减少引流时间,缩短住院天数。

除了胸腔脓液引流之外,尽早行恰当的经验性全身抗感染治疗对预后影响重大。国外院内获得性脓胸最常见的致病菌为金黄色葡萄球菌、草绿色链球菌、肠杆菌科细菌、厌氧菌等。国内报道4890 例食管贲门癌手术后脓胸发生率为 0.86%,发现时间为 4～18 天(平均 8.5 天),致病菌主要有金黄色葡萄球菌、大肠埃希菌、铜绿假单胞菌等。胸外科术后脓胸多数合并厌氧菌感染,虽然由于实验条件限制检出率低,初始治疗时无论是否闻及恶臭味仍建议覆盖厌氧菌,之后根据胸腔积液培养的微生物结果和药敏试验结果来调整抗生素。

脓胸患者因其代谢水平高,常出现营养不良,应重视全身支持治疗,给予高蛋白、高热量、高维生素饮食,尽可能肠内营养,提供146~188 kJ(35~45 kcal)/(kg·d)热量,必要时可输注血浆和清蛋白补充胶体。严重感染周围组织可能存在胰岛素抵抗,注意监测和控制血糖。

(四)胸外科术后脓胸预防

在术前改善患者特别是食管癌患者的营养状况,纠正低蛋白、贫血、水电解质紊乱。高血压、糖尿病者,控制好血压、血糖,以利于增强抵抗力,降低术后并发症发生的概率。

术中重视引流管的放置,选择合适的引流管,不能太软(以免在胸腔内折叠),不能太细(以免胸腔内凝血块或絮状物阻塞);引流管内口尽量剪1~2个侧孔,术毕用大量温生理盐水冲洗胸腔,在合适位置放置,尽量减少引流盲区。

术后经常挤压管子保持引流管通畅,患者应尽早半卧位及下床活动,避免胸腔渗出液在侧后方集聚,加强咳嗽,深呼吸,充分肺膨胀有利于胸腔积液排出。食管术后患者保持胃肠减压管通畅,不宜过早拔除,胃液潴留致吻合口张力大,容易发生吻合口瘘。

五、血流感染

血流感染(blood stream infection,BSI)是由各种细菌、真菌等病原微生物从某处感染灶侵入血液引起。败血症系指病原菌侵入血液循环,并在血中生长繁殖产生大量毒素和代谢产物,引起毒血症的全身性感染综合征。若侵入血流的细菌量少,无明显毒血症症状时则称为菌血症。败血症和菌血症统称血流感染。

(一)危险因素

病原菌侵入血流最常见的侵袭途径是通过感染患者体内的原发细菌感染病灶,如皮肤黏膜、呼吸道、消化道、泌尿生殖系统等。胸外科术后因手术创伤,免疫力降低,多数有留置深静脉管路、胸部引流管、胃管、导尿管等。因此,血流感染也是胸外科ICU常见的感染。

术前有放疗、化疗史,免疫力低下,长期入住 ICU,基础疾病严重。深静脉留置管,机械通气、留置尿管、体腔引流管,长时间使用全胃肠外营养,使肠黏膜屏障功能破坏,肠道细菌移位导致感染。其中最重要的危险因素为深静脉导管。因皮肤表面定植多种细菌,细菌沿导管移行容易引起血流感染。ICU 内常见的深静脉置管位置为颈内静脉、股静脉、锁骨下静脉。引起导管相关性血流感染的概率是股静脉＞颈内静脉＞锁骨下静脉。

(二)诊断

血培养是诊断血流感染最重要的指标。2007 年,美国 CLSI(临床实验室标准化委员会)基于众多临床研究数据发布了《血培养指南》,指南中强调应该在寒战、发热时立即做血培养,不要等到体温升到很高再做,热峰过后血培养病原菌阳性检出率会降低。同时要抽至少 2 个部位 2 套血培养。因为 1 套血培养阳性率为 65％,2 套、3 套血培养阳性检出率分别为 80％、96％。采血量也是提高灵敏度的重要因素,每套血培养 2 个培养瓶(需氧、厌氧),每个瓶需抽血8～10 mL。厌氧菌瓶除了检测厌氧菌外还能提高兼性厌氧菌如葡萄球菌、肠杆菌等的检出率,避免漏诊。

(三)治疗

凝固酶阴性葡萄球菌是人体皮肤的正常菌群,污染率较高,因此凝固酶阴性葡萄球菌菌血症应当依据临床、流行病学及微生物学3 个方面的资料来判定。目前,监测未发现对万古霉素和利奈唑胺耐药葡萄球菌属,鉴于对万古霉素已有耐药报道,为防止 VISA 和VRSA 的出现,医院应监管万古霉素治疗用量,延缓耐药菌株的产生。

当出现血流感染怀疑导管相关性感染时,应尽早拔除中心静脉导管。若为铜绿假单胞菌感染因其易于产生细菌生物被膜(细菌黏附于接触表面,分泌多糖基质、纤维蛋白、脂质蛋白等,将其自身包绕其中而形成的大量细菌聚集膜样物)致感染难以控制,也应及时拔除中心静脉导管。

（四）预防

美国导管相关性血流感染（CRBSI）每年发生在 ICU 的为 8 万例，整个医院可达 25 万例。为进一步降低 CRBSI 的发生率，改善患者预后，降低医疗费用，美国疾病预防控制中心医院感染控制顾问委员会于 2011 年发布了新的导管相关性血流感染的防控指南。

其中重要的几点如下。

（1）成人中心静脉置管应尽量选择锁骨下静脉，避免股静脉和颈内静脉，减少污染的可能。血液透析置管应避免锁骨下静脉以免造成静脉狭窄。

（2）尽量选用能满足患者治疗所需的最少接口数或腔体数的中心静脉导管，在放置或更换中心静脉导管时，应进行最大无菌屏障措施，包括佩戴帽子、口罩、无菌手套，穿无菌手术衣，使用覆盖患者全身的无菌布。在进行中心静脉置管、周围动脉置管和更换敷料前，应用含氯己定浓度＞0.5％的乙醇溶液进行皮肤消毒。

（3）短期中心静脉导管置管应每 2 天更换纱布敷料，应至少每 7 天更换透明敷料。

（4）使用 2％氯己定每天清洁皮肤 1 次以减少 CRBSI。

（5）使用免缝合装置固定导管以降低感染率。

（6）不推荐常规更换深静脉置管来预防 CRBSI。

（7）对相关医疗人员进行教育，包括血管内导管的使用指征，血管内导管置管及其护理的规范化操作，防止血管内导管相关感染的最佳感染预防措施。

第二节　术后低氧血症与机械通气

术后低氧血症是胸外科手术并发症的常见表现。在围术期，患者常见的低氧血症原因包括肺不张、肺水肿、肺部感染、支气管痉挛、呼吸衰竭甚至 ARDS、慢性肺疾病加重等。研究显示，各种因素导致胸外科术后低氧血症的发病率高达 35%,其中肺部感染占 16.6%、支气管炎占 15%、肺不张和肺栓塞各占 1.7%。术后肺部感染通常为院内获得性肺部感染,其病死率高达 30%。术后肺部并发症导致住院时间平均延长 1～2 周。如伴有慢性阻塞性肺疾病(COPD)等呼吸道疾病时,围术期支气管痉挛的发生率增加。有哮喘病史患者术中支气管痉挛发生率为 10%左右,胸外科手术患者支气管痉挛的发生率则高于其他手术。目前,随着胸外科患者的老龄化越来越明显,尤其是老年人基础疾病相对较多甚至合并多脏器功能不全,加上手术打击导致了术后低氧血症甚至肺部感染发生率增加,术后低氧血症诱发的呼吸衰竭导致自然病程较长且预后较差,增加了住院天数和经济费用。如何做到有效的术后纠治低氧血症,减少术后感染的发生率及病死率,改善患者术后肺部并发症是目前胸外科术后面临的重要问题。

一、发生机制

胸外科手术后肺功能的最常见变化就是由于胸廓活动和形状和(或)胸腔内因容量改变所致的功能性残气量(FRC)下降,以及肺血管不均匀的收缩或扩张,这两者的变化均直接导致了通气血流比(V/Q)异常,V/Q 异常是导致低氧血症的根本原因。

(1)V:代表外呼吸,即通气功能,通气功能由通气容量和呼吸做功及通气功能储备三者组成。由每分钟通气量、用力肺活量(FVC)、最大呼气中期流量、FRC、顺应性、气道阻力、呼吸功等肺功能指标检测。所有影响以上指标的因素均会影响到 V。

(2)Q:广义上代表内呼吸和血液循环及氧输送、氧耗量、氧摄取有着关联的血流量,狭义上指参加气血交换的血流量。当流经肺泡的血流量增大时,V/Q 数值减小出现低氧血症。当流经肺泡的血流量减少时有时也会引起低氧血症,因为肺血管是一个整体,当有部分血管收缩或闭塞,其他的血管则会相应地扩张并造成 V/Q 数值减小,从而形成一种类似于肺内动、静脉分流的结果。

(3)T:在这个 V/Q 中,还有一个重要符号"/",/代表时间 T,不是通气时间而是指血流流经肺泡的气血交换的单位时间,也就是通常说的弥散功能。这就解释了肺间质水肿时为什么出现低氧血症。当肺间质水肿时，通气量正常，血流量也正常。就是因为弥散距离的增加，导致了气血交换时间的不足，造成单位时间内气血交换不足，导致了低氧血症。

二、引起胸外科围术期低氧血症的主要危险因素

(一)吸烟

吸烟可导致呼吸道纤毛摆动功能紊乱、分泌物增加。试验证实，吸烟者肺部并发症的相对风险是未吸烟者的 1.4～4.3 倍。即使在无慢性肺疾病的患者中，吸烟也可增加肺部并发症的危险。术前戒烟 3 周以上可以降低术后并发症的发生率。

(二)总体状况不良

美国麻醉医师协会病情估计分级（ASA 分级）是术后肺部并发症的重要预测因素。ASA 分级越高，术后肺部并发症发生的风险越大。术前营养不良、低血浆蛋白导致胸腔积液增加者，发生肺部并发症的概率明显增加。

(三)基础肺部疾病

COPD 并非任何胸外科手术的绝对禁忌证，Dunne 研究证实，COPD 患者的术后肺部并发症发生危险升高。肺功能检查是 COPD 诊断的金标准，对于症状和气流受限及运动耐量等未得到有效改善的 COPD 患者，应在术前给予积极的治疗；对于择期手术的患者，如果 COPD 发生急性加重，应延期手术。

(四)年龄

随着年龄的增大，肺实质发生改变，纤维结缔组织增加，肺弹性减弱、肺泡塌陷，导致肺的顺应性下降、呼吸阻力增加而引起肺通气和换气功能减退。年龄≥65 岁，每增加 1 岁，无论性别，术后并发症发生风险增加 0.3％～0.5％。

(五)肥胖

肥胖患者仰卧位时肺顺应性显著降低，V/Q 失调；同时，肥胖患者由于胸椎后凸，腰椎前凸，腹内脂肪过多，膈肌抬高导致胸廓及其活动度减小，因而常存在低氧血症和高碳酸血症，典型病例可见于

睡眠呼吸暂停综合征患者。

(六)糖尿病

研究表明,肺组织也是糖尿病损害的靶器官。糖尿病可导致肺弹性降低、肺通气功能障碍、肺弥散功能降低。2 型糖尿病患者年龄越大、病程越长、微血管并发症越多时肺弥散功能受损的可能性越大。此外,糖尿病还会影响到肺局部防御功能。糖尿病合并自主神经病变患者气道防御反射和黏液纤毛清除作用减弱。糖尿病是下呼吸道感染及其感染严重程度的独立危险因素,严格术后血糖控制是消除这一独立危险因素的唯一办法。目前研究表明,血糖控制在 9 mmol/L 左右是安全有效的。

(七)手术部位

胸部和上腹部手术是最主要的手术相关危险因素。研究显示,手术部位对肺部感染影响的程度:头颅>胸腔>上腹部>下腹部>其他。

(八)麻醉

麻醉类型、药物选择、操作方式均为手术相关危险因素。全身麻醉气管插管可破坏呼吸屏障,甚至可诱发支气管痉挛;膈肌上抬,FRC 减少,可导致肺不张;机械正压通气可致胸腔内负压消失,生理无效腔和分流增加,机械通气不当可导致肺气压伤,多见于大潮气量、高气道压机械通气时;长时间吸入高浓度氧可导致肺膨胀不全;吸入麻醉药会减弱肺缺氧性肺血管收缩反应,改变 V/Q 值,肺泡表面活性物质减少,严重影响患者术中肺功能,增加术后肺部并发症的发生率。

(九)手术操作

开胸后,该侧胸腔开放,胸内负压所致的肺牵拉扩张作用消失,导致肺泡萎缩,肺泡通气面积锐减(甚至减少 50% 左右),同时肺循环阻力增加。术中对胸壁、支气管和肺组织的损伤,造成呼吸运动减弱;挤压或牵拉肺组织过度,则损伤健康肺组织。开胸手术可因胸壁软化、膈神经损伤、胸腔积液积气、疼痛、敷料包扎过紧等因素限制呼吸运动幅度,影响患者的通气功能。

（十）手术时间

术中肺脏可能长时间受到挤压和捻搓，开胸侧肺组织存在不同程度的肺水肿或肺间质水肿，影响肺泡弥散功能。如手术持续操作时间＞3 小时，肺部并发 ARDS 或肺部感染风险则更高。

（十一）体液失衡

胸外科手术期间，总体失血量可能不大，却存在短时间内发生大量失血的潜在危险；手术操作可能压迫或牵拉心脏及胸腔内大血管，对循环系统干扰大。此外，术中补液量及补液速度控制不当，导致液体入量过多，肺水增加甚至肺水肿，发生弥散障碍。

（十二）镇痛

（1）镇痛不完善：疼痛影响患者睡眠休息，导致疲劳和体力下降；同时令患者不敢深呼吸和用力咳嗽，不利于呼吸道分泌物的排出，可导致肺膨胀不全和坠积性肺炎。

（2）镇痛过度：患者嗜睡，呼吸道敏感性下降，咳嗽反射减弱，发生呕吐时容易发生误吸。

三、引起胸外科围术期低氧血症的主要原因

（一）术后气胸、肺不张

气胸、肺不张是胸外科术后常见并发症。气胸多由术后剧烈咳嗽或呼吸机造成的气压伤导致，也可由肺大疱破裂，吻合口漏气造成，只要诊断及时，处理还是比较简单的。肺不张主要由于术前长期吸烟，往往伴有慢性支气管炎，造成气道分泌物多，加上术中镇静剂、肌松剂的使用造成术后排痰困难导致术后肺不张，肺不张患者容易诱发肺部感染。

（二）肺部感染

患者本身的基础情况差，COPD，手术时间长，手术创伤大等诸多因素均会引起术后肺部感染，也是胸外科术后引起低氧血症最主要的危险因素，同时低氧血症又会加重肺部感染，两者形成恶性循环。

（三）吻合口瘘

胸外科术后感染中各种吻合口瘘引起的感染约占 10%。除了积极控制感染和营养支持以外,还要满足机体成倍增长的耗氧量。

（四）肺栓塞

近年来,肺栓塞由于术后老龄患者的增多及发生后引起的高病死率越来越引起注意。从 V/Q 的角度看肺栓塞引起的低氧血症是由大面积的肺动脉血管被阻塞,从而引起的无效通气所导致。由于肺栓塞时大部分血管被阻塞,从右心排出的血量只能从少数未被阻塞的血管通过,就使这些血管的血流量急剧增大,而通气量明显不足,导致 V 减少,Q 增大,V/Q 失调引起低氧血症。

（五）ARDS

急性首发低氧血症为特征（$PaO_2/FiO_2 \leqslant 200$）,没有其他明确病因的与肺水肿一致的浸润性放射性胸片表现。ARDS 的本质就是各种因素引起的非左心功能不全性肺间质水肿或肺水肿。ARDS 作为 MODS 的一部分在围术期的病死率很高,欧美共识会议报道肺切除后 ALI/ARDS 的总体患病率为 2.2%～4.2%,病死率为 52%～65%。其中以全肺切除术病死率最高,较大容量肺切除和淋巴引流的大大减少可能是全肺切除术后 ALI/ARDS 较高病死率的原因。

（六）误吸

长期卧床使呼吸肌肌力减退,咳嗽无力,小气道狭窄并易塌陷,导致分泌物潴留;咽喉部黏膜退化,感觉迟钝,吞咽反射随年龄增大而减退,使咽喉部细菌易吸入或呛入下呼吸道引起肺炎。对于误吸最好的干预就是预防,首先要判断患者是否容易发生误吸,一旦患者具有发生误吸的高危因素,则积极预防。放置鼻胃管及应用营养液输注泵,减少无创加压面罩的使用是主要预防措施。

四、低氧血症的机械通气治疗

（一）无创通气模式

胸外科术后患者出现低氧血症后为了避免气管插管带来的不利因素,我们首选经鼻或经面罩无创通气。理论上说,目前的任何正压通气呼吸机均可以使用无创通气模式。Benditt 的研究表明,每天 3～6 小时间断使用无创通气对于改善术后低氧血症的作用是肯定的,尤其是老年 COPD 患者。与传统的高浓度($FiO_2 \geqslant 60\%$)氧疗相比较,无创通气具有以下优势。

(1)对抗内源性 PEEP 以减少呼吸做功。

(2)避免了高浓度氧对于呼吸中枢的抑制作用。

(3)无创通气在不使用 PEEP,仅使用 PS(压力支持)的情况下对循环没有影响。

(4)用于脱机困难的患者可以用无创序贯模式进行过渡式脱机。

前面讨论过 V 就是指通气容量和呼吸做功及通气功能储备这 3 个方面。我们的治疗措施也就是围绕着这 3 个方面进行。改善通气容量就是保护患者现有通气量和增加已废用的通气量,保护现有通气量可通过鼓励患者自行咳痰,床边纤维支气管镜吸痰解决患者气道阻塞问题,合理运用抗生素治疗肺部感染保护患者现有通气容量。

(二)无创通气联合纤维支气管镜模式

患者在接受无创通气的同时,由于气道分泌物无法自行咳出或分泌物增加需要多次纤维支气管镜吸痰,这种模式叫做无创通气联合纤维支气管镜模式。这种模式的优势如下。

(1)避免有创通气的不良后果,同时又有效地延长了无创通气。

(2)保留了患者的自主呼吸。

(3)有利于纤维支气管镜反复检查气道。

(4)避免镇静剂及肌松剂的使用。

无创加压氧面罩虽然具有一定优势,但也会增加患者误吸的风险和腹胀的发生以及影响患者的自主咳痰。

(三)有创通气模式

当患者在以上 2 种模式中出现严重的二氧化碳潴留($PaCO_2 \geqslant 65$ mmHg,pH$\leqslant 7.2$),严重低氧血症($FiO_2 \geqslant 60\%$,$SaO_2 \leqslant 90\%$),血流动力学不稳定,意识障碍等情况时应该及时改为有创通气模式。对于出现的严重低氧血症如 ARDS,有创机械通气改善 ARDS 氧合的主要手段如下。

（1）高 PEEP（≥15 cmH$_2$O）：在不影响循环的前提下，高 PEEP（≥15 cmH$_2$O）与低 PEEP 相比较除了改善氧合以外，可以减少 3% 的病死率。

（2）小潮气量：允许性高碳酸血症，6～8 mL/kg，PaCO$_2$ 允许在≤70 mmHg，以降低高平台压带来的气道伤。

（3）肺开放策略：吸气相时用 PIP（吸气压）并在吸气相保持一段时间以使塌陷的肺泡再次复张。由于患者的个体压差大，复张效果与操作者的经验及患者的情况有关。

气管切开主要是起到引流分泌物的作用，而更有利于呼吸道的清理，对于术后肺部感染或由并发症引起的感染更具有治疗优势。虽然气管插管和气管切开都增加患者的呼吸机相关性肺炎和术后脱机困难等世界性难题。

第三节　围术期液体管理

随着手术、麻醉水平的不断提高以及人均寿命的增加，胸外科手术的适应证变得更加宽泛。因此，患者术后围术期的液体管理变得更为复杂，需要根据每个患者的病情制订理想的补液计划进行个体化的治疗。

一、液体管理的目的和影响因素

胸外科手术围术期液体治疗的目标是维持和恢复血管内容量并保证足够的器官灌注（即提供足够的氧输送），同时避免出现过量的液体负荷。

维持液体平衡应特别重视体内发生的第三间隙损失，指液体存在于体内但不参与血管内容量，而且损失量可能一时难以察觉，多见于食管手术以及手术时间较长、体液丢失严重的胸部手术。因此，对于这部分患者术后简单地恢复血容量可能是不充分的。另一个可能影响临床液体治疗效果的是患者的年龄和心、肺、肾功能状况。手术本身相关的并发症(吻合口瘘、脓胸、乳糜胸等)也密切影响着临床液体治疗的效果。对于容量的准确判断,特别是危重患者的容量负荷,只考虑任何一个指标参数都是片面的,也不是粗略地计算当日患者的出入量就能判断出的,必须动态连续地观察,并结合临床治疗的效果。

二、胸外科围术期的液体平衡

(一)肺叶和局部肺切除以及纵隔肿瘤手术

对于非老年,体型正常以及无心、肺、肾功能不全的患者,实施简单的肺叶切除术、部分肺切除术以及纵隔肿瘤切除术,由于手术时间短、创伤相对较小,因而没有明显的第三间隙液体丢失,术后根据外科引流情况补充少量液体即可,大多数肺叶切除患者可在术后第 1 天恢复正常饮食,并且不再需要特别精确的液体管理,但仍应在维持电解质酸碱平衡的前提下保证出入量平衡。

(二)全肺切除术后的血流动力学改变

全肺切除术后的血流动力学改变首先表现为心率、平均动脉压以及肺动脉压升高,可能的机制:①肺切除术后肺血管床面积减少,余肺血流量增加,肺动脉压增加;②余肺呼吸面积减少,创伤、疼痛引起的缺氧使肺血管收缩以及术后应激状态,交感神经兴奋,儿茶酚胺分泌增多,使心率、平均动脉压以及肺动脉压升高。

右心功能受损是全肺切除术后血流动力学的另一改变。随着后负荷(肺动脉压增加)的加重,室壁张力增加,心肌收缩力随之降低,同时平均动脉压的升高可引起右室舒张末期压力增加,从而增加冠状动脉血流,使心肌耗氧超过供给,从而导致心肌缺血,引起右心功能不全。

(三)全肺切除术后肺水肿的发生与液体管理

基于上述血流动力学改变的特点,全肺切除术的患者比行肺叶切除术的患者更容易因液体输入过量而引起并发症(特别是心肺功能方面)。液体输入过量和肺毛细血管静水压升高被认为在全肺切除术后肺水肿的发病机制中起驱动作用。某些实验结果提示全肺切除术后剩余的一侧肺需接纳全部回心血量,而回心血量又可因术后儿茶酚胺的释放、手术应激和入量过多而增加,从而使 PCWP、液体渗透压增加,最终导致肺水肿和 ARDS。

因此,我们建议全肺切除患者在禁食个体维持 1.5 mL/(kg·h) 液体输入(能经口进食的患者则静脉入量不应超过 1500 mL/d),并严格控制单位时间入液量(30 滴/分)并强调匀速输入。如果出现非外科问题引起的血压降低,可给予适当的缩血管药物,而不是给予过量的液体负荷。

(四)食管癌或贲门癌手术

食管癌或者贲门癌患者因术前进食可能受影响,体液或多或少地处于负平衡状态,加之手术创伤大,术中和术后液体从血管内流失到第三间隙(小肠、大肠、周围体腔),上述 2 个因素决定了食管癌或贲门癌术后早期机体必然会出现液体分布和容量的改变。如何正确地认识和进行液体治疗,对于此类患者至关重要。

(1)食管癌和贲门癌术后液体分布的特点:外科大手术可以引起严重的应激反应和全身炎症反应综合征,造成毛细血管渗漏,功能性细胞外液向第三间隙转移。因此,术后早期必须给予足量的液体以维持相对正常的血压和尿量[1.0 mL/(kg·h)]。临床表现为总液体入量大于总液体出量,即液体的正平衡;随着病情恢复和应激源的去除,全身炎症反应消退,血管通透性恢复,组织间隙液体回流进入功能性细胞外液,临床上表现为即使输入较少的液体也会出现明显的尿量增加,液体总入量小于液体总出量,即液体的负平衡。

(2)限制性补液是否适合食管癌患者:由于大多数食管癌患者术前体液处于负平衡状态。加之手术难度大,时间长,对机体影响大,临床上还多沿袭着传统的观念和措施进行液体治疗。即术后早期通过大量输入晶体液来补充血容量,往往会出现大出大入的局面,导致术后体重增加、组织水肿等。

我们认为由于食管癌术后液体分布的特点,所以术后早期在机体尚未进入液体回流阶段需要给予相对多的液体以维持机体的生理需要,但应控制在保证脏器灌注及内环境稳定的最低液体需求,我们建议按照 40 mL/kg 控制总的入液量,并强调匀速输入。对于老年或者有心、肺、肾功能不全的患者则要求严格控制液体总量及补液速度,积极利尿,补充清蛋白,保证术后早期液体的负平衡。

(3)早期肠内营养优势:食管癌患者术前多合并营养不良,术前禁食以及手术的创伤都导致患者术后处于高分解代谢状态。因此,术后早期营养支持显得尤为重要。

目前,对于肠内营养(EN)相比 TPN 是否能够降低食管癌术后并发症发生率仍未有明确的定论。美国和欧洲的大量临床研究显示,TPN 组的术后并发症发生率明显高于 EN 组,儿童和成人肠内营养使用指南明确指出:"胃肠道手术后早期阶段不应常规使用 TPN。"(证据评级 A)

我们认为食管癌术后行全肠外营养会使大量高浓度营养物质直接进入外周组织,使多种消化酶分泌减少,化学杀菌作用减弱,肠道的化学屏障受到破坏。而长时间禁食,肠黏膜屏障能力减弱,容易引起肠道菌群的异位。而早期肠内营养能够有效地改善患者的营养状况、促进肠道功能的早期恢复,保护肠道屏障功能,但患者可能会出现腹胀、腹泻,从而导致部分患者单纯依靠肠内营养很难达到营养需要量。

所以,对于食管癌术后患者,我们主张早期通过空肠造瘘或十二指肠营养管给予肠内营养,初始速度为 $10\sim20$ mL/h,仍予以适量的肠外营养补充细胞外液和含氮量的不足,在随后几天可根据患者胃肠道情况逐渐增加至达到患者需要的最小热量需求,然后静脉输液可成比例减少,为提高胶体渗透压可补充适量清蛋白。当患者进入液体回流的恢复期,液体摄入量减少,可给予温和的利尿剂帮助利尿。

对于各种原因引起的较长时间仍不能恢复进食,需要依赖空肠造瘘或十二指肠营养的患者,在输注肠内营养液的同时应注意补充适量水分,并定期监测电解质情况,防止高浓度的肠内营养液引起的高渗性脱水等并发症。

三、高危重症患者的液体管理

胸部手术中麻醉诱导以及创伤应激等影响,造成全身血管扩张,毛细血管通透性增加,肾上腺皮质激素分泌增加,水、钠潴留,功能性细胞外液向第三间隙转移。为维持重要脏器的灌注,术中给予的容量负荷必然是相对正平衡。另外,较大范围的淋巴结清扫可能影响术后淋巴回流,导致胸内容量负荷的增加。

普通患者术后可通过自身调节恢复到术前容量水平,但老年人或存在心肺基础病变的患者术后早期体内细胞外液含量多于普通患者且依靠自身调节排出较慢,如果细胞外液"回流期"液体出入平衡未能得到良好控制,细胞外液持续增多,相应胸腔积液含量增高,肺血管阻力增加,则会严重影响呼吸功能,出现"相对性肺水肿"表现,如不及时处理极易导致呼吸衰竭,从而导致以呼吸、循环为主的功能性并发症增加。

第四节　纤维支气管镜在监护室中的应用

胸部外科手术主要包括肺、食管、纵隔等手术。与其他手术比较,开胸手术时间长、创伤大、输血量多、胸部切口及全身麻醉对术后心、肺功能影响明显,术后心、肺并发症尤为突出,特别是在全肺手术、食管癌根治术、高龄患者中更为明显,术中、术后处理不当均有可能危及患者的生命。目前,胸部肿瘤的发病率逐渐低龄化,然而在高龄患者中,无论是否合并其他基础疾病,由于全身脏器储备功能减退,在手术后肺部并发症的发生率和病死率均相对更高。

一、支气管镜在胸外科监护室中的应用

危重患者常因咳嗽无力、咳嗽反射减弱或消失致排痰困难、气道阻塞而发生呼吸衰竭,危及生命。常规吸痰术在神志清醒患者中因吸痰管很难通过声门进入下呼吸道故而吸痰效果很差;建立人工气道者行机械通气后常由于湿化不够、气道干燥,气道分泌物黏稠,引流不畅而致气道阻塞、通气阻力增大、人工通气效果不佳。一些患者存在脓性分泌物黏稠,痰难以咳出,全身用药时局部药物浓度低而不易渗入内部发挥有效作用;慢性阻塞性肺疾病患者,由于年老体弱,痰液黏稠,分泌物潴留于支气管内不易咳出,亦使感染和气

道阻塞难以控制。吸痰管虽可经套管直接进入下呼吸道,但仍为盲目吸引,部位及深度均难以掌握,疗效亦差。此时用纤维支气管镜行气道管理,不仅可在直视下了解气道阻塞的部位、程度,更可以直接明确阻塞的病因,迅速、准确解除气道阻塞,通畅气道,使不张的肺叶很快复张,纠正呼吸衰竭,挽救患者生命,其疗效明显优于常规吸痰术。因此,充分引流是改善治疗的关键。

近几年临床工作发现,纤维支气管镜行气道清理的使用率逐年上升,结合胸外科特点,具有以下特点的患者术后出现呼吸功能不全的概率较高,须考虑纤维支气管镜辅助管理气道。

(一)术前因素

(1)高龄:年龄>70岁。

(2)术前吸烟史长,术前戒烟时间短或未戒烟;有资料提示吸烟>7年者,其肺功能较<7年者有明显减退(指标包括 FVC、FEV_1 等)。

(3)术前肺功能不全:中度以上限制性/通气性通气障碍。

(4)术前营养状况差:恶病质、BMI<20 或>35、术前存在低蛋白血症(除外乳糜胸等导致大量蛋白丢失的疾病)。

(二)术中因素

(1)手术时间长。

(2)手术创面大:气管及隆突部手术、食管癌根治术(三切口颈胸腹联合切口、二切口弓上/下切口)以及全肺手术。

(3)手术后复苏延迟:因呼吸功能不全致二氧化碳过高或低氧血症而延迟拔管或其他因素。

(三)术后因素

(1)术后疼痛:由于体位关系及创口疼痛影响咳嗽及排痰。

(2)手术中喉返神经受损致声带麻痹,无有效的咳嗽反射。

(3)胃潴留导致的误吸:食管癌术后,由于管状胃或代食管结肠残腔内残留血块,胃肠减压引流效果差,残腔液体潴留压迫左右两侧肺叶;或者同时存在咳嗽反射减弱,消化道内容物反流极易造成误吸,如不积极使用纤维支气管镜行气道清理,则必然造成肺部感染,影响预后。

(4)气管插管＞48 小时,或拔管后再插管＞2 次,致气道损伤或呼吸机相关性肺炎的发生。

(5)术后并发脑血管意外(脑梗死或脑出血等),引起肢体偏瘫,呼吸中枢受影响,不能引出正常的生理咳嗽反射。有资料统计,脑血管意外后并发肺部感染较正常者至少提高 15%。

鉴于此,临床工作中使用纤维支气管镜可以迅速、有效、安全地达到以下目的。①气管插管者明确插管位置。②联合无创通气以帮助患者改善氧合:气道痰液引流不畅、术中血块堵塞导致呼吸道通气障碍,有部分患者经彻底的纤维支气管镜清理及反复肺泡灌洗后,仍存在呼吸窘迫、氧合无改善或者并发气管痉挛等。此时由于患者气道阻力高,呼吸中枢加强,肺动态过度充气形成内源性呼气末正压(PEEPi)和呼吸机疲劳,常需要使用呼吸机无创通气供氧。其治疗后各项指标,包括血 pH、PaO_2、SaO_2、$PaCO_2$、氧合指数、呼吸频率及节律等均有明显改善。③辅助液体管理治疗:心胸外科手术创伤大,手术后 48 小时内液体重新分布,术前低蛋白血症、术中失血多、术后并发乳糜胸、术后低氧、低灌注时间长等因素,造成患者血压持续偏低,有效血容量相对不足,胶体渗透压降低(全肺患者存在静脉压过高),使得肺间质水肿,增加了呼吸膜的厚度,严重阻碍呼吸弥散功能,此时极易造成低氧血症及液体正平衡,不利于恢复。经纤维支气管镜检查可以鉴别气道水肿的程度,判定患者第三间隙液体是否存在潴留,对于术后 ICU 液体管理有关键性作用。

二、纤维支气管镜治疗下的并发症

(一)麻醉药物过敏

一般在纤维支气管镜治疗前常规用 1%利多卡因喷雾剂进行口咽及鼻腔的表面黏膜局部麻醉,可减轻咳嗽反射,减少喉、支气管痉挛的发生。麻醉药物过敏主要表现为呼吸困难、气短、面色苍白、血压急剧下降、心律失常、四肢抽搐、气管痉挛等。此类并发症虽然临床工作中发生率极低(＜0.1%),但是一旦出现则危及生命。此时应立即停止用药,给予吸氧,保持呼吸道通畅,予肾上腺素、激素等药物抢救,必要时行气管插管。

（二）出血

目前,纤维支气管镜介入口径可选择经鼻腔、经口腔或经气管插管/气管切开等。由于技术限制,纤维支气管镜仍属坚硬器械,鼻腔、口腔黏膜脆弱,麻醉不佳导致咳嗽剧烈,操作粗暴,患者自身有凝血机制异常等因素使操作过程中时常发生鼻出血、口腔黏膜出血或者气道出血等,如清理不及时,导致气道阻塞、呼吸困难甚至窒息等。此类并发症在临床中较常发生,对于操作医师技术要求较高,术前评估及术中操作均应慎重。临床紧急处理应迅速清理气道,撤出纤维支气管镜,同时完善术前准备(充分的局部麻醉、纠正凝血功能等),操作中切忌使用暴力,动作轻柔。术前则应询问患者既往史,特别是鼻出血、鼻中隔偏曲等,选择通畅的鼻腔作为入口。如出血量大,则可以局部肾上腺素注射、输血治疗,甚至急症手术。

（三）低氧

此并发症在临床工作中最常见,发生率在 90% 以上,纤维支气管镜检查中或者治疗中会出现 PaO_2 明显下降(较术前下降 > 20 mmHg)。对于术前存在 COPD、哮喘,术中手术范围大,术后应激、肺部感染等则更易发生,严重者可因低氧导致心搏骤停。临床工作中,对于术前动脉血氧分压 < 60 mmHg、呼吸机高参数维持者应谨慎处理。术中保证持续供氧(鼻腔、口腔或呼吸机辅助),氧流量可调至 8~10 L/min,操作必须迅速有效,患者因气道刺激及气道痉挛持续憋气等可暂缓操作,提高氧流量或者撤离纤维支气管镜,待患者氧合改善再行治疗。

（四）心律失常

主要表现为窦性心动过速、窦性心动过缓、房性/室性期前收缩、室上性心动过速,甚至心搏骤停等。临床中多见室上性心动过速,主要由于患者紧张、纤维支气管镜进入气道时的刺激或者咳嗽反应剧烈引起,此时可停止操作,不做特殊治疗,以氧疗为主,患者多数情况下能够改善。在胸外科中,由于使用 24 小时心电监护,此类并发症均能有效控制,统计中未发现有心搏骤停等致死性并发症的发生。

第五节 术后镇痛镇静

一、概述

重症监护室(简称 ICU)的镇痛镇静是保护患者安全的重要手段,也是抢救极度危重患者的必备步骤,ICU 中 70％的患者存在焦虑,50％的患者经历烦躁不安,同时对于胸部手术后的患者,由于手术创伤一般相对较大,手术复杂,术后需要机械通气支持,产生各种并发症的概率也大大增加,有时我们会面对顽固的低灌注和低氧合状态,一时很难纠正,此时可以通过镇静镇痛等措施将患者的代谢消耗降至最低,待其他病理生理因素得到改善后,再逐渐降低镇痛镇静强度,直至停止治疗。

二、疼痛及躁动焦虑的危害

胸部手术由于位置的特殊性,手术切口长,术中切断或切除肋骨,使用撑开器,术后长时间放置引流管,都会造成患者术后疼痛。70％以上 ICU 患者特别是 ICU 滞留时间超过 3 天的患者均会出现不同程度的焦虑。焦虑以及药物不良反应,休克,低氧血症,低血糖,机械通气不同步等均会导致躁动。据统计,最易引起焦虑躁动的原因依次为疼痛,失眠,经鼻及口腔的插管,失去自身活动自由的恐惧以及各种管道限制活动。疼痛-焦虑-躁动是患者自身机体对外界的一种应激反应,造成并导致一系列神经内分泌代谢改变最终可导致患者与呼吸机对抗,耗氧量增加,引起意外拔管及危害生命的情况。由于疼痛是最主要的诱因,近年来多中心的研究提示危重病镇静镇痛的趋势,应该转变为镇痛为先,镇静为次,即基于镇痛的镇静。

三、ICU 镇痛镇静的目的

(1)消除或减轻患者的疼痛及躯体不适感,减少不良刺激及交感神经系统的过度兴奋。

（2）帮助和改善患者睡眠，诱导遗忘，减少或消除患者对其在ICU治疗期间病痛的记忆。

（3）减轻或消除患者焦虑、躁动甚至谵妄，防止患者的无意识行为。

（4）降低患者的代谢速率和氧耗、氧需，使机体组织氧耗的需求变化尽可能适应受到损害的氧输送状态，并减轻各器官的代谢负担。

四、镇静的分类

（一）舒适性镇静

缓解患者焦虑、躁动、疼痛不适、恐惧、谵妄（特别是影响治疗或有潜在危险时）。

（二）治疗性镇静

（1）降低患者应激反应：代谢速率和氧耗。

（2）提高机械通气患者戴机顺应性、消除人机对抗。

（3）便于进行特殊治疗操作。

（4）控制癫痫或惊厥状态、解除破伤风肌强直。

（5）降低颅内压。

（6）亚低温辅助用药。

五、过度镇静的危害

早在十多年前国外学者已经提出虽然镇静对于危重患者有不少优点，但对于连续静脉镇静的患者过度镇静则会延长机械通气、ICU留住和住院时间，同时还会引起意识障碍，使患者不能表达病情、不能判断意识状态、导致瞳孔变化，容易掩盖病情；抑制生理反射，纤毛运动减弱，加重肺部感染，呕吐、肠梗阻；抑制呼吸循环和免疫抑制。

六、机械通气患者的镇静

机械通气在危重患者中十分常见，是危重患者及重伤员重要的生命支持设备。在机械通气患者中发生躁动的比例也大大上升，如何合理有效地对此类患者进行镇静直接影响患者的预后，一般可以采取以下步骤。

（一）镇静评分

镇静目标可参照 RASS 镇静评分法。

（二）药物选择

正如之前所说，由于胸部伤口的特殊性及各种胸腔引流管的留置，疼痛是多数患者躁动的原因，我们首先需要良好的镇痛。国外研究表明，小剂量短效阿片类药物静脉使用可以明显改善机械通气患者的预后，并减少其他镇静药物的使用。

根据我们以往的经验，镇静首选药物还是丙泊酚，紧急情况可临时快速小剂量推注之后静脉持续输注，镇静负荷剂量 $0.25 \sim 1$ mg/kg，维持 $0.4 \sim 4$ mg/(kg·h)。其主要优点是易于短期调整，较咪达唑仑可维持更满意、充分的镇静，较咪达唑仑者更快脱离呼吸机，参考《中国重症加强治疗病房患者镇痛和镇静治疗指导意见（2006 年）》，丙泊酚多用于急性躁动的患者，需要快速苏醒的患者，短期镇静的患者。当然由于其对肝脏和脂肪代谢的影响，长期使用的患者需监测三酰甘油水平。在 ICU 中，由于胸部术后患者有时因出血、利尿剂的使用以及扩血管药物使用或感染引起血管扩张等因素导致绝对或相对有效循环血量的不足，此时丙泊酚可导致患者收缩压下降，我们统计在此类危重患者中约 60% 会出现血压一过性的下降，往往需增加液体输入或联合多巴胺等血管活性药物维持循环平稳。2008 年，有学者提出丙泊酚静脉注射引起毛细血管流量减少影响微循环，可能导致组织器官灌注不足，不过 2009 年德国一项研究表明，血流动力学稳定的患者长时间使用丙泊酚对微循环没有造成明显影响，至于对血流动力学不是很稳定的患者的影响还在进一步研究中。

有一部分患者丙泊酚并不能达到有效镇静，此时可联合咪达唑仑使用，其优点是对收缩压影响较小，患者对不愉快经历有顺行性遗忘，但同时需注意其镇静蓄积作用，导致清醒延迟从而延迟脱机和拔管，据我们观察在老年患者身上更为明显，如不是需要长期镇静的患者应尽量减少其用量。

右美托咪定也是目前常用的药物,其优点是呼吸抑制轻微,减少麻醉药和镇痛药物的需要量同时具有镇静、抗焦虑和镇痛作用,减少氧消耗和氧需求,减少寒战。根据 ICU 观察,在不给予负荷量的前提下直接给予 $0.3\sim0.5\ \mu g/(kg\cdot h)$ 维持量可减少需长期镇静患者的丙泊酚和咪达唑仑用量,但是单一使用效果不明显,最大的不良反应还是血压下降和心率减慢,据观察约有 50% 患者产生一过性低血压,但对于躁动严重导致心率增快、血压升高的患者则有良好的效果。有学者提出用量若 $>0.7\ \mu g/(kg\cdot h)$ 还没有明显效果则无须再继续加大用量。此外,有研究表明在败血症患者中使用右美托咪定与劳拉西泮作比较,发现右美托咪定在此类患者中可以明显减少神经系统并发症及缩短患者机械通气时间,随着更多临床运用及美国一项多中心回顾研究,提示右美托咪定在 ICU 镇痛镇静中的地位已逐步上升。

(三)每天唤醒

ICU 患者长时间连续镇静会延长机械通气时间和住院时间,过度镇静影响患者预后,研究表明每天唤醒可明显减少此类危害,推荐方法是每天上午停用所有镇静剂,待患者完全清醒、回答指令问题后重新给予镇静(剂量以原剂量 1.5 倍开始,达到理想镇静程度后减至原剂量,再逐步减至半量)。若患者神志较差,不能完全清醒,则以生命体征变化,如血压增高、脉搏加快或不自主运动增多为唤醒目的。对于机械通气患者只要没有严重其他并发症,每天唤醒后继而进行自主呼吸试验(sponta neous breathing trail,SBT)可缩短患者机械通气时间,减少 ICU 住院天数,降低 ICU 获得性并发症发生率,改善预后。

(四)镇静期间的监测

由于长时间使用镇静药物对呼吸、循环系统影响最大,我们一般在治疗期间对患者呼吸循环进行严密监测。呼吸方面一般密切观察患者的呼吸频率、幅度、节律、呼吸周期比和呼吸形式,常规监测脉搏氧饱和度,酌情监测呼气末二氧化碳,定时监测动脉血氧分压和二氧化碳分压,对机械通气患者定期监测自主呼吸潮气量、每分通气量等。镇痛镇静不足时,患者可能出现呼吸浅促、潮气量减少、氧饱和度降低等;镇痛镇静过深时,患者可能表现为呼吸频率减慢、幅度减小、缺氧和(或)二氧化碳蓄积等,应结合镇痛镇静状态评估,及时调整治疗方案,避免发生不良事件。使用无创机械通气的患者尤其应该引起注意。

循环方面严密监测血压(有创血压或无创血压)、中心静脉压、心率和心电节律,尤其是给予负荷剂量时,应根据患者的血流动力学变化调整给药速度,并适当进行液体复苏治疗,力求维持血流动力学平稳,必要时应给予血管活性药物。镇痛和镇静不足时,患者可表现为血压高、心率快,此时不要盲目给予药物降低血压或减慢心率,应结合临床综合评估,充分镇痛,适当镇静,并酌情采取进一步的治疗措施。

七、非机械通气患者的镇静

非机械通气患者多数在有效镇痛下并不会产生焦虑烦躁等情况,除非合并其他并发症,特别是胸部术后患者,我们一般首先选择用阿片类镇痛药,吗啡对持续镇痛患者效果明显,持续给药时以 1～3 mg/h 维持,短期镇痛则可间断给药,但对于血流不稳定及肾功能受损患者需谨慎,此时可考虑芬太尼。须注意的是芬太尼大量或长时间使用有蓄积作用,还会有迟发性呼吸抑制,在非机械通气患者中有一定危险性。根据经验在轻、中度疼痛患者中联合小剂量非类固醇消炎药可减少阿片类用量。

八、谵妄

(一)定义

谵妄是一种以兴奋性增高为主的高级神经中枢急性活动失调状态,是在意识清晰度降低的同时,表现有定向力障碍,包括时间、地点、人物定向力及自身认识障碍,并产生大量的幻觉、错觉。幻觉以幻视多见,内容多为生动、逼真而鲜明的形象,如看到昆虫、猛兽、鬼神、战争场面等。在 ICU 中是十分常见的一种并发症。

(二)诊断要点

谵妄的最初症状,可以从患者的一些非特异性症状中表现出来,如焦急、抑郁、易激动、注意力集中困难、健忘、噩梦或言语散漫。有时首先出现自言自语,像是在与人对话,伴有不安宁或一天的睡眠障碍。推荐使用《ICU 谵妄诊断的意识状态评估法》(CAM-ICU)。

(三)病因

(1)素质因素:一般认为随着年龄的增长,大脑神经细胞的衰亡或退行性病变,使大脑功能降低等。老年人常见,特别是年龄>65 岁者。

(2)药物因素:利尿剂、镇静催眠剂、止痛剂、抗抑郁剂、抗精神病药以及其他具有抗组胺、抗胆碱作用等药物的不合理使用,特别是大剂量使用均可导致谵妄。

(3)疾病因素:躯体疾病及中枢神经系统疾病。

(4)心理因素:严重的心理创伤合并严重的躯体疾病时,极易发展为谵妄。

(5)其他:如睡眠剥夺与感觉剥夺,亦可引起谵妄。

(四)治疗

(1)病因控制:去除引起谵妄的病因。根据 ICU 观察,积极抗感染,纠正低氧状态及酸中毒,纠正电解质紊乱可减少谵妄的发生。

(2)控制症状:良好的镇痛,改善睡眠。

(3)支持治疗:保持足够的热量和营养供应,加强护理。可适当给予改善脑循环及脑的能量供给,促进脑细胞功能的恢复药物,如胞磷胆碱等。

(4)精神症状严重者的控制:可根据临床表现给予小剂量不良反应少的抗精神病药,国内外指南都推荐首选氟哌啶醇 5~10 mg 静脉推注。之后尽可能保持周围环境安静,一般对此类患者我们往往转至单间并由家属陪伴,1~2 天后多数患者即可恢复正常。

(5)意识障碍为主者则强调支持疗法,应避免应用对意识、呼吸有影响的苯二氮䓬类药物和苯巴比妥类安眠药物,对已经连用弱安定剂或巴比妥类药物的患者,不要急速减量或骤停该类药物,必须缓慢减量,否则可使谵妄加剧。

九、肌松药在 ICU 中的运用

一般肌松药在 ICU 中很少运用,因其本身可掩盖患者镇静状态,有时反而造成患者极度恐惧与紧张,同时长时间神经肌肉阻滞可增加患者压疮和深静脉血栓形成风险,在 ICU 中除紧急插管或患者强烈而持续惊厥发作,肌肉强直抽搐以及极个别运用反比通气和严重"人-机对抗"的患者外,很少使用肌松药。即使使用也只有在充分镇痛和镇静治疗的基础上,方可考虑。近 2 年很多中心研究报道在 ARDS 患者中早期使用 48 小时持续肌松药可明显改善患者预后,降低病死率,虽然在某些 ICU 中还没有形成常规,但个别此类患者使用小剂量肌松药后 24 小时内氧合情况有明显改善,可以作为参考。

十、纤维支气管镜中镇静药物的使用

在 ICU 中,纤维支气管镜使用率非常高,也是治疗和诊断患者病情的一项重要措施。但由于此项操作的特殊性,部分患者可能不耐受而导致躁动和不配合,影响治疗效果和对疾病的判断,此时我们给予小剂量丙泊酚推注后可明显减少这类情况发生,且对患者呼吸循环功能无明显影响,国外研究也证实丙泊酚在纤维支气管镜操作中可使患者更耐受而无明显不良反应。

镇静药物在纤维支气管镜中的应用:根据 ICU 临床工作的经验,小剂量镇静药物在纤维支气管镜治疗前使用,可以达到减轻患者紧张情绪、减少气道高反应性、增加纤维支气管镜治疗中患者的耐受性的目的,对于心率、血压、呼吸频率可起到稳定的作用。使用方法以静脉小剂量推注为主,根据患者应答及心电监护判断镇静深度,以镇静深度评分(Ramsay 评分)2 分左右最佳,此时患者可耐受纤维支气管镜进入声门时引起的刺激,且可以按照指令动作进行有效的咳嗽,配合治疗。

(一)丙泊酚

临床作用主要为镇静、抗焦虑及短暂记忆缺失。目前 ICU 常规以丙泊酚注射液 1% 浓度 0.2 g(20 mL)为主,在纤维支气管镜进入

气道前 2 分钟使用,基本剂量为 0.02 g(2 mL)静脉推注,可按体格大小酌情调整。该药起效快,半衰期短,一般 1 分钟内可达到满意镇静效果用药,过程中能有效稳定心率、血压及呼吸频率,操作完成后患者亦能立即恢复术前意识状态。有研究显示相对经典镇静方案,丙泊酚具有减轻患者痛苦、减少窒息及减轻咳嗽反射的优点。

（二）右美托咪定

以 ICU 的经验,其负荷剂量为 0.01 μg/kg 静脉推注,起效时间短,镇静效果及安全性不亚于丙泊酚,特别是合并有高血压者更明显。

第六节　术后早期血糖控制

在 ICU 内,手术及危重病状态均与应激性高血糖的发生相关,表现为一过性的血糖升高,而无论其是否为糖尿病患者。在成人非糖尿病患者,危重病状态下的暂时血糖升高一度被认为有益,至少为无害。

为进一步验证强化胰岛素治疗的效应,十多年来对不同疾病谱的 ICU 患者都相继加强了对于强化胰岛素治疗(IIT)控制血糖的实践与研究,多个国际多中心、大小不等的随机对照试验(RCT)研究也陆续完成,但研究结论并不完全相符。值得指出的是,应用 IIT 导致的低血糖事件的明显增多已日益受到关注。

美国临床内分泌医师学会(AACE)和美国糖尿病学会(ADA)于 2009 年联合发布住院患者糖尿病与血糖控制的共识声明,建议如下。

(1)ICU 危重患者血糖持续＞10 mmol/L 时,应启动胰岛素治疗。

(2)大多数危重症患者的血糖应控制在 7.8～10 mmol/L。

(3)胰岛素静脉输注是控制和维持危重患者血糖的理想治疗方案。

（4）推荐采用行之有效和安全的胰岛素输注方案，以降低低血糖的发生率。

（5）必须密切监测血糖，以达到最佳的血糖控制效果并避免发生低血糖。

可见，数项指南条款的温和回调说明血糖控制的相关讨论目标已不仅是各个患者群最适血糖目标本身，为使患者达到满意血糖范围而尽可能减少低血糖不良事件，也对 IIT 实施的安全性提出质疑。

2011 年 2 月，美国医师协会（ACP）发表于《内科医学年鉴》的住院患者 IIT 血糖控制实践指南总结了 IIT 控制血糖与患者健康转归的相关性，指南继续肯定未获良好控制的血糖与不良临床转归的相关性，同时表明住院患者的最适血糖目标目前仍不确定，但已明确不再推荐 IIT 控制血糖，其 3 项建议如下。

（1）无论是否合并糖尿病，对于非外科/内科 ICU 患者，ACP 均不推荐采用 IIT 严格控制血糖（推荐等级：强烈；证据级别：中级）。

（2）无论是否合并糖尿病，对于外科 ICU 和内科 ICU 患者，ACP 均不推荐采用 IIT 使血糖正常化（推荐等级：强烈；证据级别：高级）。

（3）若外科 ICU 或内科 ICU 患者采用胰岛素治疗，ACP 推荐的目标血糖为 7.8～11.1 mmol/L（推荐等级：弱；证据级别：中级）。

有鉴于各类研究证据，在我们的临床实践中，考虑综合科室力量及技术设置，胸心外科术后早期患者的血糖控制范围于 2009 年起调整为 7～10 mmol/L。通过胰岛素等级滴定方案，在血糖单次测定＞10 mmol/L 时给予静脉胰岛素治疗。在术后连续 2 次测定血糖＞12 mmol/L 时开始胰岛素静脉持续注射。

另外，根据情况进行补充规定如下。

（1）＞10 mmol/L 及＜6 mmol/L 的血糖测值不可接受，必须给予临床关注。

（2）所有接受胰岛素持续静脉注射的患者必须同时具备持续葡萄糖输注或 TPN 或 EN，否则应仅接受胰岛素单次注射。

（3）所有接受胰岛素持续静脉注射的患者如治疗中断持续葡萄

糖输注或 TPN 或 EN,期间应每隔 1 小时复测血糖。

(4)与前次测值比较,下降幅度≥4 mmol/L,则:本次测值如＞10.0 mmol/L 免除持续剂量上调及额外 RI 推注;本次测值如介于7.0～10.0 mmol/L,减半胰岛素持续剂量,1 小时内复测;本次测值如＜7.0 mmol/L,停止胰岛素持续注射,1 小时内复测。

(5)严重感染、水肿、感染性休克、大量失血患者因通过静脉/动脉采血测定血糖,循环稳定、外周灌注良好患者可通过指尖采血测值。

(6)在怀疑或已证实发生严重低血糖的患者(＜2.2 mmol/L),应采用动脉采血测定血糖。

(7)如 ICU 内患者因辅助检查需离开 ICU,必须停止持续胰岛素注射。

第七节　肺　栓　塞

1856 年,Rudolph Virchow 首次报道了 11 例源于髂静脉血栓的致死性肺栓塞,并提出了血栓栓塞的 3 个基本因素:血管内皮损伤、血流状况及高凝状态。多年的研究认识到肺栓塞是内源性或外源性栓子堵塞肺动脉或其分支引起肺循环障碍的临床和病理综合征。其栓子主要来源于深静脉血栓(deep vein thrombosis,DVT),与深静脉血栓栓塞症是同一种疾病的不同表现。我们通常提到肺栓塞多指的就是肺血栓栓塞症,约占肺栓塞的 90%,也是胸外科最常见的类型。因为缺乏临床特征性表现,因而诊断困难,而且容易误诊。

一、诊断

诊断胸外科术后发生肺栓塞较为困难,原因在于:①缺乏特异性的临床表现;②往往伴有严重的呼吸、循环功能衰竭而难以进行完善的检查如螺旋 CT 造影检查,因而常常需要结合病因学、临床表现及相应的辅助检查综合判断并做出相应的处理。结合胸外科的特点,需要从以下几个方面来进行综合判断。

(一)常见诱因

下肢或盆腔静脉血栓或血栓性静脉炎,出现一侧下肢肿胀;术后较为衰弱卧床不活动;恶性肿瘤;较长时间卧床后起床活动时,尤其是憋气大便时。

(二)常见症状

呼吸困难,常突然发生,可以是憋闷、气促或肺源性心脏病样表现,常常原因不明,无气道堵塞及胸腔积液、积气;胸痛(胸膜受累所致),较为少见;咯血,更为少见;以上为肺梗死三联症,临床典型患者不足 1/3,多数仅有此 1~2 个症状,以原因不明的呼吸困难最常见。另外可能的表现为晕厥、猝死,后者往往难以逆转,易导致死因不明;慢性栓塞性肺高压表现为渐进性右心衰竭和呼吸衰竭,较为少见。

(三)辅助检查

包括实验室检查和影像学检查。

(1)心电图检查:变化缺少特异性,不能确诊。① I 导联 S 变深>1.5 mm,Ⅲ导非完全性右束支传导阻滞出现 Q 波和 T 波倒置。②T 波在Ⅱ、Ⅲ、aVF、V_1、V_2 均出现倒置。③顺钟向转位电轴右偏。④完全性右束支传导阻滞(CRBBB)或非完全性右束支传导阻滞(ICRBBB)。⑤有时只有 $V_1S \sim V_3R \sim V_5R$ 粗钝、挫折。急性肺梗死心电图改变是一柄双刃剑,用得好有助于肺梗死的诊断,反之可误诊为其他心脏病,而且常随着病程的发展演变而呈动态变化。

(2)动脉血气分析:$PaCO_2$ 降低,pH 升高,伴有或不伴有 PaO_2 下降,均有利于肺梗死的诊断。有报道 $PaCO_2$ 和 P_A-aO_2 均正常可作为排除急性肺栓塞的重要依据。

(3)血清 D-二聚体:此为非特异性指标,仅凭其水平升高不能诊断,但结果阴性(<500 $\mu g/L$)有助于除外肺栓塞。一项研究发现 D-二聚体<1500 $\mu g/L$ 对 3 个月病死率的阴性预测值可达 99%。

(4)心肌损伤标志。

1)肌钙蛋白:研究显示肺栓塞(PE)患者入院时肌钙蛋白阳性的

病死率可达44%,而阴性时只有3%,即使在血流动力学稳定的患者中,肌钙蛋白升高也可增加病死率。

2)脂肪酸结合蛋白:近年来,报道心肌损伤的早期标志物心脏脂肪酸结合蛋白(H-FABP)在 PE 危险分层中优于肌钙蛋白。H-FABP>6 ng/mL 对早期 PE 相关病死率的阴性预测值及阳性预测值分别为23%～37%及96%～100%。

(5)影像学检查。

1)X 线片:单一的 X 线片难以确诊或排除肺栓塞,可能出现的变化有区域性肺血管纹理稀疏、纤细,部分消失;患侧膈肌抬高;胸腔积液或肺不张;右下肺动脉干增宽或伴有截断征;肺动脉段膨隆以及右心室扩大征。典型的表现为膈上外周楔形致密影,为肺栓塞后出现梗死表现。X 线片更多的作用是筛查除外其他疾病或治疗后复查。

2)超声心动图检查(尤以食管超声最清晰):直接征象为肺动脉主干和(或)左右分支栓塞。间接征象为右心室扩大,室间隔左移,左心室变小,右心室运动减弱,肺动脉增宽,肺高压,三尖瓣反流。

3)放射线核素:V/Q 扫描,肺血流灌注显像可见放射性缺损,而肺通气显像示不匹配(正常应两者相似)。作为较敏感的筛选方法,出现变化比普通 X 线片早。有研究显示其阳性预测值为92%,阴性预测值为88%。

4)螺旋 CT 检查:可清楚地显示血栓的部位、形态、与血管壁的关系及内腔受损的情况,与肺动脉造影对比研究,对中央型肺栓塞诊断的敏感性、特异性均为100%,累及肺段者敏感性平均为98%(91%～100%),特异性平均为97%(78%～100%),可鉴别诊断胸肺疾病,对中央型肺栓塞,可代替肺动脉造影。对肺段以下肺栓塞诊断尚困难,但肺段以下外围肺梗死机会仅占6%。到目前为止对肺动脉栓塞的诊断螺旋 CT 血管造影明显优于 MRI 检查,因其创伤小、快速,有逐渐取代肺动脉造影的趋势。

5)肺动脉造影:是诊断的"金标准",因病情紧急,常无法进行,目前仅用于复杂疾病的鉴别诊断及获得血流动力学资料。

二、治疗

《美国内科医师学会指南》推荐:首先评估住院患者血栓栓塞和出血风险,再考虑采用如肝素类药物预防,不建议采用弹力袜类的机械方式预防。DVT 和 PE 推荐的常规治疗是抗凝治疗,药物包括普通肝素、低分子肝素、磺达肝癸钠(一种新型人工合成的间接 Xa 因子抑制剂)、维生素 K 拮抗剂(如华法林)。

(一)溶栓

快速疏通阻塞的肺动脉在血流动力学方面获益显著,在症状发作的 48 小时内进行溶栓获益最大,但症状持续 6～14 天内溶栓仍有效。溶栓治疗具有出血风险,研究显示出血的累计发生率是 13%,近来研究显示致命性出血较罕见。溶栓治疗的绝对禁忌证与急性心肌梗死患者相同。溶栓是高危患者的一线治疗方案,中危患者在充分考虑出血风险的前提下可选择性使用,低危患者不推荐。

(二)肺动脉取栓术

对于高危的 PE 患者,若溶栓禁忌或溶栓失败,肺动脉取栓术是有价值的治疗手段。

(三)经皮导管取栓术及碎栓术

经皮导管取栓术及碎栓术在溶栓禁忌、溶栓失败或外科手术不能立即施行时仍不失为一种治疗方法,血流动力学得到改善后应立即停止操作而无需参照造影结果。国外有关报道通过经皮导管取栓术及碎栓术治疗深静脉血栓,术前经过谨慎评估,并不会增加肺栓塞的风险。

(四)抗凝治疗

初始的抗凝治疗可降低病死率,预防复发,因此在诊断疑似 PE 的同时即可开始进行。初始的抗凝剂可选用维生素 K 拮抗剂 (VKA)如华法林加上肝素,研究证实单独使用 VKA 抗凝复发 VTE 的风险可增加 3 倍。后续的普通肝素治疗剂量应根据活化部分凝血活酶时间(APTT)来调整(APTT 时间应延长至 1.5～2.5 倍)。严重肾功能不全(Cr<30 mL/min)时应使用静脉给药(其不通过肾脏代谢),出血风险高时也应使用静脉给药(抗凝作用逆转快),在其

他的急性 PE 患者中,低分子肝素可代替普通肝素,但不推荐用于血流动力学不稳定的高危患者。使用低分子肝素(LMWH)时无须监测抗 Ⅹa 活性,但应测血小板计数以预防肝素诱导的血小板减少症(HIT)。亦可使用选择性的 Ⅹa 因子抑制剂磺达肝癸钠代替低分子肝素且无需监测抗 Ⅹa 活性,对 2213 例无溶栓适应证的急性 PE 患者研究发现,磺达肝癸钠治疗的 VTE 复发率及出血风险与静脉肝素相当,且未发现有磺达肝癸钠引起 HIT 的报道。因此,无须监测血小板计数。肌酐清除率＜20 mL/min 时禁用磺达肝癸钠。普通肝素、LMWH 及磺达肝癸钠的抗凝治疗至少应该持续 5 天,若连续 2 天国际标准化比率(INR)在 2.0～3.0,则应停用抗凝剂。华法林初始剂量在老年患者及住院患者为 5 mg,后续治疗应使 INR 维持在 2.5 左右(2.0～3.0)。

长期抗凝治疗主要针对易复发 VTE 并可能有致命危险的患者。一过性因素所致的 PE,VKA 治疗 3 个月;PE 合并肿瘤,应使用 LMWH 3～6 个月,然后长期使用 VKA 或 LMWH 直至肿瘤治愈;PE 患者进行 VKA 治疗时,INR 保持在 2.5 左右(2.0～3.0)。

第八节　术后急性肾损伤及肾脏替代治疗

急性肾损伤(acute kidney injury,AKI)的核心定义是短时间内肾脏滤过功能突然或迅速下降。2004 年,美国急性透析质量指导组提出新的定义和分类系统,即 RIFLE 分类标准,并将急性肾衰竭(acute renal failure,ARF)改为急性肾损伤。急性肾损伤是严重威胁危重症患者生命的常见疾病,是影响和决定 ICU 危重患者预后的关键性因素。

一、危险因素

包括低血压或休克、充血性心力衰竭、全身性感染、糖尿病、氨基苷类抗生素应用、造影剂应用、高胆红素血症、机械通气、外科大手术、肾移植等。

（一）全身性感染

全身性感染是急性肾衰竭患病最重要的独立危险因素。Brivet 的研究显示，急性肾衰竭的主要患病因素中，48％为全身性感染。

（二）肾毒性药物的应用

重要的独立危险因素。常见的有氨基苷类药物、万古霉素、两性霉素 B、造影剂、重金属等，对肾小管有直接损害作用；环孢素、丝裂霉素、雌激素等可致肾毛细血管内皮细胞损伤；其他还有葡聚糖、甘露醇、利尿剂、血管紧张素转化酶抑制药、非甾体消炎药等。

（三）重大手术

是急性肾衰竭患病的高危因素之一。主要与下列因素有关：①患者具有糖尿病、高血压、血管性疾病、充血性心力衰竭等慢性疾病，导致患者肾脏功能储备降低，基础肾小球滤过率下降；②麻醉和手术应激导致肾小球入球小动脉收缩，肾小球滤过率降低；③术后并发全身性感染、休克、心力衰竭等并发症，或者应用肾毒性药物，或二次手术，构成对肾脏的二次打击，极易导致急性肾衰竭。

二、临床诊断

（一）AKI 的诊断

急性肾衰竭理想的诊断标准应既能实现急性肾衰竭早期诊断，又能准确反映其严重程度或阶段。目前，仍缺乏统一的急性肾衰竭诊断标准。

2004 年，由危重症和肾脏病专家组成的急性透析质量控制倡议工作组提出了急性肾衰竭的共识性分层诊断标准，包括急性肾损伤危险、急性肾损伤、急性肾衰竭、肾功能丧失和终末期肾功能丧失，即 RIFLE 分层标准。

2005 年 9 月，急性肾损伤网络（acute kidney injury network，AKIN）工作组，在 RIFLE 基础上对 AKI 的诊断及分级标准进行了修订。有研究表明，AKIN 相对于 RIFLE 在敏感性、特异性、系统稳定性及预后评估方面并没有显著性差异，还需进一步研究。

2 项大样本、多中心、不同人群的研究表明，RIFLE/AKIN 标准具有敏感性,与临床密切相关,能很好地预测预后,进一步验证了 RIFLE/AKIN 标准作为定义/分层诊断系统具有良好的稳定性。但 不是完美的,存在一定的局限性,仍然存在分层错误的可能,需要不 断改进和完善。

(二)血肌酐与肌酐清除率

目前,可采取测清晨空腹血及取血前后共 4 小时全部尿量进行肌酐 清除率测定。正常值:成人 80~120 mL/min;新生儿 40~65 mL/min。

Cockcroft 推算法:$Ccr = (140 - 年龄) \times 体重(kg)/72 \times Scr (mg/dL)$ 或 $Ccr = [(140 - 年龄) \times 体重(kg)]/[0.818 \times Scr(\mu mol/L)]$, 女性按计算结果×0.85。

血肌酐和肌酐清除率是反映急性肾脏改变,特别是肾小球滤过 率的重要临床指标,但是许多因素影响血肌酐和肌酐清除率的结 果,导致检验结果与肾功能改变并不同步。以血肌酐和肌酐清除率 评价急性肾衰竭肾脏功能的改变,存在不少问题。

四、预防和治疗

(一)AKI 患者的液体管理

文献一致认为,以患者入院时的体重为基准,净显性液体出入 量差超过体重的 10%,应视为液体超负荷。一旦单用利尿剂不能达 到利尿效果时,为成功地维持液体入出平衡或负平衡,即应给予血 液净化治疗。PICARD 研究表明连续肾脏替代疗法(continuous renal replace ment therapy,CRRT)能有效纠正 AKI 的液体超负 荷。如单靠利尿剂和 CRRT 而不控制摄入水量,最终仍然达不到目 标。为此,一旦血流动力学稳定,就应该依据出量限制水摄入,保持 水钠出入平衡,甚至负平衡。

(二)围术期的积极预防

麻醉药物的使用使大量液体积聚于血管内,若同时伴有心功能 不全、射血分数低下、医源性补液过多,则极易发生术后充血性心力 衰竭,从而引起肾血流量(RBF)和肾小球滤过率(GFR)下降,影响 肾功能,使肺顺应性下降,影响肺气体交换和肠道营养物质吸收且 容易并发全身性感染,造成呼吸衰竭。

麻醉与手术中需管理血流动力学容量状态，维持肾实质氧供需平衡，同时避免肾毒性药物的使用，保证没有肾后性梗阻。通常认为麻醉对肾功能的影响是暂时的，为可逆性抑制，而手术对肾功能的影响往往较麻醉显著，一些特别的外科手术带来的相关生理及病理改变，直接导致了外科术后 ARF 的发生和发展，但大多病例术后可完全恢复。

（三）药物治疗

（1）呋塞米：一种袢利尿剂，并具有轻度扩张血管作用，是急性肾衰竭治疗中最常用的利尿剂。主要作用：防止肾小管阻塞，促进少尿型肾衰竭转变为多尿型肾衰竭，但并不改变肾衰竭的病程。大剂量应用呋塞米有明显不良反应，主要表现为耳毒性。呋塞米的使用剂量应逐步增加：初始剂量 20 mg，1 小时后无效，40 mg 静脉推注，1 小时后仍无效，200 mg 静脉推注，每小时 1 次，连用 3 次。尿量仍无明显增加，则可改为呋塞米持续静脉泵入，剂量为 $1\sim$ 4 mg/min，可持续使用 2～3 天。

（2）多巴胺：研究认为每分钟 1 μg/kg 多巴胺具有肾脏血管扩张作用。每分钟 3～5 μg/kg 多巴胺对肾脏血管并无扩张作用，甚至有轻度缩血管作用。小剂量多巴胺能增加患者的尿量，但并不增加肌酐清除率。小剂量多巴胺既不能预防危重患者发生急性肾衰竭，也不能降低急性肾衰竭患者的病死率，也不能使透析时间缩短，不能改善患者的预后。而多巴酚丁胺能增加肌酐清除率，改善肾脏灌注。多巴胺剂量过高将导致肾脏血管痉挛，使肾脏灌注减少，进一步加重肾缺血和肾损伤。因此，在急性肾衰竭的防治中，肾脏剂量的多巴胺不应常规使用。

（3）去甲肾上腺素：在严重感染的情况下，去甲肾上腺素能够明显改善感染性休克患者的肾小球滤过率，并增加尿量，且前瞻性研究显示，去甲肾上腺素组的病死率明显低于多巴胺组。不过，目前尚缺乏去甲肾上腺素对感染性休克急性肾衰竭预防效应的直接证据。

2012 年，改善全球肾脏病预后组织（Kidney Disease：Improving

Global Outcomes,KDIGO)关于"AKI 的指南"中指出：①不推荐用利尿剂预防 AKI(1B)。不建议用利尿剂治疗 AKI，除非为了管理容量负荷(2C)。②不推荐用小剂量多巴胺预防或者治疗 AKI(1A)。③不建议用心房利钠肽预防(2C)和治疗(2B)AKI。④不推荐用重组人胰岛素样生长因子-1 防治 AKI(1B)。

五、血液净化与肾脏替代治疗

（一）肾脏替代治疗的时机

1.开始时机

急性肾衰竭患者进行肾脏替代治疗的适应证和最佳时机，至今仍无统一标准。目前仍然推荐，早期肾脏替代治疗尤其是在出现并发症之前进行治疗，有助于改善 AKI 患者的肾功能、降低病死率。当然，也必须权衡肾脏替代治疗的利弊，考虑 CRRT 能否改善临床病情以及实验室指标的趋势，而不是根据单一的血肌酐或尿素氮指标。早期或预防性 CRRT 能更好地控制水、电解质及酸碱平衡，促进肾功能恢复，改善复杂性急性肾衰竭的预后。

（1）肾脏替代治疗指征。①急诊治疗指征：高钾血症、酸中毒、肺水肿、尿毒症并发症（心包炎、出血等）；②控制溶质水平：清除液体、调节酸碱和电解质平衡。

（2）肾脏支持治疗指征。①容量管理：急性心力衰竭时清除液体；心肺旁路时清除液体与炎症介质；多器官功能障碍综合征（MODS）时的液体平衡。②营养支持。③药物清除。④调整酸碱平衡和电解质平衡状态：ARDS 时纠正呼吸性酸中毒。⑤溶质调整：肿瘤溶解综合征时清除尿酸和磷；脓毒症时调节细胞因子平衡，重建机体免疫内稳状态。

2.终止时机

重症急性肾衰竭患者 CRRT 治疗终止时所考虑的指标除肾脏恢复清除溶质外，还应考虑血流动力学状态、全身性炎症反应、后续营养支持及是否需持续清除容量与溶质。MODS 的急性肾衰竭患者，当炎症反应改善，对机械通气的需求及对 TPN 支持的需求降低，肾功能已恢复或部分恢复，机体能自我调节容量平衡，就是停止

CRRT 的指征。

（二）肾脏替代治疗的剂量

治疗剂量，指 CRRT 过程中净化血液的总量。对于筛漏系数为 1 的小分子溶质来说，置换液流速接近血浆清除率，因此临床上以置换液（或置换液＋透析液）速率间接反映单位时间 CRRT 治疗剂量，以 mL/(kg·h) 表示。肾脏替代治疗的剂量与急性肾衰竭患者的预后密切相关。CRRT 治疗急性肾衰竭的剂量一直有争议。2000 年，Ronco 将 425 例患者分至 3 个剂量组，分别是 20 mL/(kg·h)、35 mL/(kg·h) 和 45 mL/(kg·h)，得出了 35 mL/(kg·h) 作为常规剂量的分水岭的结论。自从 Ronco 于 2000 年发表了具有划时代意义的研究文章后，目前普遍认为 35 mL/(kg·h) 为治疗标准剂量。

（三）抗凝剂

临床上，常用的抗凝剂有标准肝素、低分子肝素、前列腺素、枸橼酸盐等。肝素易获得、抗凝效果容易监测、价格低廉，且鱼精蛋白的拮抗作用可靠，因此临床应用较多。

全身标准肝素抗凝法，适用于无出血风险的患者。负荷量为 25～30 IU/kg，维持量为 5～10 IU/(kg·h)，可监测活化部分凝血活酶时间（APTT）或活化凝血时间（ACT），APTT 一般控制在正常值的 1～1.4 倍，并根据患者的出凝血情况调整剂量，过量时用鱼精蛋白迅速中和。最常见的并发症是出血，有报道发生率为 5％～30％不等；若血小板计数下降，还应警惕肝素引起的血小板减少。

柠檬酸钠用于局部抗凝时，一般采用 4％柠檬酸钠溶液，将其输注入体外管路动脉端，在血液回流到体内前加入钙离子，为充分拮抗其抗凝活性，应使滤器后血液的离子钙浓度保持在 0.25～0.4 mmol/L。

六、肾脏替代治疗与严重感染和 MODS

2008 年，发表了《拯救严重脓毒症与感染性休克治疗指南》，用于指导临床医师，改善脓毒症与感染性休克患者的预后，从循证医学的角度提出了很多重要的建议，但目前重症感染及其导致的

MODS 病死率依然很高,是危重症患者重要的病死原因。58%～70%的严重感染致急性肾衰竭者需肾替代治疗,伴急性肾衰竭病死率为 53%～73%。20 世纪 90 年代后期,CRRT 用以治疗重症感染和 MODS,Ronco 等针对该类技术也提出过多器官功能支持治疗(multiple organ support therapy,MOST)的概念。

（一）CRRT 的优势

随着认识的深入和技术的发展,CRRT 越来越广泛地应用于危重患者救治。《2008 脓毒症指南》(surviving sepsis campaign,SSC)推荐血流动力学不稳定的脓毒症患者使用 CRRT 来管理液体平衡。对于重症感染和 MODS 等危重患者,CRRT 具有比其他肾替代模式明显的优越性。①控制容量、稳定血流动力学:CRRT 持续性超滤对溶质清除速度较慢,血浆晶体渗透压改变慢,细胞外液容量变化也较小,体外血流速度较慢,使 CRRT 对循环干扰较小。②清除中分子物质和炎症介质:CRRT 滤器膜通透性较高,可清除中分子物质和炎症介质,并对炎症介质具有吸附效应。③稳定低灌注时的酸碱平衡:CRRT 能较快控制电解质和酸碱状态,而且能通过调节液体出入量,保证营养液的供给。④改善心脏患者的心力衰竭。总之,CRRT 更适合于全身情况较差、血流动力学不稳定的重症感染和 MODS 等危重患者,即使血流动力学稳定的患者,CRRT 也具有高热时可持续控制体温,液体渗漏时避免器官转移性水肿等优势。

（二）CRRT 的剂量

目前认为常规剂量或低容量血液滤过(LVHF)或称肾脏剂量为每小时 35～50 mL/kg;高容量血液滤过(HVHF)或称严重感染剂量为每小时 50～100 mL/kg。

CRRT 治疗重症感染和 MODS 的剂量不同于急性肾衰竭的"肾脏剂量",如何增加毒素和炎症介质清除,增加超滤量（治疗剂量）成为近几年研究的热点。根据 Ronco 在 2000 年时的前瞻性研究结果,考虑每小时 35 mL/kg 的超滤量可能是治疗危重患者的感染治疗剂量。关于感染剂量的进一步研究表明,CRRT 能够明显地改善感染性休克患者的血管张力,降低血管活性药物的使用,使部分顽固性的休克得到逆转,不过并没有证实 CRRT 能降低血浆炎症介质浓度以及预防感染性休克和 MODS 的发生。

七、血浆置换治疗重症肌无力

血浆置换是把血抽出沉淀后,去掉血浆再把红细胞和相应的电解质输回体内。现代技术可以选择性分离出血浆中某一种成分。目前,血浆置换疗法的适用疾病已达 200 多种,胸外科常见适应证为重症肌无力及其危象。主要机制是排除体内致病因子(已知有很多疾病的致病因子是不能用药物抑制和排出的)。但是血浆置换不是病因治疗,临床必须进行积极的病因治疗。

重症肌无力是由乙酰胆碱受体抗体(AChRAb)介导、有补体参与、细胞免疫依赖的自身免疫性疾病,其病理生理基础是 AChRAb 对神经肌肉突触后膜乙酰胆碱受体(AChR)的破坏。通过血浆非选择性分离,清除血浆中的抗体、激活免疫反应的介质和免疫复合物,将体内含有乙酰胆碱受体抗体的血液去除,再将去除血浆后的血液有形成分及所需补充的清蛋白(或血浆)、平衡液输回体内,达到辅助治疗的目的。对于无论是胸腺瘤,还是胸腺增生引起的重症肌无力能够迅速缓解症状。

血浆分离的方法有离心式血浆分离法和膜式血浆分离法。前者根据血液中各种成分比重差异调整不同的离心速度,从而分离出不同的血液成分;后者通过中空纤维滤器,利用不同膜孔径的滤过器可将不同分子量的物质分离出。

血浆置换的并发症:①低血容量和低血压;②高血容量和心功能不全;③低钙血症;④心律失常;⑤发热反应;⑥感染;⑦血栓;⑧出血;⑨变态反应;⑩溶血。

第九节　术后心律失常

心律失常是普通胸部外科手术后的常见并发症。国内外大部分研究报道,术后心律失常主要发生在术后 3 天之内,往往都是一过性,且不影响血流动力学。高龄患者,合并高血压、冠心病或慢性肺部疾病,水、电解质的改变和药物的影响以及手术中心包切开行肺叶切除等操作,使得胸外科术后患者的心律失常发生率高,有报道在 20%～50%。

一、房性心律失常

(一)流行病学及病因

房性心律失常是最常见的并发症,不能维持窦性心律会减少心排血量,降低冠状动脉、肾动脉和脑动脉血流。表现为心房颤动、心房扑动和室上性心动过速。通常在术后 1 周内出现,也可在术后 2～3 天并发。对 2588 例胸外科手术患者的研究发现,心房颤动总的发病率为 12.3%,病死率增加 7.5%。食管癌术后心房颤动发病率大约 17.2%。电视辅助胸腔镜和传统开胸肺切除术后心房颤动的发病率无显著差异。

相关危险因素包括年龄,性别,充血性心力衰竭、心律不齐或周围血管疾病史,手术史。老年患者、肺水肿或全肺切除后肺间质有浸润阴影的患者较易出现此并发症,其与术前肺功能无明显关系,右心扩张是术后心律失常发病的一个因素。全肺切除后增加右心室后负荷,减少心排血量和降低左房压力。

室上性心动过速多由疼痛、发热、贫血、低血容量、低氧血症及迷走神经损伤等因素所致。即使伴有心律不齐和心率加快,临床上多数患者无任何症状。少数患者由于失去房性收缩出现房室不同步,表现为低血压、胸痛、不适感及心率增快而引起心悸,重者可发展成心力衰竭而出现相应症状和体征。

(二)心房颤动治疗新理念

(1)降低病死率:心房颤动治疗目的应直指病死率的降低,而非单纯改善临床症状(缓解症状、改善心电图指标)。所谓"三降三升"的治疗目标是指降低病死率、住院率和脑卒中率,提升患者的生活质量、心功能和活动耐量。心房颤动治疗的三大策略转变为抗凝、率律治疗和上游治疗。其中,抗凝治疗减少脑卒中的发生是降低心房颤动患者病死率的直接措施,因而抗凝治疗跃居治疗策略的首位。

(2)上游治疗:2010 年,"欧洲心脏病学会(ESC)心房颤动指南"首次将上游治疗正式确定为治疗策略之一。心房颤动的"上游治疗"这一名词为既往"非抗心律失常药物的抗心律失常作用"的另一名称,其本质为心房颤动的一、二级预防,具体指医师应用血管紧张素转化酶抑制药(ACEI)、他汀类、血管紧张素Ⅱ受体拮抗剂(ARB)等药物,治疗可引发心房颤动的高危疾病,进而预防新发心房颤动,同时避免已发生心房颤动者的心房颤动复发和病情发展。多项循证医学研究证实,上游治疗可明显降低心房颤动新发和复发率,延缓病情进展,且可降低心律失常患者的住院率和病死率。

(3)宽松控制心室率:迄今为止最大规模的心房颤动转归临床试验——达比加群长期抗凝治疗的随机评估研究(RE-LY)表明,既往医师对心房颤动患者心室率的控制明显存在过度医疗的情况。2006 年,心房颤动心室率控制的目标为心房颤动患者静息心室率为 60~80 次/分,轻至中度活动后的心室率<110 次/分。2010 年,《ESC 心房颤动指南》将心室率"严格"控制改为"宽松"控制,即心房颤动患者的静息时心室率<110 次/分即可。但要指出,宽松心室率控制策略不适用于心力衰竭和心律失常性心肌病患者的治疗。宽松心室率控制可进一步降低心血管事件发生率,并且可减少抗心律失常药物的联合应用率,从而进一步减少缓慢心律失常性猝死的发生。有助于改善预后,避免过度医疗。

(三)治疗总则

对术后患者应积极寻找和纠正触发心律失常的因素,如纠正严重的低氧血症、电解质紊乱(低钾血症)或低血红蛋白;对那些胸片提示肺不张或肺炎的患者,应采取积极治疗。心律失常的急症和治疗方式取决于心律失常引起的血流动力学障碍程度。新发作的房性心律失常的患者有时会出现严重的循环障碍,需要急症处理。这些患者电复律的成功率接近 90%,但需要在短暂的全麻下施行。

（四）药物治疗

（1）窦性或室上性心动过速：除去除病因之外，常用的药物：血钾正常时可考虑予毛花苷 C 0.4 mg 静脉注射，每 4～6 小时一次，达到饱和剂量 1.2 mg，以后每天给 0.2 mg 维持量。肾功能欠佳的患者应逐渐减量。原拟做肺叶切除而术中改为全肺切除的病例，也按上述方法给药。拟做全肺切除的患者，可在术前洋地黄化，手术日达到饱和剂量。做全肺切除的病例应予以心电及血氧饱和度监测 3 天以上。

血压稳定时可予普罗帕酮 70 mg 或维拉帕米 5 mg，缓慢静脉推注，并严密监测血压和心率。顽固性室上性心动过速而血压正常者，服用酒石酸美托洛尔片 12.5～25 mg，常能收到良好的效果。

（2）心房颤动：治疗急性房颤伴快速心室率的目标是恢复窦性心律或控制心室率。如果不能转复为窦性心律，第二个目标是缓慢的心室率，通常＜100 次/分。血压正常且无症状的患者可用地高辛治疗以减慢房室传导且不损害心肌收缩力（正性肌力药物）。有循环障碍(低血压、头晕、心绞痛)或心室率＞160 次/分的患者需要紧急药物治疗，静脉给予钙离子通道阻滞药，如维拉帕米和地尔硫草可以快速有效地减慢心室反应。钙离子通道阻滞药较地高辛更直接作用于房室结，静脉给予钙离子通道阻滞药能更好地控制房性心律失常。维拉帕米静脉应用的初始剂量是 2.5 mg，每 10～15 分钟重复一次，最大剂量 15 mg。也可应用 β 受体阻滞药（普萘洛尔、艾司洛尔），这些药物的不良反应是可引发严重的支气管痉挛。β 受体阻滞药或钙离子通道阻滞药可能会造成额外的低血压。

对某些患者也可以尝试药物复律，通常对于新近发生(＞48 小时)的心房颤动更为有效。胺碘酮对心房颤动的转换率高达 80%。需要注意长期使用胺碘酮的肺毒性。报道另一个 Ⅲ 类药物伊布利特的转换率在 50%～70%，甚至在胺碘酮转换失败的病例，伊布利特仍然可以成功。

通常应在监护的条件下给予药物治疗房性心律失常，应在心脏病学专家的指导建议下处理心律失常。

另外,近期心房颤动患者应行心脏彩超检查,监测有无心房血栓形成,必要时给予抗凝治疗。由于发生血栓栓塞的危险较高,包括转复为窦性心律的所有患者都应该接受抗凝治疗。大多数医师在出血的危险性最小时(通常 48～72 小时后)开始使用肝素抗凝。华法林治疗应该维持 3～6 个月,推荐国际标准化比值为 2.0～3.0。

大多数转复为窦性心律的患者可用地高辛或钙离子通道阻滞药减慢心室率。即使出院也应坚持服用地高辛或地尔硫䓬 8～12 周。

(3)心房扑动:ICU 内患者发生心房扑动的紧急治疗取决于临床表现,如果患者出现急性血流动力学崩溃或充血性心力衰竭,则行紧急同步直流电复律。50 J 能量可以使大部分心房扑动转成窦性心律。药物复律方面,静脉注射伊布利特的转换率为 38%～76%,静脉注射索他洛尔的转换率为 20%～40%。

二、心动过缓及室性心律失常

胸外科术后患者出现心动过缓和恶性室性心律失常发病率少于 1%。通常为孤立的室性期前收缩,无须治疗可以自行缓解。

(一)心动过缓

高钾血症及长期缺氧、洋地黄过量等均可引起房室传导阻滞或病态窦房结综合征。治疗上应立即停用抑制心脏传导和心肌兴奋性的药物,如钾、洋地黄类药物、胺碘酮等。可应用阿托品 1～2 mg,肌内注射。或血压好时予异丙肾上腺素 1 mg 入液静脉滴注或微量泵持续静脉输注,根据心率调整液体速度。高钾血症时可应用 $NaHCO_3$、葡萄糖酸钙、高渗性葡萄糖加胰岛素以及利尿药治疗。必要时安放心脏起搏器。

(二)室性期前收缩、室性心动过速

室性期前收缩多由低钾血症、低氧血症及洋地黄中毒所致。频发性室性期前收缩(每分钟 5 次以上)或 R-on-T 时,易发生室性心动过速或心室颤动,须立即治疗。可予利多卡因 1～2 mg/kg 静脉注射,无效时 30 分钟可重复。心律恢复后,利多卡因 400 mg 入500 mL液体持续静脉滴注或冲入微量泵持续静脉输注。或者胺碘酮 5 分钟内给予 $150 \sim 300$ mg,一天总量 $10 \sim 50$ mg。可以口服给药者,予胺碘酮 200 mg,1 天 3 次,1 周后改为 200 mg,1 天 2 次维持。疑为洋地黄中毒引起的室性期前收缩二联律,首选药物为苯妥英钠 2 mg/kg 静脉注射。

(三)心脏停搏

包括心室颤动、心室停搏或心室自身节律缓慢以及心脏电与机械活动分离等。心电图表现为水平线或颤动波。术毕拔除气管插管后,护送患者返回病房的过程中,或者在病房内,少数患者可发生心搏骤停。表现有意识丧失,呼吸停止,心音消失,血压、脉搏测不到,瞳孔散大,四肢末端发绀等,是最严重、最危险的心律失常。高龄合并器质性心脏病、严重的低氧血症及二氧化碳蓄积、严重的酸中毒及电解质紊乱、围术期心肌梗死等均可导致心脏停搏。

1.常见病因

(1)患者呼吸功能未恢复,拔除气管插管过早,麻醉尚未足够苏醒,呼吸肌尚处于麻醉状态。呼吸道的各种分泌物堵塞气管,使患者严重缺氧。

(2)血容量不足,缺血、缺氧,引起心动过缓而骤停。

(3)肺切除术后,特别是全肺切除术后,粗暴搬动患者会造成心脏扭转。

2.防治

心脏停搏导致心脏排血功能丧失,组织严重缺氧而致细胞新陈代谢停止,必须立即进行抢救。心肺复苏包括人工呼吸和保持气道通畅,紧急气管插管,保证氧供;心脏按压,重建人工循环;电击除颤,恢复室上性心律;迅速建立静脉通路,保证抢救药物的使用。心肺复苏时要保证脑灌注压和脑供氧。

胺碘酮是除颤失败时首选的药物。低镁血症可诱发顽固性心室颤动,并能阻碍细胞内钾的补充。镁通常不被归类为抗心律失常药物。但是长久以来,众所周知,紧急情况下给予 $1 \sim 2$ g 的硫酸镁有助于抑制危及生命的室性心动过速,并且被认为是安全的。

拔管后,必须坚持待患者完全清醒,不吸氧 5 分钟,其血氧饱和度仍保持≥94%、呼吸循环稳定后才能离开手术室。否则,也应送至麻醉苏醒室进一步观察,待其恢复。护送肺切除患者返回病室的途中,应能持续给氧。途中应有心电和血氧饱和度的监测和备好强心剂,途中要不断唤醒患者进行深呼吸。要由有经验的医师送返病室,一旦发现呼吸减慢和心动过缓,应及时按心肺复苏程序进行抢救。

(四)心肌梗死

年老合并心脏病的患者,肺切除后由于减少有效肺容量,术后较长时间处于低血压状态,易引起心肌梗死,发生率约占肺切除病例的 1%,其病死率高达 80%。防止缺氧和补足血容量是预防此并发症的重要措施。

患者主诉有心前区疼痛不适发作,在除外胸部伤口疼痛的可能性以后,心电图监测显示 ST 段压低是心肌缺血的表现。应行全导联心电图检查。ST 段的抬高、T 波倒置以及异常 Q 波的出现提示围术期心肌梗死的可能。可以根据各导联心电图的不同表现判断心肌缺血的具体部位,前间壁梗死心电图改变多表现在 V_1、V_2、V_3 导联;前壁心肌梗死为 V_3、V_4、V_5 导联改变;下壁心肌梗死为 II、III、aVF 导联变化最明显;侧壁心肌梗死的表现为 I、aVL、V_5、V_6 导联心电图改变。同期取血进行心肌酶谱的监测更具诊断意义。

心肌梗死的处理原则:首先予镇静、止痛,使患者安静,充分休息,适量吸氧。特殊治疗包括扩张冠状动脉、抗凝、控制心率等,在外科无活动性出血的情况下,早期可联系内科进行溶栓治疗。

第五章

胸 部 损 伤

第一节 肋 骨 骨 折

一、病因及发病机制

肋骨骨折为常见的胸部损伤,多发生在第 4～7 肋。

(一)外来暴力

多数肋骨骨折由外来暴力导致。外来暴力可分为直接和间接两种。直接暴力是外力直接作用于肋骨,使肋骨骨折,间接暴力是胸部前后受挤压,肋骨向外弯曲折断。

(二)病理因素

多见于恶性肿瘤发生肋骨转移、严重营养不良、长期激素治疗者或严重骨质疏松的老人。此类患者可因病灶肋骨处轻度受力或咳嗽、打喷嚏而发生骨折。

二、病理

肋骨骨折后,骨折断端可刺破肋间血管、胸膜或肺,产生气胸、血胸,甚至心脏损伤。肋骨骨折可为单根,也可为多根或多根多处。单纯单根肋骨骨折往往因移位不明显,对呼吸功能影响较小;相邻的多根多处肋骨骨折可使局部胸壁失去支撑而导致胸壁软化,引发反常呼吸运动,这类胸廓称连枷胸。连枷胸吸气时软化的胸壁向内凹陷,呼气时向外突出,从而影响肺的通气功能,导致体内缺氧和二氧化碳滞留;如软化范围大,则两侧胸膜腔压力不平衡,纵隔也随呼吸运动而左右摆动,发生纵隔扑动。

三、临床表现

（一）症状

单处肋骨骨折时骨折部位疼痛，深呼吸、咳嗽或体位改变时疼痛加剧；多根多处肋骨骨折时常伴有气促、呼吸困难、发绀或休克等；开放性肋骨骨折可有伤口和出血，甚至合并开放性气胸。

（二）体征

伤处胸壁肿胀、压痛、可触及骨擦感。多根多处骨折者伤处胸壁软化，可有反常呼吸运动。

四、诊断

（一）诊断依据

（1）显著症状为局部疼痛，深呼吸、咳嗽和打喷嚏时疼痛加重。

（2）咯血：骨折端刺破肺组织可引起咯血，一般咯血量不多。

（3）呼吸困难：多因支气管阻塞引起肺不张，或者伴有肺裂伤、支气管断裂等其他损伤。

（4）多根多处的肋骨骨折常伴发胸壁软化，胸壁反常运动。

（5）体征：骨折部位有压痛，胸廓挤压试验阳性，或可扪及骨擦感。

（6）皮下气肿时可有捻发感。

（二）检查

（1）X线检查可确定肋骨骨折的部位，了解有无血胸、气胸等和并发症存在。

（2）新鲜肋软骨骨折在X线上不显示，必须根据病史、体征明确诊断。

五、常规治疗

（一）闭合性单处肋骨骨折的治疗

治疗原则第一关键在于止痛，第二为防止和处理肺部并发症，可用胶布固定胸壁或者肋间神经封闭。

（二）开放性单处肋骨骨折的治疗

彻底清创，清除异物，或者碎骨片，缝合伤口，如有胸膜腔损伤，应行胸腔闭式引流。

（三）多根多处肋骨骨折的处理原则

（1）急救处理,及时处理危及生命的休克、张力性气胸、血胸等。

（2）纠正胸壁凹陷,清除或减轻反常呼吸运动,促进肺复张。

（3）通过有效的咳嗽、吸引或其他办法,排除呼吸道分泌物,防止窒息和呼吸道梗阻。

（4）防止感染。

（5）多根多处肋骨骨折固定的常用方法有包扎固定、内固定、悬吊牵引法、胸壁外固定牵引法等。

第二节 胸 骨 骨 折

胸骨骨折较少见,多伴有肋骨骨折,其发生率国内报道在 $1.1\%\sim2.5\%$ 之间,国外报道在 5% 左右。胸骨骨折本身并无严重危险性,但导致胸骨骨折的强大暴力,常可引起胸内脏器和（或）其他部位的损伤,如心脏大血管破裂、心肌或肺挫伤、浮动胸壁、气管或支气管破裂等。伴有上述器官损伤的患者其病死率在 $20\%\sim40\%$ 。

一、病因与发病机制

（一）直接暴力

胸骨骨折主要是强大暴力直接作用于胸骨或挤压所致。

（二）车祸

多数胸骨骨折与车祸时方向盘撞击损伤有关。

（三）好发部位

大多数胸骨骨折发生在靠近胸骨体与胸骨柄相连接的胸骨体部,骨折线常为横行或斜形裂伤。若有错位,下折片通常是向前方移位,其上端重叠在胸骨上折片的前方。虽然骨折断端有重叠,但胸骨后的骨膜常保持完整,因此骨折较为稳定并在复位后易愈合。

二、临床表现及诊断

(一)临床症状与体征

胸前区疼痛是胸骨骨折的主要表现,随咳嗽及深呼吸疼痛加剧。局部有明显的压痛,如骨折有移位,可见局部有凹陷性畸形及骨折端有骨擦音,有时有反常活动。对有胸骨骨折的患者,还应密切注意有无心脏、大血管及肺等重要脏器的损伤。

(二)X 线检查

胸部的 X 线检查对胸骨骨折有很大帮助。但应注意常规的前后位摄片常不易发现骨折线,特别是无明显移位者。因此,对疑有胸骨骨折的患者,应行斜位及侧位照片。

(三)诊断

根据上述胸骨骨折的临床表现及体征,结合 X 线检查不难作出准确的诊断,但对胸骨骨折的患者,不要只满足于骨折的诊断,应密切注意有无心脏、肺及大血管等胸内重要脏器的损伤,以免因漏诊造成患者死亡。

三、治疗

(一)无移位的胸骨骨折

应卧床休息及止痛。除适量给予口服止痛剂外,也可采用局麻药局部封闭;或在肩胛间垫一小枕和在骨折部位用砂袋压迫,限制骨折活动亦可起到止痛作用。卧床 2~3 周即可。

(二)有移位的胸骨骨折

对有移位的胸骨骨折,应尽快使骨折复位。常用的方法如下。

(1)胸骨牵引术:适用于有移位的胸骨横形骨折,牵引重量一般 4~5 kg(1 kg=9.8 N)。其缺点是患者必须卧床。

(2)胸骨骨折内固定术:这是大多数学者目前所推崇的。因为这不仅缩短了住院时间,也避免了假关节形成及因此引起的疼痛。只要患者情况允许,应尽早手术。此方法适用于胸骨骨折有明显移位或胸骨骨折伴有浮动胸壁,以及采用悬吊牵引法仍不能限制胸骨骨折活动者。常用的有复位后不锈钢丝缝合固定及钢板绕不锈钢丝捆扎固定法。

第三节　创伤性气胸

一、病因及病理

胸部损伤后气体进入胸膜腔,称创伤性气胸。根据气胸的性质可分为以下 3 类。

(一)闭合性气胸

闭合性气胸多是肋骨骨折的并发症,由于肋骨断端刺破肺表面,气体进入胸膜腔所导致。气体进入胸膜腔后创口即闭合,胸膜腔内气体不再增加,一般患侧胸膜腔压力小于大气压,患侧肺部分萎陷。

(二)开放性气胸

开放性气胸多由锐器、弹片或火器伤所致。胸壁有开放性伤口,胸膜腔经该伤口与外界直接相通,气体自由出入胸膜腔,使患侧胸膜腔负压消失,肺被压缩。健侧胸膜腔仍为负压,低于伤侧,使纵隔向健侧移位,健侧肺亦有一定程度的萎陷。同时,由于健侧胸膜腔压力仍可随呼吸周期而增减,从而引起纵隔随呼吸来回摆动,称纵隔扑动。纵隔扑动可导致严重的通气、换气功能障碍。

(三)张力性气胸

张力性气胸又称高压性气胸。常见于较大肺泡的破裂或较大、较深的肺裂伤或支气管破裂,其裂口与胸膜腔相通,且形成活瓣,吸气时空气从裂口进入胸膜腔,呼气时活瓣关闭,空气只能进入而不能排出,使胸膜腔内积气不断增多,压力不断升高,导致胸膜腔压力高于大气压。胸膜腔的高压使伤侧肺逐渐萎缩,并将纵隔推向健侧,挤压健侧肺,引起呼吸和循环功能障碍。此外,胸膜腔的高压气体可被挤入纵隔并扩散至皮下组织,在颈部、面部、胸部等部位形成皮下气肿。

二、临床表现

(一)闭合性气胸

根据胸膜腔内积气的量和速度的不同而不同。肺萎陷在30％以下时为小量气胸;肺萎陷在30％～50％时为中量气胸;肺萎陷在50％以上时为大量气胸。积气量小,肺萎陷在30％以下时,多无明显症状。积气量大时,可出现胸闷、气促、胸痛等症状;体检发现气管向健侧移位,伤侧胸部饱满,叩诊呈鼓音,听诊呼吸音减弱或消失。

(二)开放性气胸

常有气促、呼吸困难及口唇发绀,甚至休克等症状;胸壁伤口开放者,可见伤侧胸壁的伤道,呼吸时能听到空气出入胸膜腔伤口的吸吮样声音。伤侧胸部叩诊呈鼓音,听诊呼吸音减弱或消失。

(三)张力性气胸

表现为严重或极度呼吸困难、大汗淋漓、发绀、意识障碍、休克甚至窒息;体检可见气管明显向健侧移位,多有皮下气肿。伤侧胸部饱满,叩诊呈鼓音,听诊呼吸音减弱或消失。

三、诊断

(1)胸部外伤史。

(2)体征。注意有无气胸、纵隔气肿或血胸、骨擦感和胸骨畸形。

(3)辅助检查。

1)胸部X线检查:闭合性气胸显示肺萎陷和胸膜腔内积气,可有少量积液;开放性气胸显示胸膜腔大量积气、肺萎陷、纵隔移向健侧;张力性气胸显示肺完全萎陷,纵隔、气管移位,并有皮下气肿征象。此外,还可显示有无肋骨骨折、胸膜腔出血等影像。

2)胸膜腔穿刺:胸膜腔穿刺既能明确有无气胸的存在,又能抽出气体,减轻胸膜腔压力,缓解症状。张力性气胸胸膜腔穿刺可抽出高压气体。

四、常规治疗

以抢救生命为首要原则,包括局部和全身治疗两方面。

(一)局部治疗

(1)闭合性气胸:肺萎陷在30％以下者不需要治疗,一般可在1～2周自行吸收;超过30％者行胸膜腔穿刺抽气以减轻肺萎陷,必要时行胸膜腔闭式引流,排出积气,促使肺尽早膨胀。

(2)开放性气胸:应紧急封闭伤口,立即变开放性气胸为闭合性气胸,用无菌敷料如凡士林纱布、棉垫或其他清洁器材封盖伤口,再用胶布或绷带包扎固定,迅速转送至医院;尽早行清创缝合、胸膜腔闭式引流;必要时开胸探查。

(3)张力性气胸:是可迅速致死的危急重症,须紧急抢救处理。应立即排气减压,降低胸膜腔内压力,危急者可在患侧锁骨中线与第2肋间连线处,用粗针头穿刺胸膜腔排气减压,并外接单向活瓣装置(患者转送过程中插入针的接头处缚扎一橡胶手指套,将指套顶端剪一小孔,可起到活瓣作用);入院后行胸膜腔闭式引流;若持续漏气者,可考虑手术探查并修补裂口。

(二)全身治疗

(1)预防感染:使用抗生素预防感染,开放性气胸还需要注射TAT,预防破伤风。

(2)维持呼吸与循环:保持呼吸道通畅、给氧,必要时行气管插管或气管切开,呼吸机辅助呼吸。根据患者的情况,酌情给予补液、输血、防治休克措施以维持循环功能。

第四节　创伤性血胸

一、病因及发病机制

胸膜腔内积血,称血胸。若胸膜腔内血液与气体同时存在,称血气胸。血胸多因胸部损伤所致。肋骨断端或利器损伤胸部均可能刺破肋间血管、胸膜或肺、心脏而导致胸膜腔内积血。大量持续出血所导致的胸膜腔内积血称进行性血胸。

二、病理

胸膜腔内积血的来源。①肺组织裂伤：出血可自行停止。②肋间血管或胸廓内血管损伤：可为进行性血胸。③心脏和大血管损伤：出血凶猛，可因失血性休克而死亡。

血胸一方面造成血容量减少，另一方面可迫使肺萎陷，并将纵隔推向健侧，因而严重影响呼吸和循环功能。由于心、肺和膈肌的运动有去纤维蛋白作用，故胸膜腔内的积血不易凝固。但短期内胸膜腔内迅速积聚大量血液时，其去纤维蛋白作用不完善，即可凝固成血块，形成凝固性血胸。积血机化后形成纤维组织，束缚肺和胸廓，影响呼吸功能。积血并发感染，可形成脓胸。

三、临床表现

(1)小量血胸(成人 500 mL 以下)，可无明显症状。

(2)中量血胸(500~1000 mL)和大量血胸(1000 mL 以上)，尤其急性失血时，可出现面色苍白、气促、脉搏增快、血压下降等低血容量性休克症状；以及气管向健侧移位、伤侧胸部叩诊浊音、呼吸音减弱或消失等胸膜腔积液体征。心脏、大血管损伤，出血量多而急，如不及早救治，往往于短时间内因失血性休克而死亡。

(3)并发感染，血胸患者多可并发感染，表现为高热、寒战、出汗和疲乏。

四、诊断

(一)临床表现

小量胸膜腔积血常无自觉症状，只在 X 线检查时发现。中等量或大量血胸，则有急性失血和休克的表现。积血压迫肺或纵隔，使健侧肺功能和静脉回流受到影响，患者可有呼吸困难、组织缺氧表现。

(二)实验室检查

血常规检查显示红细胞计数、血红蛋白含量、血细胞比容降低。

继发感染者白细胞计数及中性粒细胞比例升高。

（三）影像学检查

（1）胸部 X 线检查：显示胸膜腔内大片密度增高阴影；血气胸时可见气液平面。

（2）B 超检查：可明确胸部积液位置和量。

（四）胸膜腔穿刺

抽出不凝固血液即可确诊。

五、常规治疗

（一）单纯性血胸或血气胸

主要采用胸腔穿刺，抽取胸腔内积液和积气，使肺迅速复张。血气胸患者必要时做胸腔闭式引流术。

（二）进行性血胸

凡怀疑或证明有进行性血胸，出血量大或伴有休克者，在输血补充血容量抗休克的同时，应立即做剖胸探查的准备，及时手术止血。

（三）有感染的血胸

应及时行胸腔闭式引流术。

（四）机化性血胸

胸膜外有增厚的纤维层形成，应采用手术方法切除纤维层（纤维层剥脱术）。手术的时间以伤后 4～6 周为宜。

第五节　食管贯穿伤

一、概念

食管外伤并非常见，包括食管黏膜伤及食管穿孔，临床上，食管穿孔，特别是胸段食管穿孔对患者的生命威胁极大，治疗困难，常因合并伤或疏忽而延误诊断及治疗，造成较高的病死率。因此，早期发现、早期诊断和早期治疗是降低病死率的关键。

（一）病因

食管损伤的常见原因为颈部或胸部外伤和异物刺破食管，但目前最常见的原因是医源性损伤，如食管镜检查、食管扩张穿孔、胸内手术误伤等。

食管黏膜损伤较为多见，因损伤表浅，其严重性较食管穿孔为轻。常见食管黏膜损伤原因包括进食粗糙干硬食物，或误吞尖锐异物造成食管黏膜擦伤；胃镜检查、食管扩张疗法、放置支架、食管拉网细胞学检查等诊疗措施。此外，大量饮酒致剧烈呕吐，致食管下端贲门黏膜撕裂。枪弹、弹片及刃器穿透性伤可造成食管穿孔，尤其是胸段食管损伤多合并心脏、大血管损伤，伤者常死于发生现场。颈部食管穿孔临床最多见。钝性伤所致食管破裂系胸骨与脊椎间突然遭受剧烈挤压引起。此外，高压冲击波经口腔传入食管，使食管腔内压力急剧增高也可导致食管破裂

医源性食管穿孔主要是内镜检查、镜下取组织活检、食管扩张及食管附近手术误伤引起。内镜检查引起的食管穿孔，大多数发生在食管解剖学上第一狭窄，食管入口环咽肌以下部位。食管下段及贲门附近穿孔，多数在食管原有疾病基础上发生。医源性穿孔发生后其经过和后果较其他原因所致穿孔愈后为佳。其原因为约半数食管穿孔发生在颈段，比较容易处理；医源性食管穿孔多在发生时即能发现，可获及时治疗；检查前经过禁食准备，污染较轻；内镜检查或操作造成食管穿孔破口较小，引起纵隔及胸腔感染也轻。

（二）转归

食管穿孔后由于胃内容物多少不同，以及纵隔胸膜是否穿破，可能有不同后果。若存有大量胃内容物可迅速经破口进入纵隔，加之唾液不断分泌，强烈的化学性刺激及消化道内各种细菌，将引起严重纵隔炎症和感染。局限于纵隔内的严重感染可产生急性化脓性纵隔炎。若纵隔炎症侵蚀穿破纵隔胸膜进入胸腔，可以形成一侧或双侧液气胸，继之产生急性脓胸。纵隔和胸腔的广泛感染，毒素吸收，大量液体丧失，可很快发生感染中毒性休克，不能及时引流可能威胁患者生命。若食管破裂口较大，吞咽的空气不断进入胸腔，

偶尔可以产生张力性气胸,加重呼吸与循环功能紊乱。若穿孔前已禁食,胃已排空,食管穿孔较小,仅造成纵隔局限性包裹,对患者影响则较轻。

二、临床表现

(一)食管黏膜损伤

吞咽食物时胸骨后疼痛、烧灼感,进食刺激性食物、热食及干硬的食物时更为敏感。疼痛可向背部、左肩部放射。如无严重感染,上述症状多在3~5天后消失。

(二)颈段食管穿孔

颈部疼痛、胀感和吞咽困难,吞咽或颈部活动时加剧。体格检查可发现局部肿胀及皮下气肿,胸锁乳突肌前缘压痛。

(三)胸段食管穿孔

胸骨后或上腹部突发性剧痛,随即出现气急、发热、呼吸困难或休克,呕吐物常带有血性。若破入胸腔可出现患侧胸痛、胸闷、气短。下段穿孔常有上腹部压痛、肌紧张,易误诊为急腹症。全身症状有发热、呼吸困难、发绀、脉搏快,血检白细胞及中性粒细胞计数升高。

(四)发现较晚的食管穿孔

可有低血压、全身中毒症状及呼吸和循环衰竭

三、诊断

(1)食管黏膜损伤根据病史和症状较易做出诊断。上消化道造影检查可用于排除异物,对黏膜损伤本身诊断帮助不大。纤维内镜检查可发现出血点。

(2)有外伤、手术、食管镜检查、扩张、误吞异物或剧烈呕吐的病史,体检发现有局部肿胀、压痛、皮下气肿,颈部贯通伤可有唾液自伤口流出。一侧或双侧呼吸音低,气管向健侧移位,胸腔积液或液气胸,应高度警惕食管穿孔或破裂。

(3)胸腔穿刺抽出酸性带食物的胸腔积液,口服亚甲蓝后胸腔积液染色,提示食管穿孔。

(4)X线胸部检查显示颈部气肿、纵隔积气和积液或纵隔影增宽,液气胸。

(5)口服水溶性造影剂或碘油行上消化道造影,发现造影剂外溢到纵隔或胸腔而确诊。

(6)纤维胃镜检查可见到破裂口,以及破口的位置、大小。但是因担心检查可能使穿孔扩大,临床一般不进行内镜检查。

四、治疗原则

(1)食管黏膜损伤治疗原则为对症处理。症状明显但能进食者可进流食或软食,可口服消炎、止痛、抗酸或收敛药物,有发热、白细胞计数增高等感染迹象,可适当应用抗生素。食管黏膜破裂出血,可给予止血药,或电凝、微波、激光等止血治疗。

(2)食管穿孔或破裂治疗原则为争取早期手术处理,减少纵隔和胸腔的污染来源,充分引流,给予有效的抗菌治疗、高营养治疗。依据穿孔的部位大小、穿孔距诊断时间和前期处理措施正确与否,采取不同的治疗方法。入院较晚,穿孔小且局限,漏出的体征少,以及不需要引流也可解决的穿孔(颈段或胸段),可行保守治疗。

(3)保守治疗。主要是禁食,鼻胃管行胃肠减压。纠正脱水及电解质紊乱,加强营养支持,输入全血或血浆。通过鼻饲、胃或空肠造口饲食。开始应用大剂量广谱抗生素,以后根据细菌培养及药敏试验,选用合适抗生素。

(4)颈段食管穿孔裂孔小而局限于纵隔、未溃入胸腔者,可做颈局部引流,嘱患者尽量将唾液吐出,或于颈部伤口上方放置吸引管。形成纵隔脓肿则行纵隔引流。进食后外漏明显或体温升高者,应禁食,置胃管鼻饲或做胃或空肠造瘘。

(5)胸段食管穿孔或破裂。根据穿孔大小和发现时间早晚,治疗原则不同。①食管穿孔较小,器械检查所致,纵隔炎尚不明显,食管造影仅见纵隔积气而未见造影剂漏出或漏出较少者,允许在保守治疗下严密观察。②穿孔发现较晚,但症状不严重,全身情况较好,穿孔有转向自然愈合趋势者,也可考虑保守治疗。若开胸手术,其目的为充分引流胸腔,尽力修补裂口,防止纵隔及胸膜腔进一步污染。③胸段食管穿孔或裂口较大,纵隔和胸膜腔污染较重者,应采取禁食,置胃管胃肠减压,立即行胸腔闭式引流和抗休克治疗。同时应用大剂量抗生素和激素控制感染,改善中毒症状。情况稳定后,穿孔在 24 小时之内,可开胸探查试行食管穿孔或破裂修补缝合术。同时做胃或空肠造瘘灌注高营养饮食,或予静脉高营养。术后注意胸腔引流通畅,促使肺早日膨胀,消除脓胸。

(6)腹段食管穿孔剖腹探查行穿孔修补术,充分引流,预后较胸段食管穿孔为好。

五、手术治疗

手术治疗主要针对胸段食管破裂,颈段食管行局部引流多可自行愈合,很少引起严重后果。胸部食管穿孔或破裂的手术方法有以下几类。

(一)初期缝合修补

适用于穿孔后 24 小时以内,纵隔感染和食管壁炎性水肿程度尚不严重者。彻底清创冲洗后,在食管床找到瘘口,纵行切开食管肌层,认真找到黏膜裂口,黏膜层小裂口争取间断横行缝合,以免日后狭窄。再间断缝合食管肌层,肌层外周选用邻近组织如胸膜片、带蒂肋间肌瓣、心包瓣、带蒂膈肌瓣及胃底做包绕缝盖加强。时间不是初期缝合修补适应证的唯一标准,不少超过 24 小时行修补术者也获得成功,重要的决定因素是纵隔污染和食管壁炎症水肿的严重程度。

(二)闭合缺损

适用于食管穿孔时间较久,食管壁炎症、水肿明显,裂口缺损较大,不能直接缝合者。下胸段或腹段穿孔,可用膈肌瓣、胃底或空肠移植片修补,不需将穿孔边缘对拢缝合,而将补片或移植片覆盖在穿孔周围,缝合在健康食管肌层上。

(三)食管 T 形管置入术

晚期食管穿孔,不能采用缝合修补或补片闭合缺损,开胸彻底清除所有污染及坏死组织后,经穿孔破口在食管腔内放置 T 形管,并由胸壁引出,使食管内容物通过 T 形管引流至体外,穿孔周围及胸腔内各放置闭式引流。3~4周形成瘘管后拔出T形管,改为开放引流。食管置管后可行胃造瘘减压引流,空肠造口饲食。

(四)颈部食管外置术

食管穿孔晚期,胸腔感染严重,患者情况差,不能耐受开胸手术,可将颈段食管外置,胸腔闭式引流。在腹部做小切口,将贲门结扎关闭,同时行胃或空肠造口饲食。以后再做二期食管胃吻合术。

(五)食管旷置术

诊断延误、胸腔感染重的病例,一般状况差,无法修补应行食管旷置术。食管旷置后可杜绝胸腔感染来源。在胸腔引流通畅下能促使肺扩张,瘘口愈合。先行胃或空肠造瘘,缝闭贲门。贲门以上食管内置入胃管引流。然后二期做食管胃吻合手术。两次手术间隔6~8周。Urschel在穿孔下方的腹段食管用一根粗尼龙线临时阻断食管3~6周,同时用胃管引流食管腔。待造影证明穿孔愈合后,从腹壁将尼龙线拔去。

(六)全胸段食管切除术

经胸腔引流及抗生素治疗仍不能控制的严重纵隔感染和食管广泛损伤,可行全胸段食管切除和一期重建,或颈部食管外置,缝合关闭贲门以及胃或空肠造口饲食。

第六节　气管、支气管损伤

一、概述

严重的挤压、撞击、变速运动等胸部钝伤,胸及颈部的枪弹、钝器伤,以及困难的气管内插管,纤维支气管镜检查等,均可导致气管、主支气管损伤。损伤可发生在气管、主支气管的任何部位,多位于气管隆嵴2.5 cm以内,或发生在主支气管的起始段2 cm以内。因损伤程度不同,可表现为部分撕裂或完全离断。胸内气管撕裂伤多发生在气管膜部与软骨连接处,常呈纵向撕裂。

二、发病机制

钝性胸外伤导致气管、主支气管损伤的机制如下。

(1)胸部前后方向遭受剧烈挤压时,胸廓前后径缩短,横径增大,受胸腔内负压的作用,肺被横向拉伸,强大的牵引力使较为固定的主支气管或隆嵴部被拉裂。

(2)胸部突然受暴力撞击,如果声门紧闭,气道内压力会骤然升高,导致气管较薄弱处破裂。这种裂伤往往是纵向的,且常被纵隔组织所覆盖。

(3)高处坠落、突然刹车等减速运动对气道产生的剪切力,可使隆嵴附近气管发生断裂。

胸部钝伤所致气管、主支气管损伤往往不是单一因素所致,可能为几种外力作用的结果。

锐器伤所致气管、主支气管贯穿性损伤的伤情取决于子弹和其他飞行物体的速度和弹道。多数气管贯穿伤发生在颈段,而胸段则主要集中在隆嵴附近的气管和主支气管。

三、临床表现

气管和主支气管撕裂口与胸膜腔是否相通,其临床表现会迥然不同。损伤裂口与胸膜腔相通时有明显的气胸,甚至呈现张力性气胸。大量气体从放置胸膜腔闭式引流的水封瓶内逸出,即使行负压吸引,呼吸困难仍不能缓解。主支气管断离的典型影像学表现为伤侧主支气管连续性中断,不张的肺下垂至肺门以下的胸膜腔。损伤裂口若为周围组织所包绕,与胸膜腔不相通,伤侧肺仍有通气,无或气胸较轻,症状不重,但常伴咯血、纵隔和皮下气肿。少数病例一侧主支气管撕裂,而大量气胸却发生在健侧。这可能因撕裂口周围组织很致密,而对侧胸膜有破裂。

晚期,主支气管断裂处为肉芽组织充填,发生不同程度的主支气管阻塞。部分断裂者,伤处肉芽组织生长并瘢痕化,可导致不同程度的主支气管狭窄。严重的气道阻塞或狭窄可引起其远端分泌物潴留,支气管和肺部反复感染,甚至发生肺脓肿。

四、治疗

气管和主支气管损伤治疗不及时可危及生命。Bertesen 等对因钝性气道损伤致死的尸检研究发现,低氧血症是其最常见的原因。气道完整性被破坏,氧气不能正常进入肺内;邻近组织出血经气管、主支气管破口进入气道,发生阻塞,是导致低氧血症的两大主要原因。胸外伤常合并肺挫伤,则更加重低氧血症。

气管、主支气管损伤的早期诊断、及时治疗可降低病死率。严重的胸外伤,若有呼吸困难,咯血和颈、胸部皮下气肿,应高度怀疑气管、主支气管损伤。早期纤维支气管镜检查是最及时有效的诊断方法,可明确损伤的部位和程度,亦便于手术方法的选择。破口小(<1 cm),未累及气管、主支气管全层,且无肺不张者,可行保守治疗。此外,大多须手术治疗,麻醉插管采用双腔管,应考虑支气管镜所见的损伤部位,并注意正压通气的影响。少数复杂损伤者,须在体外循环下完成手术。手术径路与受伤部位有关。气管上 2/3 段可采用颈部切口。气管下 1/3 段或主支气管损伤则经胸腔探查。气管和右主支气管的损伤采用右后外侧切口,若局限于左主支气管,则经左后外侧切口。损伤裂口一般行间断缝合,断端裁剪整齐,对位准确,纵形裂口可行连续缝合。利用胸膜、心包或肌肉组织片覆盖吻合口,可有效预防术后吻合口漏。对晚期气管、主支气管裂伤采取积极的手术治疗亦可获得较好的效果,手术目的是争取切除狭窄,重建气道,使肺复张,改善肺功能。

第七节　乳　糜　胸

一、概述

乳糜胸于 1933 年首次由 Bartolet 报告,临床上虽不常见,但随着胸腔手术的增加,这一疾病更为常见。但随着现代诊断和治疗水平的不断提高,乳糜胸患者的病死率已下降到 10％以下。

胸导管或其分支的损伤及病变造成乳糜在胸膜腔内积聚,称为乳糜胸。胸导管经膈肌主动脉裂孔进入后纵隔右侧上行于主动脉和奇静脉之间,于第 5 胸椎水平走向脊柱左侧。该管沿食管的左缘上行至第 1 胸椎水平汇入左颈内静脉和锁骨下静脉的交界部。因此第 5 胸椎水平以下的胸导管损伤可出现右侧乳糜胸,病损若在第 5 胸椎以上可引起左侧乳糜胸。乳糜胸约占所有胸腔积液的 2%。

二、病因

(一)创伤性

占病因的 25%,其中医源性损伤占创伤病因的 30%,最常见于胸腔手术。据统计,其发病率占胸腔内手术的 0.24%～0.5%,食管、主动脉、纵隔、心脏、肺和交感神经系统的手术可能引起胸导管或其分支的损伤。偶见于颈部手术、腹部交感神经切除术和根治性淋巴结清除术、腰部主动脉造影术、锁骨下静脉和左颈内静脉插管术后。

颈胸部的刀、枪伤等穿透性损伤累及胸导管,致乳糜胸。肺脏外伤和脊柱骨折亦较易引起乳糜胸。外伤性乳糜胸以右侧多见,损伤的位置常为第 9、第 10 胸椎。有时脊柱突然过度伸展,做举重、咳嗽、呕吐等剧烈动作,均可发生乳糜胸。

(二)肿瘤性

肿瘤为最常见的病因,占 50%,其中以淋巴瘤最多见,约占恶性肿瘤患者的 75%。癌肿纵隔转移侵及胸导管或其分支也可引起乳糜胸。文献报告艾滋病并发 Kaposi 肉瘤,胸导管受累时可出现乳糜胸。

(三)特发性

较少见,在病因中占 15%,先天性乳糜胸是新生儿早期胸腔积液的最常见原因。发生于产后 1～7 天内,可伴有先天愚型综合征、Noonan 综合征、母体羊水过多、淋巴管瘤、先天性淋巴管扩张、H 型气管食管瘘及胸导管发育不良和闭锁等。

(四)其他

约占 10%,包括丝虫病、淋巴结肿大、结核病、结节病、淀粉样变性、狼疮、静脉血栓形成、二尖瓣狭窄、肝硬化、心力衰竭、各种良性肿瘤、肺淋巴管肌瘤病、淋巴管瘤、肠淋巴管扩张、蛋白丢失性肠病等,其中大多数很少引起乳糜胸。肺淋巴管肌瘤病极少见,但发生乳糜胸的概率较高,约 75％患者伴有乳糜胸。

三、发病机制

肠道形成的淋巴液进入胸导管,汇同其中的其他成分就称为乳糜。其富含三酰甘油和乳糜微粒,呈乳白色。每天有 1500～2500 mL的乳糜液进入血液循环。进食脂肪后,胸导管内淋巴流动较进食前增加。产生乳糜胸的机制如下。

（1）对胸导管或其分支的直接损伤。

（2）肿瘤或炎症直接侵蚀。

（3）外压性或放疗后使管腔闭塞,或先天性发育不良及闭锁,使淋巴管压力升高,产生淋巴、乳糜反流。

（4）静脉压力升高使淋巴管压力升高,导致淋巴管破裂。

先天性乳糜胸一般与分娩时胎儿先天薄弱的胸导管过度伸展、撕拉或淋巴管发育异常有关;或分娩时、胎儿静脉压突然增高引起先天性薄弱的胸导管破裂。

四、临床表现

乳糜胸患者临床上除原发病所见的症状外,主要表现为乏力、体重减轻、尿少和脂溶性维生素缺乏、严重脱水、消瘦等营养不良的症状。胸膜腔内大量乳糜液的积储,使肺组织受压,纵隔向对侧移位,出现胸闷、呼吸困难、心悸等症状,重者可出现休克。由于乳糜液有制菌作用,对胸膜腔的刺激性小,故患者多无发热、胸痛。

先天性淋巴管发育不良或扩张表现为"黄甲综合征",即黄色指（趾）甲、淋巴水肿、乳糜性胸腔积液三联症。

查体有胸腔积液的体征。

五、X 线检查

呈胸水征,常可见纵隔淋巴结肿大。

六、实验室检查

乳糜静置后可以分成 3 层:上层呈乳膏样,为乳糜微粒;中层呈乳状,为蛋白质及少量脂质成分;下层主要为细胞成分,多为小淋巴细胞。乳糜外观呈乳白色,为无臭的渗出液,比重为 $1.012\sim1.025$,pH>7.40,总蛋白在 30 g/L 以上,白细胞计数平均为 5×10^9/L,以淋巴细胞为主,脂肪含量超过 4 g/L,主要为三酰甘油。

乳糜中加入苏丹Ⅲ酒精液呈红色,显微镜下见多数淋巴球和苏丹Ⅲ阳性的脂肪球。加乙醚于乳糜液中,震荡后静置,乳糜溶于乙醚层中,胸腔积液便见澄清。

胸腔积液三酰甘油测定:高于 1.2 mmol/L,胆固醇/三酰甘油小于1。

七、淋巴管造影

用 30%油碘剂碘苯酯从下肢淋巴管注入,可发现淋巴管、胸导管阻塞和破裂部位,观察淋巴管有无畸形、扩张、迂曲及造影剂外漏情况,24 小时后了解淋巴管病变部位。

八、胸、腹部 CT 检查

胸部 CT 能在乳糜胸出现前显示后纵隔影增宽(乳糜胸存在);能发现纵隔及腹主动脉旁淋巴结病变。

九、诊断

详细询问病史对诊断十分重要。询问近日有无胸外科手术史,有无胸部钝伤或隐性外伤。加上患者有大量胸腔积液、进行性呼吸困难,抽出胸腔积液呈牛奶状,则具有高度诊断价值。但呈此典型外观者仅约 50%,有 12%病例胸腔积液呈浆液性或血性,尤其是在刚手术后禁食或刚出生后新生儿未喂养时。若混浊液离心后上层液呈云雾状,提示有乳糜胸的可能。若混浊液离心后变清晰,则非乳糜液。诊断时还需明确胸导管破裂或堵塞的部位,并寻找原发病。

十、治疗

(一)病因治疗

按引起乳糜胸的原因治疗。

（二）内科治疗

内科治疗的原则是既要维持足够的营养，又要减少乳糜的生成。经过治疗促进破裂口早期愈合，或经 2～3 周后淋巴管侧支扩张，侧支循环建立，最终达到乳糜胸的治愈。

1.饮食治疗

食物中的脂肪在小肠分解吸收，长链脂肪酸（碳原子 12 个以上）脂化后是经淋巴管、胸导管进入左锁骨下静脉，而短链脂肪酸（碳原子 10 个以下）不脂化则经门静脉吸收，故采用低脂肪饮食。推荐使用中链三酰甘油（MCT），不仅能维持营养，而且降低胸导管的乳糜流量和胸腔乳糜液的贮积，从而促进破口愈合。如需进一步减少淋巴流量，可禁食，而行静脉高营养。

2.静脉高营养

静脉输入多种氨基酸、多种维生素、各种电解质及足量水分，以维持患者的营养。

3.胸腔引流

大量乳糜胸腔积液致呼吸困难时应行胸腔引流，引流至与大气压相等时中止，不再加负压吸引，以免胸腔内压差增大反而促进乳糜漏出、营养状态恶化和胸腔漏修复困难。

（三）手术治疗

1.手术指征

（1）成人每天平均丢失乳糜液超过 1500 mL 或儿童超过 1000 mL，并持续 5 天。

（2）经过 2 周保守治疗，乳糜量未见减少。

（3）保守治疗期间，营养状况急剧恶化。

2.手术方法

常用的手术方法：直接结扎胸导管、大块结扎胸导管、胸腹膜腔分流术、胸膜切除术、肺包膜剥脱术等，而最多见的是直接结扎胸导管法。

第六章

胸膜疾病

第一节 脓 胸

化脓性胸膜炎是指脓性渗出液积聚于胸膜腔内的化脓性感染，简称脓胸。脓胸按病理发展过程分为急性、亚急性和慢性，即急性脓胸和慢性脓胸；按致病菌则可分为化脓性、结核性和特异病原性脓胸；按波及的范围又可分为全脓胸和局限性脓胸。

一、病因及发病机制

急性脓胸大多为继发性感染，最主要的原发病灶来自肺部。常见的致病菌为金黄色葡萄球菌、肺炎双球菌等。常见的病因和感染途径如下。

（一）直接感染

由化脓性病灶侵入或破入胸膜腔，如肺脓肿的破入、创伤和胸膜腔内血肿感染、手术污染胸膜腔和外科手术并发症，如食管吻合口瘘、支气管胸膜瘘或胸腔积液感染等。

（二）淋巴途径

如膈下脓肿、肝脓肿、化脓性心包炎等，通过淋巴管侵犯胸膜腔。

（三）血源性播散

在全身脓毒血症时，致病菌可经血液循环进入胸膜腔。

慢性脓胸的主要原因为急性脓胸未能及时治愈，其次为脓腔合并支气管胸膜瘘或食管瘘、胸膜腔异物残留、肺部慢性化脓性病变及邻近器官慢性感染的反复扩散，以及特殊病原菌存在，如结核菌、放线菌等慢性炎症所致的纤维层增厚,肺膨胀不全,使脓腔长期不愈,进而发展成慢性脓胸。

二、病理

感染侵犯胸膜层,引起胸腔积液大量渗出。早期脓液稀薄,含有白细胞和纤维蛋白,呈浆液性。在此期内若能排出渗液,肺易复张。随着病情发展,脓细胞及纤维蛋白增多,渗出液逐渐由浆液性转为脓性,纤维蛋白沉积于脏、壁胸膜表面。初期纤维素膜附着不牢固,质软而易脱落,以后随着纤维素层的不断加厚,韧性增强而易于粘连,并有使脓胸局限化的倾向。纤维素在脏胸膜附着后将使肺膨胀受到限制。以上病理变化基本属于临床的亚急性脓胸的表现。

以后,毛细血管及炎性细胞形成肉芽组织,纤维蛋白沉着机化,在壁、脏胸膜上形成韧厚致密的纤维板,构成脓腔壁。脓腔内有脓液沉淀物和肉芽组织。纤维板固定紧束肺组织,牵拉胸廓内陷。纵隔向患侧移位,并限制胸廓的活动性,从而降低呼吸功能。临床上进入慢性脓胸期。

三、临床表现

急性脓胸患者大多表现为全身炎症反应,常有高热、脉快、呼吸急促、胸痛、食欲缺乏、全身乏力等急性化脓性炎症症状。积脓较多者尚有胸闷、咳嗽、咳痰,严重者可出现发绀和休克。X线检查患侧显示有积液所致的致密阴影。体征:急性大量渗液可使肺和纵隔向健侧移位,患侧叩诊呈浊音,听诊呼吸音减弱或消失。伴有气胸时则出现液面。若未经胸腔穿刺而出现液面者,应高度怀疑有气管、食管瘘。慢性脓胸患者因长期感染而呈慢性消耗,常有低热、食欲缺乏、消瘦等慢性感染中毒症状,有时尚有气促、咳嗽、咳脓痰等症状。如合并支气管胸膜瘘,常有刺激性呛咳和咳大量脓痰。体征:患侧胸廓塌陷畸形,呼吸运动受限,肋间隙明显变窄,曾做引流术者,胸壁可见瘘管,患侧叩诊呈浊音,听诊呼吸音减低或消失,气管偏向患侧。

四、诊断

(一)血液检查

血常规化验可发现白细胞总数增高,慢性脓胸患者可出现贫血及低蛋白血症。

(二)胸部 X 线检查

患侧显示有积液所致的致密阴影,下胸积脓时可见一由外上向内下的斜行弧线形阴影。若大量积液可致纵隔向健侧移位。

(三)胸腔穿刺抽液检查

如抽出脓液,则可确诊。根据脓液性状可初步判断致病菌。同时将脓液送涂片检查,做细菌培养和抗生素敏感试验,以明确致病菌及指导临床用药。

(四)超声检查

所示积液发射波能明确范围和准确定位,有助于脓胸诊断与穿刺。

五、常规治疗

(1)及早施行胸腔闭式引流术以尽快彻底排除脓液,使肺早日复张。

(2)积极控制感染,根据病原菌及药敏试验,选择有效抗生素。

(3)消除病因。

(4)降温、镇痛和全身支持治疗。加强饮食管理,给予高蛋白、高热量食物,同时注意保持水、电解质和酸碱平衡。

对于慢性脓胸患者,除积极改善患者全身情况和有效控制感染外,必要时应手术治疗,其目的是消灭脓腔,恢复肺功能,常用手术有胸膜纤维板剥脱术、胸廓成形术、胸膜肺切除术等。

第二节　胸膜肿瘤

胸膜肿瘤包括原发性和继发性两类肿瘤。原发性胸膜肿瘤又可分为良性和恶性 2 种肿瘤。良性胸膜肿瘤有脂肪瘤、内皮瘤、血管瘤、胸膜囊肿和少数局限性良性胸膜纤维瘤。这些肿瘤均较少见,生长缓慢,很少有症状,多在体检时行 X 线胸部检查时发现,为从胸壁凸入胸膜腔内一边缘整齐光滑的高密度阴影;胸膜囊肿则多位于心膈角,这些肿瘤或囊肿经胸腔镜或开胸手术切除即可治疗。原发性胸膜恶性肿瘤主要为弥漫型胸膜纤维瘤。转移性胸膜肿瘤约占胸膜肿瘤的 95%,最多见的为肺癌胸膜转移,其次为乳癌、胃癌、结肠癌、淋巴肉瘤、慢性淋巴细胞性白血病等。胸膜纤维瘤与转移性胸膜肿瘤在临床上较为重要,现分述如下。

一、原发性胸膜肿瘤

从胚胎发生学来讲,胸膜来源于中胚层,发育分裂为两层。一层与外胚层结合形成壁层胸膜,一层与内胚层结合形成脏层胸膜,两层之间为胸膜腔,为间皮细胞覆盖。胸膜兼有 3 个胚层来源的组织,间皮细胞有向上皮细胞和纤维细胞多向分化的趋势。因此,胸膜纤维瘤形态复杂多样,可有纤维性肿瘤成分,也可有上皮样细胞、腺体或囊状乳头状结构。

临床及放射学通常将原发性胸膜肿瘤分为局限型和弥漫型两大类。局限型胸膜纤维瘤多数为良性,少数为恶性;而弥漫型胸膜纤维瘤均为恶性。病理学分型则把胸膜纤维瘤分为孤立性实性良性肿瘤(上皮型、纤维型及混合型)和弥漫性恶性间皮瘤。

(一)局限型胸膜纤维瘤

局限型胸膜纤维瘤通常为有包膜的实质性肿瘤。其特点为成纤维细胞样细胞与结缔组织无规则的混合体,也可以看到血管内皮细胞样、平滑肌瘤样以及神经纤维瘤样表现。组织发生来源于间皮细胞下结缔组织中各种细胞,因此也被称为胸膜孤立性纤维性肿瘤。良性局限性胸膜纤维瘤通常由脏层胸膜发生,形态为带蒂的肿物,直径一般小于 10 cm。恶性局限性胸膜纤维瘤多由壁层胸膜长出,也可发生在纵隔和横膈部位,无蒂,细胞成分增多,呈多形性,有丝分裂象多。

60%~70%的局限性胸膜纤维瘤无症状,30%~40%的患者可有咳嗽,胸痛,气短等症状。少数患者可有发热,但找不到感染征象;咯血以及肥大性肺性关节病、杵状指及胸腔积液也可发生;肿块巨大者(直径>10 cm)可发生低血糖,肿块一旦被切除,血糖即恢复正常。相对而言,恶性局限型胸膜纤维瘤症状发生率高(75%),尤其是咯血和胸腔积液常是恶性局限型胸膜纤维瘤的表现;而肥大性关节病仅与良性局限型胸膜纤维瘤有关。

X线片和胸部CT表现为肺周边肿块阴影,有时与一个肺裂相连。经胸腔镜或剖胸探查可获得病理学诊断。

局限性胸膜纤维瘤的唯一治疗方法为完全性手术切除。良性的、带蒂的肿瘤通常较易完全切除,预后良好。无蒂肿瘤和组织显示恶性者应进行胸壁大块切除术或肿瘤及邻近组织的广泛切除,彻底的手术切除是主要治疗手段。如果肿瘤的切除不完全,不但可以局部复发,而且可以发生广泛性播散,通常2～5年内死亡。因此,局限型胸膜纤维瘤术后生存期的长短直接取决于肿瘤是否能够完全切除。术后仍应定期做X线检查并随访,如有复发及时再次手术。其他辅助治疗如放疗、化疗等,目前尚无明确的结果。

(二)弥漫性胸膜肿瘤

本病为恶性肿瘤,临床上较局限性胸膜纤维瘤更为常见。男性多于女性(2∶1),通常发病年龄在40～70岁。

1.病因

1960年,Wagner等报道了石棉接触史与本病的关系,发现石棉是南非North Western Cape省石棉矿工人发生弥漫型胸膜纤维瘤的主要致病因素。此后许多报告及动物实验结果证实了石棉纤维在胸膜纤维瘤发病中的作用。目前,研究表明,所有石棉纤维均可致病,但石棉纤维的形状和类型不同危险性不同,接触青石棉危险性最大,而黄石棉危险性最小;直径<0.25 mm,长度>5 mm的石棉纤维危险性大于较短粗的石棉纤维。接触石棉纤维到发病潜伏期通常为20～40年,因此本病为成年性疾病。研究发现,大气中毛沸石粉末(硅酸盐石)含量增加,亚硝胺、玻璃纤维、氧化钍、铍、放射线等也是胸膜纤维瘤的致病因素。

2.病理

脏层和壁层胸膜上弥漫性多发白色或灰白色颗粒、结节及大小不等肿物,伴大量胸腔积液,胸膜增厚呈板状,包裹肺脏,使其容积越来越小,牵拉胸壁使之塌陷;晚期肿瘤可浸润肋间肌、心包、膈肌及纵隔器官。

组织学表现为上皮成分,多种多样,与肉瘤样成分混合,每个外观相同的肿瘤细节也可以表现为不同的组织类型,通常可分为 3 种类型。

(1)上皮型。肿瘤团块由乳头样,小管样,腺泡样或实体组织构成。立方型肿瘤细胞形成铺路样外表,混有数量不一的基质。上皮型恶性间皮瘤应注意与肺腺癌胸膜转移相区别,后者可被黏蛋白卡红和 CEA 染色,而前者不被染色。

(2)肉瘤样型。肿瘤团块由梭形细胞构成,排列成有序的束状,也可有人字形和形状不一的肿瘤细胞存在。

(3)混合型。由上述各型混合而成,最为常见。

3.临床表现

一般表现为胸痛、胸部不适、气短、咳嗽、呼吸困难、发热及盗汗等。

4.辅助检查

X 线片检查发现胸腔积液,上皮型及混合型为大量血性胸腔积液;一侧胸内巨大结节肿块影,将肺向纵隔推移。胸部 CT 可分别显示胸腔积液、胸膜增厚及胸膜肿瘤的大小、范围、侵犯胸壁的层次、肋骨破坏情况以及心包受侵、纵隔器官受侵等情况。

胸腔积液为血性渗出液,较黏稠,含有大量透明质酸($>$0.8 mg/mL),50%的患者可在胸腔积液中找到恶性细胞。有些早期患者在胸膜尚未出现肉眼可见的病变时,即表现为大量胸腔积液,随着病情的发展,才出现散在小病灶,逐渐发展为肿块。

5.诊断

临床胸部症状,经胸部 X 线检查和 PET-CT 检查可发现胸膜增厚、结节和肿块。此外,对肿块进行肿块穿刺活检进一步确诊;当临床表现仅主要为胸腔积液而无明显胸膜肿块时,诊断有一定困难,可进行胸腔积液细胞学检查、血清肿瘤标志物 SMRP 检查、胸腔积液细胞组化染色检查,必要时做胸腔镜检查或开胸活检。

由于胸膜间皮瘤病理组织类型复杂多样性,胸腔镜胸膜活检仅60%的患者可以确诊,即使开胸探查活检也有10%的病例不能作出明确诊断。此时应对活检标本进行特殊染色和电镜检查,以协助作出病理诊断。

(1)高碘酸-希夫组化染色(PAS)以鉴别胸膜间皮瘤和转移性腺癌,如出现 PAS 染色强阳性空泡,即可诊断为腺癌。

(2)癌胚抗原(CEA)免疫过氧化物染色腺癌细胞 CEA 染色呈强阳性。

(3)电子显微镜可对细胞内更细微的差别显示出来,以鉴别除外来自肺、乳腺、胃肠等部位的转移性腺癌。

6.治疗

目前,对弥漫性恶性胸膜纤维瘤尚无有效的治疗方法,应用各种治疗,仅有少数患者生存期超过5年。

Butchart 将恶性胸膜纤维瘤分为4期。

Ⅰ期:肿瘤局限于壁层胸膜,只累及同侧胸膜、肺、心包和纵隔。

Ⅱ期:侵犯胸壁、纵隔器官、食管、心包、对侧胸膜、胸内淋巴结。

Ⅲ期:肿瘤穿透膈肌,对侧胸部,胸外淋巴结转移。

Ⅳ期:远处血行转移腹腔。

建议对Ⅰ期患者行根治性胸膜肺切除术,Ⅱ、Ⅲ、Ⅳ期患者无论何种方法生存期基本相同,平均为18个月。

根治性胸膜肺切除术及扩大切除(包括受侵的心包、膈肌、纵隔组织等)术,手术范围大,出血多,手术病死率高(10%~25%),远期效果并不好,不宜推广应用。对于一部分患者,一般情况好可行姑息性胸膜切除术,及切除受侵的壁层胸膜和部分脏层胸膜,可以控制胸腔积液,缓解胸痛,术后放疗、化疗可适当延长生存期,提高生活质量。

化疗采用培美曲塞＋铂类一线。放疗对控制胸腔积液,缓解疼痛有一定效果,但随着病情发展,反复进行化疗和放疗,疗效明显减低或无效。临床上,常用其他姑息性治疗措施,如胸腔穿刺抽液、注药、引流及胸膜固定术,各种镇痛术、支持治疗等以减轻痛苦,延长生命。

二、胸膜转移性肿瘤

胸膜转移性肿瘤主要表现为恶性胸腔积液,其中肺癌胸膜转移占30％以上,其次为乳癌、淋巴瘤、卵巢肿瘤等。对原发肿瘤来讲,已为晚期(Ⅳ期),预后极差。

肺癌患者的胸膜转移是由于肿瘤栓子通过肺动脉系统转移至同侧脏层胸膜,再通过脏壁两层胸膜间的侧支循环,转移至壁层胸膜。如果双侧胸膜转移,说明肿瘤细胞亦有全身性血行转移。肺癌侵犯脏层胸膜,种植转移至胸膜腔也是胸膜转移的途径之一。肺癌细胞通过肺-胸膜向微小淋巴管转移至胸膜的可能也不能排除。肺外肿瘤的胸膜转移为血行转移所致。

胸膜转移可导致胸膜通透性增加,胸膜淋巴管阻塞,胸膜腔液体回吸收受阻,加上其他全身和局部因素如低蛋白血症,肺不张,胸膜腔负压增加,肺组织微循环障碍,液体渗出增加等即可造成恶性胸腔积液。

(一)诊断

恶性胸腔积液属渗出液,胸腔积液与血清中蛋白比值＞0.5,乳酸脱氢酶比值＞0.6。但胸腔积液中葡萄糖含量＜3.3 mmol/L(60 mg/dL)。胸腔积液细胞学检查发现肿瘤细胞有重要诊断意义。如能对细胞作出分类,尤其明确为腺癌细胞,胸膜转移诊断即可确定。由于多种因素影响,胸腔积液瘤细胞学检查诊断准确率为40％～87％。因此,对于恶性胸腔积液患者尚需行胸膜活检或胸腔镜胸膜活检,针吸胸膜活检确诊率为40％～75％。胸腔镜可以观察胸膜腔的病变情况,有针对性地取胸膜活检,准确率较高,并可同时放置引流管引流胸腔积液,注射药物或施行胸膜固定术,目前已开始广泛应用。

（二）治疗

（1）根据原发肿瘤的种类和全身情况选择合适的化疗方案，并可应用免疫治疗、支持治疗等综合治疗。

（2）胸膜固定术，适用于胸腔积液引起症状，经胸腔引流排空胸腔积液，肺可良好膨胀的患者。将抗肿瘤药物与硬化剂注入胸膜腔，引起炎症反应，造成脏壁两层胸膜广泛粘连及闭锁，以达到控制胸腔积液，缓解症状的目的。目前，应用的硬化剂种类很多，如抗癌药（博来霉素、喜树碱）、滑石粉、四环素、小棒状杆菌、白细胞介素、榄香烯、香菇多糖等。

（3）胸膜切除术，很少应用，仅在特殊情况下考虑。如高度怀疑恶性胸腔积液，各种方法诊断不清，剖胸探查时发现胸膜病变尚早或较局限；原发肿瘤已控制或发展缓慢；胸腔积液引起症状。为防止胸腔积液复发，才在剖胸探查的同时考虑行壁层胸膜剥脱术。

胸膜转移性肿瘤预后很差，6 个月病死率为 24%，需要寻找更有效的延长生存期的方法。

第七章

肺良性疾病

第一节 支气管扩张

支气管扩张症是指由支气管及其周围肺组织慢性炎症所导致的支气管壁肌肉和弹性被破坏,管腔形成不可逆性扩张、变形。本病多数为获得性,患者多有童年麻疹、百日咳或支气管肺炎等病史。临床主要表现为慢性咳嗽,咳大量脓痰和(或)反复咯血。

一、病因和发病机制

支气管-肺组织感染和阻塞是支气管扩张的主要发病因素。支气管扩张也可能由先天发育缺损及遗传因素引起,但较少见。另有约30%支气管扩张患者病因未明,可能与机体免疫功能失调等因素有关。

（一）支气管-肺组织感染和阻塞感染

气管管腔黏膜充血、水肿,以及分泌物阻塞使管腔狭小,导致引流不畅而加重感染,两者相互影响,可促使支气管扩张的发生和发展。幼儿百日咳、麻疹、支气管肺炎是支气管-肺组织感染所致支气管扩张最常见的原因。由于儿童支气管管腔细,管壁薄弱,易阻塞,反复感染破坏支气管壁各层组织,使弹性减退,或细支气管周围肺组织纤维化,牵拉管壁,致使支气管变形扩张。此外,肿瘤、异物吸入或管外肿大的淋巴结压迫,也可导致远端支气管-肺组织感染而致支气管扩张。

（二）支气管外部的牵拉作用

肺组织的慢性感染或结核病灶愈合后的纤维组织牵拉,也可形成支气管扩张。

(三)支气管先天性发育缺损和遗传因素

支气管先天性发育障碍,如巨大气管-支气管症,可能是先天性结缔组织异常、管壁薄弱所致的扩张。因软骨发育不全或弹性纤维不足,导致局部管壁薄弱或弹性较差,常伴有鼻窦炎及内脏转位(右位心),被称为 Kartagener 综合征,常伴支气管扩张。与遗传因素有关的肺囊性纤维化,支气管黏液腺分泌大量黏稠黏液,血清内含有抑制支气管柱状上皮细胞纤毛活动物质,致分泌物潴留,引起阻塞、肺不张和感染,诱发支气管扩张。抗胰蛋白酶缺乏症患者也伴有支气管扩张。

(四)机体免疫功能失调

目前已发现类风湿关节炎、克罗恩病、溃疡性结肠炎、系统性红斑狼疮、支气管哮喘和泛细支气管炎等疾病可同时伴有支气管扩张。有些不明原因的支气管扩张患者体液免疫和(或)细胞免疫功能有不同程度的异常,提示支气管扩张可能与机体免疫功能失调有关。

二、病理

(一)好发部位

继发于支气管、肺组织感染性病变的支气管扩张多见于下叶,左下叶较右下叶多见。左下叶支气管细长,与主气管的夹角大,且受心脏血管压迫,引流不畅,易发生感染。左舌叶支气管开口接近下叶背段支气管,易受下叶感染累及,故左下叶与舌叶支气管常同时发生扩张。支气管扩张位于上叶尖、后段少见,多为结核所致。

(二)病理改变

支气管扩张依其形状改变可分为柱状和囊状两种,亦常混合存在。典型的病理改变为支气管壁组织的破坏所致的管腔变形扩大,并可凹陷,腔内含有大量分泌物。黏膜表面常有慢性溃疡,柱状纤毛上皮鳞状化生或萎缩,杯状细胞和黏液腺增生,支气管周围结缔组织常受损或丢失,并有微小脓肿。常伴毛细血管扩张,或支气管动脉和肺动脉的终末支扩张与吻合,形成血管瘤,可出现反复大量咯血。支气管扩张易发生反复感染，炎症可蔓延到邻近肺实质，引起不同程度的肺炎、肺脓肿或肺小叶不张，以及伴有慢性支气管炎的病理改变。

三、病理生理

支气管扩张的早期病变轻而且局限，呼吸功能测定可在正常范围。病变范围较大时，表现为轻度阻塞性通气障碍。当病变严重而广泛，且累及胸膜及心包时，则表现为以阻塞性为主的混合性通气功能障碍，吸入气体分布不均匀，而血流很少受限，使 V/Q 值降低，形成肺内动-静脉样分流，以及肺泡弥散功能障碍导致低氧血症。当病变进一步发展，肺泡毛细血管广泛破坏，肺循环阻力增加，以及低氧血症引起肺小动脉痉挛，出现肺动脉高压，右心负荷进一步加重发生右心衰竭，并发肺源性心脏病。

四、临床表现

病程多呈慢性经过，发病多在小儿或青年。多数患者在童年有麻疹、百日咳或支气管肺炎迁延不愈病史，且常有反复发作的下呼吸道感染。

（一）症状

典型的症状为慢性咳嗽、大量脓痰和反复咯血。

（1）慢性咳嗽、大量脓痰，痰量与体位改变有关，常在晨起或夜间卧床转动体位时咳嗽、咳痰量增多。感染急性发作时，黄绿色脓痰明显增多，每天可达数百毫升，如痰有臭味，提示合并有厌氧菌感染。收集痰液于玻璃瓶中可为 4 层：上层为泡沫，下悬脓性成分，中为浑浊黏液，底层为坏死组织沉淀物。

（2）反复咯血。反复咯血是支气管扩张的另一典型症状。咯血程度不等，咯血量与病情严重程度、病变范围有时不一致。部分患者平时无咳嗽、咳脓痰等症状，以反复咯血为唯一症状，临床上称为"干性支气管扩张"，其支气管扩张多位于引流良好的部位。

（3）反复肺部感染。特点是同一肺段反复发生肺炎并迁延不愈。常由上呼吸道感染向下蔓延，支气管感染加重、引流不畅时，炎症扩展至病变支气管周围的肺组织所致。感染重时,出现发热、咳嗽加剧、痰量增多、胸闷、胸痛等症状。

(4)慢性感染中毒症状反复,继发感染可有全身中毒症状,如发热、乏力、食欲缺乏、消瘦、贫血等,严重者可出现气促与发绀。

(二)体征

早期或干性支气管扩张可无明显体征,病情严重或继发感染时病侧下胸部、背部常可闻及固定持久的湿啰音,有时可闻及哮鸣音,若合并有肺炎时,则可有叩诊浊音和呼吸音减弱等肺炎体征。随着并发症如支气管肺炎、肺纤维化、胸膜肥厚与肺气肿等的发生,可出现相应体征。病程较长的患者可有发绀、杵状指(趾)等体征。

五、实验室和其他检查

(一)血液检查

白细胞总数和分类一般在正常范围,急性感染时白细胞及中性粒细胞计数增高。

(二)痰液检查

痰涂片革兰氏染色、细菌培养及药物敏感试验有助于病原菌诊断及指导治疗。

(三)影像学检查

(1)胸部 X 线检查:早期轻症患者一侧或双侧下肺纹理局部增多及增粗,典型的 X 线表现为粗乱肺纹理中有多个不规则的蜂窝状透亮阴影或沿支气管的卷发状阴影,感染时阴影内出现液平面。

(2)CT 检查:可见管壁增厚的柱状扩张或成串成簇的囊样改变。可见不张肺内支气管扩张和变形的支气管充气征。

(3)支气管碘油造影:是确诊支气管扩张的主要依据。可确定支气管扩张的部位、性质、范围和病变的程度,为外科决定手术指征和切除范围提供依据。

(四)纤维支气管镜检查

可发现出血、扩张或阻塞部位,还可进行局部灌洗做涂片、细菌学、细胞学检查,也可经纤维支气管镜做选择性支气管造影。

六、诊断

根据典型的临床症状和体征,结合幼年有诱发支气管扩张的呼吸道感染病史,一般临床可作出初步诊断。进一步应做 X 线检查、胸部 CT 检查、纤维支气管镜检查有助于诊断,支气管造影可确诊,并为手术治疗提供依据。

七、鉴别诊断

支气管扩张应与下列疾病鉴别。

(一)慢性支气管炎

多发生于中老年吸烟患者,多为白色黏液痰,很少或仅在急性发作时才出现脓性痰,少见反复咯血,两肺底有部位不固定的啰音。

(二)肺脓肿

起病急,有高热、咳嗽、大量脓臭痰症状,X 线检查可见密度增高的阴影,其中有空腔伴液平面。经有效抗生素治疗后炎症可完全消退。

(三)肺结核

常有低热、盗汗等结核性全身中毒症状,干、湿啰音多位于上肺局部,X 线检查和痰结核菌检查可作出诊断。

(四)先天性肺囊肿

X 线检查肺部可见多个边界纤细的圆形或椭圆形阴影,壁较薄,周围组织无炎症浸润,胸部 CT 检查和支气管造影可助诊断。

八、治疗

支气管扩张症的内科治疗主要是控制感染和促进痰液引流;必要时应考虑外科手术切除。

(一)内科治疗

1.一般治疗

根据病情轻重,合理安排休息。应避免受凉,劝导戒烟,预防呼吸道感染。

2.控制感染

控制感染是支气管扩张症急性感染期的主要治疗措施。根据病情,参考细菌培养及药物敏感试验结果选用抗菌药物。轻症者可选用口服氨苄西林或阿莫西林 0.5 g,每天 4 次,或第一、二代头孢菌素;氟喹诺酮类药物如环丙沙星 0.5 g,每天 3 次;左旋氧氟沙星 0.2 g,每天 3 次;重症患者,常需静脉联合用药。如有厌氧菌混合感染,加用甲硝唑或替硝唑。

3.去除痰液

包括稀释脓性痰、体位引流和纤维支气管镜吸痰。

(1)稀释脓性痰,以利痰排出。①祛痰剂:可口服氯化胺 0.3～0.6 g,或溴己新 8～16 mg,每天 3 次;②生理盐水、超声雾化吸入可稀释痰液;③出现支气管痉挛,影响痰液排出时,在不咯血情况下,可应用支气管舒张药,如口服氨茶碱 0.1 g,每天 3～4 次或其他缓释茶碱制剂。必要时可加用支气管舒张药喷雾吸入。

(2)体位引流,根据病变的部位采取不同的体位,原则上应使患肺处于高位,引流支气管开口朝下,以利于痰液流入大支气管和气管后排出。每天 2～4 次,每次 15～30 分钟;体位引流时,间歇做深呼吸后用力咳痰,轻拍患部;痰液黏稠不易引流者,可先雾化吸入稀释痰液,易于引流;对痰量较多的患者,要防止痰量过多涌出而发生窒息。

(3)纤维支气管镜吸痰,如体位引流痰液仍难排出,可经纤维支气管镜吸痰,用生理盐水冲洗稀释痰液,也可局部滴入抗生素。

(二)外科治疗

反复感染或大咯血患者,其病变范围比较局限,在一叶或一侧肺组织,经药物治疗不易控制,全身情况良好,可根据病变范围做肺段或肺叶切除术。如病变较轻,且症状不明显,或病变范围较广泛累及双侧肺,或伴有严重呼吸功能损害者,则不宜手术治疗。

(三)介入治疗

对反复大咯血,保守治疗无效及肺功能低下不适于外科手术者,咯血于外科手术治疗后复发者及患者拒绝外科手术者均适合介入治疗。术前可行影像学检查,特别是 CT 平扫及高分辨率 CT 观察支气管扩张情况。介入治疗能控制支气管扩张的大咯血,目前介人治疗已成为临床治疗大咯血有效安全的治疗方法之一,少部分栓塞失效,因有多支动脉供血,有部分患者由于栓塞物质吸收而复发咯血。

第二节 肺 气 肿

肺气肿是指不完全可逆性及持续进展性的气流受限,最终导致终末细支气管远端发生持久、异常的气腔扩大,肺泡壁破坏而无明显纤维化。肺气肿是呼吸系统常见病,发病率高,据报道我国在40岁以上的人群总发病率约为8.2%。若肺气肿患者具有气流阻塞时,则存在慢性阻塞性肺疾病(chronic obstructive pulmonary disease,COPD)。

一、病理表现

根据肺破坏区的解剖分布,通常把肺气肿从病理上分为以下4型。

(一)小叶中心型肺气肿

也有人称之为腺泡中心型肺气肿或近侧腺泡肺气肿,但以小叶中心型肺气肿最为常用。本型肺气肿早期改变为位于小叶中央的2、3级呼吸细支气管扩张,而小叶的周围部分肺泡囊、肺泡管和肺泡不受累。这种选择性的肺破坏导致正常肺和气肿样肺呈特征性的并列状,即破坏区周围常常绕以正常肺,形成病理标本上肉眼可见到的"气肿腔"。当病变进展时,病灶互相融合,累及全小叶甚至肺段,此时很难与全小叶肺气肿区分。但是,除非是最严重的病例,小叶中心型肺气肿在肺内是不均匀的,除了较大范围已融合的病灶外,常可以发现还有早期的局灶性气肿腔存在。小叶中心型肺气肿是最常见的肺气肿,病变多发生于两肺上、中部,特别是上叶尖、后段和下叶背段。大部分患者均有长期、大量的吸烟史并合并慢性支气管炎。在成人吸烟者的尸检中半数都可发现有小叶中心型肺气肿。

(二)全小叶型肺气肿

本型也称为非选择性肺气肿,因为病变是均匀的,无选择地累及整个肺小叶,即病变涉及终末细支气管以下的全部气道。扩张的气道使原来较大的肺泡管和肺泡之间的正常区别消失了。全小叶型肺气肿是肺气肿中最重要的类型,因为它常较严重,在肺内分布范围较广而导致患者的肺功能丧失。虽然病变在两肺内弥漫分布,但以下叶及前部为多。有的患者有家族史,并有 α_1-抗胰蛋白酶缺乏,导致由白细胞携带的蛋白水解酶逐渐破坏肺组织,由于下叶血流较多,故本型肺气肿亦以下叶为最多见。

(三)间隔旁肺气肿

本型也称远侧腺泡肺气肿、局限性肺气肿等。病变选择性地累及小叶的远侧部分,因此特征性地位于胸膜下区、肺周围部的小叶间隔旁。本型肺气肿的病理过程还不清楚。通常把直径超过 1～2 cm 的间隔旁肺气肿称作肺大疱,它们常位于肺尖,但也可位于肺内其他部位,可逐渐增大,并可形成自发性气胸。但肺大疱并不是间隔旁肺气肿的同义词,其他各型肺气肿也可见到肺大疱。偶尔,间隔旁肺气肿可十分大,造成邻近的肺不张,而产生呼吸困难等症状。

(四)瘢痕旁型或不规则型肺气肿

本型肺气肿指在肺瘢痕区周围发生的气腔增大和肺破坏。如见于肺结核、弥漫性肺纤维化、尘肺,尤其是发生团块和进行性大块纤维化时。不规则型肺气肿一词强调了本型肺气肿的病变与肺小叶或腺泡的任何部分没有肯定的关系。在肺纤维化区域,本型肺气肿常和细支气管扩张共存,形成所谓"蜂窝肺"。

在病理标本上可用计点法或与标准片比较来估计肺气肿的范围,病变占全肺的 1%～5%者为极轻度,5%～25%者为轻度,25%～50%者为中度,大于 50%者为重度。病变范围小于 25%者常无症状,大于 25%者有 COPD 的临床症状。

二、临床表现

发病缓慢,多有慢性咳嗽、咳痰史。早期症状不明显,或在劳累时感觉呼吸困难,患者年龄大多在 40 岁以上,表现为气急、咳嗽,时有较多的黏液痰咳出。随着病情发展,呼吸困难逐渐加重,以致难以胜任原来的工作。慢性支气管炎在并发阻塞性肺气肿时,轻度活动甚至休息时也可出现呼吸困难,严重者可发生呼吸衰竭或心力衰竭。当继发感染时,出现胸闷、气急、发绀、头痛、嗜睡、神志恍惚等呼吸衰竭症状。

肺气肿加重时可出现桶状胸,呼吸运动减弱,呼气延长,语颤音减弱或消失,叩诊呈过清音,心浊音界缩小或消失,肝浊音界下降,心音遥远,呼吸音减弱,肺部有湿啰音。部分患者发生并发症,如自发性气胸、肺部急性感染和慢性肺源性心脏病等。

三、肺气肿的诊断标准

阻塞性肺气肿的诊断尤其是早期诊断比较困难,应结合病史、体征、胸部 X 线检查及肺部功能检查综合判断。存在不完全可逆性气流受限是诊断阻塞性肺气肿的必备条件。应用支气管舒张剂后 $FEV_1 < 80\%$ 预计值及 $FEV_1/FVC < 70\%$ 可确定为不完全可逆性气流受限。目前,肺功能检查是诊断阻塞性肺气肿的"金标准"。阻塞性肺气肿早期轻度气流受限时可有或无临床症状。胸部 X 线检查、高分辨率 CT 扫描有助于确定肺气肿的程度及与其他肺部疾病鉴别。凡有引起气道阻塞的疾病,如慢性支气管炎、支气管哮喘、肺结核等病史,气急逐渐加重,肺功能测验示残气及残气/肺总量增加,后者超过 35%,而 $FEV_1/FVC < 60\%$,或最大通气量占预计值 80%以下,气体分布不均,弥散功能减低,经支气管扩张剂治疗,肺功能无明显改善者,即可诊断为阻塞性肺气肿。

气流受限是诊断 COPD 的主要指标,同时也反映了疾病病理改变的严重程度,这一标准同样适用于阻塞性肺气肿。由于 FEV_1 下降与气流受限有很好的相关性,因此 FEV_1 的变化是严重程度分级的主要依据。

四、辅助检查

（一）X 线检查

肺气肿的胸部 X 线检查表现为肋间隙增宽、肋骨走行变平、膈肌降低变平、活动减弱，肺野透亮度增加，肺野周边区肺纹理稀少；侧位片可见胸骨后透亮区增宽。目前，COPD 患者行胸部 X 线检查的目的：一是发现明显的肺气肿、支气管扩张、支气管壁增厚，了解病情的严重程度；二是除外其他肺部疾病，如肺结核等。虽然胸部 X 线检查最常用，甚至是首选的影像学检查，但其对早期及轻、中度肺气肿的诊断，且对严重度分级都不够敏感。Maki 等对肺减容术患者术前胸片的回顾性研究显示常规胸片对肺气肿的评估存在很多缺点，如对肺膨胀过度缺乏特异性，具有很大主观性，无法准确有效地定量评估肺气肿的不均匀分布等。

（二）CT 检查

（1）各型肺气肿在高分辨率计算机体层摄影（HRCT）上的表现如下。

1）小叶中心型肺气肿：直径＞1 cm、周围为正常或几乎正常肺的低密度区为本型肺气肿在常规 CT 上的主要表现。这种局灶性低密度区多位于肺的非周围部，除非病变进展，才见于肺的周围部。轻度至中度的小叶中心型肺气肿在 HRCT 上的特征性表现是直径几毫米的小圆形低密度区，无可见的壁，聚集在小叶中心附近。病理证实这种低密度区相当于小叶中心处的肺破坏区。它的这种小叶中心分布在常规 CT 上是不能辨认的。当病变进展到重度肺气肿时，破坏区发生融合，这种病灶在小叶中心分布，不能再从 HRCT 或病理上辨认。有时称此种肺气肿为融合性肺气肿。在弥漫性融合性小叶中心型肺气肿中，由于周围缺乏并列的正常肺作密度上的对比，而使得病灶显得不那样低密度。此时，肺血管纹理稀疏形成小叶中心型肺气肿的另一种 CT 征象。

2）全小叶型肺气肿：本型肺气肿的特征是肺小叶的一致性破坏，导致较大范围的异常低密度区，如小叶中心型肺气肿那样的直径几毫米的小圆形低密度区在全小叶肺气肿中未见到过。在严重的全小叶型肺气肿中,由于广泛的肺破坏,表现为病变区内血管纹理变形、稀疏,形成弥漫性的"简化肺结构",即肺野内仅剩下血管、小叶间隔和支气管等肺内支持性结构,是容易和正常肺实质区分的。这种血管异常改变仅在肺组织有明显破坏时才有明确的表现。因此,轻度甚至中度的本型肺气肿常难以在 CT 扫描中确认。如前所述,全小叶型肺气肿在下叶最严重。

3)间隔旁型肺气肿:由于本型肺气肿多发生于胸膜下、小叶间隔旁以及血管和支气管周围,故特别适用于 CT 扫描诊断。它的典型 CT 扫描表现为肺周围部局限性低密度区。HRCT 可检出位于胸膜下的直径 0.5～1 cm 的小的间隔旁型肺气肿,对检出位于肺实质深部的直径2 cm 的局限性肺气肿也有满意的对比度。间隔旁型肺气肿可散在分布于其他正常的肺野内,也可与全小叶型或小叶中心型肺气肿共存。特别是小叶中心型肺气肿也可向脏胸膜方向延伸。因此,当在其他层面上的非周围部肺野内有小叶中心型的小圆形低密度区存在时,则此时的肺周围部的局限性低密度区很可能就是小叶中心型肺气肿的一部分。

位于胸膜下,直径>1～2 cm 的局限性肺气肿通常称之为肺大疱,这不代表一种特殊的病理现象,而是以大疱为主要征象的肺气肿,多见于青年人。它常有可见的壁,但常很薄(<1 mm)。肺大疱常作为间隔旁型肺气肿的一种表现,但它也可见于所有各型肺气肿中,或单独存在。因此,所谓"大疱性肺气肿"的术语没有特异性。若大疱限于小叶间隔旁,大疱之间为正常肺,其他的肺气肿区都沿支气管血管束排列,也无弥漫性肺过度充气,提示为间隔旁型肺气肿。按其大小及内部结构,肺大疱可分为 3 型:第Ⅰ型较小,与胸膜接触面小,但有较重的肺过度膨胀。因此,不管其大小如何,内部无结构可见,也易于破裂。第Ⅲ型大,累及较大范围的肺区,与胸膜接触面大,常仅有中度的肺过度膨胀,大疱内有相当数量的残余肺组织血管。第Ⅱ型介于第Ⅰ、Ⅲ型之间。若肺大疱是小叶中心型肺气肿的一部分或合并有广泛的全小叶型肺气肿,手术切除后常易复发。第Ⅰ型肺大疱手术易切除,第Ⅲ型者手术后常发生支气管胸膜

瘘。不管怎样,若肺大疱大于一侧胸部的 1/3、邻近的肺正常,手术切除后可改善患者的呼吸困难症状。

如肺大疱非常大,至少占据一侧胸腔的 1/3 以上时为特发性巨肺大疱肺气肿,也称为"消失肺综合征"。巨肺大疱主要位于上、中肺野,也可见于下肺野,直径 1~20 cm,多为 2~8 cm,两侧肺大疱常大小不对称,周围肺组织被压缩,多伴有间隔旁肺气肿,在吸烟者中还可伴有小叶中心型肺气肿,在拟对巨肺大疱行手术前需要考虑以上问题。

瘢痕旁型或不规则型肺气肿:本型肺气肿常见于局灶性瘢痕附近、弥漫性肺纤维化及尘肺,特别是在融合性团块和进行性大块纤维化中。当 CT 扫描有可见的肺内纤维灶时,认识本型肺气肿容易,常规 CT 扫描就可发现纤维化周围直径 1.5 cm 的本型肺气肿,但当它与仅在显微镜下才能见到的肺纤维化共存时,其 CT 扫描表现难以和小叶中心型肺气肿区别。

(2)根据 HRCT 上肺气肿的严重度和支气管壁表现的 COPD 分型。

COPD 是一种综合征,包含了以慢性气流阻塞为共同特征的不同的肺气肿、小气道病变和细支气管炎等的一组疾病。文献上还有根据它们的 HRCT 表现分为下列 3 型。①气道型:无或仅有少许肺气肿[CT 上的肺部低衰减区(LAA)<25%],有或无支气管壁增厚。②肺气肿型:有肺气肿(LAA>50%),无支气管壁增厚。③混合型:有肺气肿及支气管壁增厚。气道型和肺气肿型比较:前者多为不吸烟者,弥散能力高,肺过度充气少,对支气管扩张剂有较大的可恢复性。

五、肺气肿的外科治疗

(一)肺大疱切除术

肺气肿患者的肺大疱直径通常为 1~4 cm,但是偶尔也有占据一侧半胸的 1/3 乃至 1/2 极其巨大的肺大疱。这些巨大的肺大疱可以对其他正常的肺组织有潜在的压迫作用,可能会减少正常肺组织的血流和通气功能,从而影响其肺功能。当肺大疱导致了呼吸困难和运动受限时就应该考虑肺大疱切除术。肺大疱切除术被认为是通过允许潜在被压迫的正常肺组织膨胀，实现正常通气或换气，而改善肺功能和减少症状的。肺大疱切除术也可以改善肺组织的弹性回缩力，减少肺血管的阻力。选择可以从肺大疱切除术获益的患者是比较困难的，因为呼吸困难和肺功能的减低可能只是因为肺大疱恰巧压迫的正常肺组织比较多或者是因为有其他地方的疾病播散到肺而引起的，而对于这种患者，肺大疱切除术是不能改善其肺功能和症状的。CT 扫描判断肺大疱大小最准确的方法。专家建议适用于做切除术的肺大疱至少要占据半胸的 1/3，最推荐的是半胸的 1/2。CT 扫描和血管造影都是检测是否存在现存的或潜在的被压缩的肺组织的标准方法。在仔细选择患者的情况下，肺大疱切除术能得到比较好的结果，即持久的症状改善和肺功能的提高。

（二）肺减容手术

近年来，肺减容治疗肺气肿的新技术不断涌现，经支气管镜肺减容术（BLVR）崭露头角。BLVR 的治疗方法如下。

（1）气道封闭法。此法主要是将通向"靶区"肺段或其以下支气管机械性地封闭，从而使得过度膨胀的"靶区"肺组织萎陷。①药物封闭：经支气管滴注药物，如注入生物多肽、组织凝胶等，使气道封闭。②机械封闭：在"靶区"的段支气管或其以下支气管内置入硅胶塞或者注入某些封闭剂，使远端肺塌陷、肺减容。

（2）单向阀活瓣法。①伞形瓣（IBV）：镍铁记忆合金构成伞形框架，用于固定在气道内防滑脱，表面覆盖聚亚胺酯膜，中间可让气道内肺组织中的气体和黏液排出，又能阻止外界气体到达肺内，通过限制气肿区肺组织通气，使局部肺组织塌陷。②鸭嘴形瓣（EBV）：它是由两片鸭嘴样硅树脂瓣膜构成一单向开口，镍钛记忆合金制成自膨式支架，瓣膜位于支架的内部，支架周围由硅树脂填充构成塞子状。阻止空气吸入而允许气体外流，促使靶区肺不张的发生。③三尖瓣型：为我国研制，工作原理同前类似，效果亦较满意。

（3）射频开窗术。射频开窗术是在支气管至气肿的肺组织之间，通过植入支架建立一个低气流阻力的通道，从而增加呼气气流，减少小气道塌陷造成的阻塞性通气功能障碍。为了防止误伤血管，支架在多普勒引导下植入。早期的研究显示该项技术是有效的。

（三）肺移植

当前，国际上 COPD 患者需要进行肺移植的选择标准：①应用支气管扩张剂后 FEV_1 ＜25％的预计值；②休息时 PaO_2 ＜55～66 mmHg；③$PaCO_2$ 增高；④有继发性肺动脉压增高的表现；⑤临床上 FEV_1 下降迅速，生理状况恶化。

术前应严格选择移植受者：①具有进行呼吸康复训练的潜能，术前停止吸烟至少 3 个月，并参加呼吸康复训练，患者必须知道进行呼吸康复训练并不能提高肺功能，但能使其很好地耐受胸部手术。通过 7 个月以上的呼吸康复训练，使这些患者能很好地接受手术，利于围术期康复。②较好的营养状况，达到理想体重的 80％～120％。③良好的心理状况，主动要求手术，在思想上能更好地配合手术及围术期治疗。④常规超声心动图、心导管检查，了解肺动脉及右心功能，决定术中是否需要行体外循环。⑤术前常规行细菌及病毒学检查；呼吸道细菌培养连续 3 次阴性。⑥根据影像学检查和放射性核素通气、血流扫描，决定哪一侧肺功能更差。通常选择功能差的一侧，如两侧差不多，选择左侧更有利于手术操作。

肺移植的禁忌证：活动性肺部或肺外感染、肝肾功能损害、冠心病或左心室功能不全、恶病质、酗酒、吸毒、嗜烟未戒及精神病等，有恶性疾病史者，无瘤生存期＜5 年者等。

为了有效降低肺移植的术后并发症，所有患者在术前必须坚持呼吸训练，积极控制呼吸道感染，术后予以积极镇痛。

第三节 肺 结 核

肺结核是结核分枝杆菌引起的肺部慢性传染性疾病。结核病可累及全身多个脏器，但以肺结核最为常见。临床上，多呈慢性过程，少数可急起发病，常有低热、盗汗、消瘦、乏力等全身症状及咳

嗽、咯血等呼吸道症状。结核病患病率农村高于城市,全国大约
80％的结核患者来自农村。对结核病控制已成为全球关注的公共
卫生问题。

一、病因和发病机制

(一)病原菌

结核杆菌属分枝杆菌属,涂片染色具有抗酸性,故亦称抗酸杆
菌。结核菌分为人型、牛型、鼠型等种类,其中人型结核菌和牛型结
核菌为人类结核病的主要病原菌。

1.抵抗力

结核杆菌对外界抵抗力强,在阴湿处能生存 5 个月以上。但对
热不稳定,烈日暴晒 2 小时、加热至 60 ℃持续 10～30 分钟、85 ℃持
续 5 分钟、煮沸 1 分钟、70％酒精 2 分钟均能杀灭结核杆菌。最简单
的杀菌方法是将痰吐在纸上直接焚烧。

2.菌体成分与生物学活性

结核菌含有类脂质、蛋白质和多糖类。在人体内,类脂质能引
起单核细胞、上皮样细胞和淋巴细胞浸润而形成结核结节;蛋白质
能引起变态反应和中性粒细胞、单核细胞浸润;多糖类可触发某些
免疫反应。

3.耐药性

结核菌在繁殖过程中由于基因突变而产生耐药性,分为 2 种:
①天然耐药,结核菌在自然繁殖过程中出现极少量天然耐药菌,单
用一种抗结核药可杀灭敏感菌,而天然耐药菌不受影响,继续生长
繁殖,最终菌群中以耐药菌为主,使抗结核治疗失效;②继发耐药,
为结核菌与抗结核药接触一段时间后逐渐产生的耐药。长期不合
理用药,经淘汰或诱导机制出现耐药菌,称继发耐药。

(二)感染途径

结核菌主要通过呼吸道传播。排菌的肺结核患者(尤其是痰涂
片阳性,未经治疗者)是重要的传染源。当排菌的肺结核患者咳嗽、
打喷嚏时形成含有结核菌的微滴或吐痰将细菌排出,细菌可在大气
中存活一定时间,健康人吸入后可造成感染。传染的次要途径是经

消化道进入体内,如进食被结核菌污染的食物。其他感染途径,如通过皮肤、泌尿生殖道则很少见。感染结核菌后,如果细菌多、毒力强、机体营养不良、免疫力低下则易患肺结核;反之,菌量少、毒力弱、机体抵抗力强,结核菌可被人体免疫防御系统监视并杀灭,而不易患病。

(三)人体的反应性

(1)免疫力:人体对结核菌的免疫力有 2 种。非特异性为先天或自然免疫力;特异性免疫力是接种卡介苗或感染结核菌后机体所产生的特异性免疫。结核病的免疫主要是细胞免疫,表现为淋巴细胞致敏与吞噬细胞功能增强,吞噬并杀灭细菌,形成结核结节,使病变局限化。

但两者对防止结核病的保护作用都是相对的。由于受免疫力的影响,对免疫力强的人,感染后不易发展为结核病;而对于老年人、糖尿病、艾滋病、长期使用免疫抑制剂或严重营养不良等引起免疫力低下的患者,易患肺结核。

结核病的免疫主要是细胞免疫,当入侵的结核菌被吞噬细胞吞噬后,随之将信息传递给淋巴细胞,使之致敏。当结核菌再次与致敏的 T 淋巴细胞相遇时,T 淋巴细胞释放一系列淋巴因子,如巨噬细胞移动抑制因子、趋化因子、巨噬细胞激活因子等,使巨噬细胞聚集在细菌周围,吞噬并杀灭细菌形成类上皮细胞及朗格汉斯巨细胞,最终形成结核结节,使病变局限,并趋于好转、治愈。因此,结核病的细胞免疫表现在淋巴细胞的致敏和吞噬细胞作用的加强。

(2)变态反应:结核杆菌侵入机体后 4~8 周,身体组织对结核菌及其代谢产物所发生的一种变态反应,属于第Ⅳ型(迟发型)变态反应。可通过结核菌素皮肤试验来测定。

(3)初感染与再感染:人体肺部首次(常见于小儿)感染结核菌后,在肺泡局部发生炎症,炎症区域的淋巴吞噬细胞吞噬结核菌并带至肺门巴结,致肺门淋巴结肿大,并经淋巴血行播散全身。此时,如机体免疫力低下可发展成原发性进展性结核病。成人往往在儿童时期多已感染结核菌或已接种卡介苗,机体已有相当的免疫力,并有变态反应。再次感染结核菌时,常常只在局部引起剧烈组织反应,病灶渗出、干酪样坏死、液化而形成空洞,一般不引起局部淋巴结肿大,也不易发生全身播散。

(4)结核菌感染和肺结核的发生与发展:结核菌进入体内不一定都发病,主要取决于进入体内细菌的数量、毒力大小和人体免疫力、变态反应强弱,双方力量的对比和转化,决定了结核病的发生、发展和转归。

二、临床表现

(一)结核病类型

1.原发型肺结核(Ⅰ型)

原发型肺结核指结核菌初次侵入人体肺部发生的原发感染。多见于未接种过卡介苗的儿童及从偏远山区、农村初进城市的成人。本型包括原发综合征和支气管淋巴结结核。起病缓慢,症状多轻微而短暂,类似感冒。病灶多数可自行吸收或钙化。典型的原发综合征 X 线表现是由肺部的原发病灶、肺门或纵隔淋巴结炎及连接两者间的淋巴管炎所组成的哑铃状的"双极阴影"。由于原发病灶吸收快,支气管淋巴结结核通常仅显示肺门纵隔淋巴结肿大。

2.血行播散型肺结核(Ⅱ型)

血行播散型肺结核多由原发型肺结核发展而来,成人多因继发性肺结核或肺外结核病灶溃破进入血液广泛播散到肺脏所致,包括急性、亚急性或慢性血行播散型肺结核。急性粟粒型肺结核起病急,有全身毒血症状,常可伴发结核性脑膜炎,X 线片显示双肺布满粟粒状阴影,大小及密度均匀,左右对称。机体抵抗力较强时,少量细菌分批由血行播散至肺部,则引起亚急性或慢性血行播散型肺结核,临床症状较轻,胸部 X 线片所见为两肺上中叶有对称分布、大小不等、新旧不一、密度不同的点、片状阴影。患者可无自觉症状,偶于 X 线检查时才被发现,此时病灶多趋稳定或已愈合。

3.继发型肺结核(Ⅲ型)

继发型肺结核是指原发感染过程中肺内遗留下的潜在性病灶重新复燃或结核杆菌再次感染所引起的肺结核,多见于成年人,故又称成人型肺结核病。X 线片所见,病变好发于肺尖、肺上叶后段及下叶背段,密度不均、形态多样,可出现增生性、渗出性、坏死性病灶及空洞等病理改变,常为新旧病变交杂。病程较长者纤维组织增生明显,纤维收缩可致患侧肺组织收缩、胸廓塌陷、气管和纵隔向患侧偏移、肺门抬高、肺纹理呈垂柳状等,也有表现为干酪样肺炎(大叶或肺段分布大片密度较高阴影)和结核球(直径 2~4 cm、圆形、边缘清晰的病灶,中间可有空洞或钙化斑)。继发型肺结核包括 6 种病理类型:急性病灶型肺结核、纤维病灶型肺结核、浸润肺炎型肺结核、结核球、干酪性肺炎和空洞型肺结核。

4.结核性胸膜炎(Ⅳ型)

结核性胸膜炎为结核杆菌及其代谢产物进入正处于高度过敏状态的机体胸膜腔中所引起的胸膜炎症,在原发性和继发性肺结核病的各个时期均可发生,按病变性质可分为渗出性和增生性两种。结核菌可由肺部病灶直接蔓延,也可经淋巴或血行到胸膜。除出现全身中毒症状外,还伴有胸痛和呼吸困难。X 线片显示,少量胸腔积液时仅见肋膈角变钝;中等量以上积液可见中、下肺野呈现一片均匀致密阴影,上缘呈弧形向上,外侧升高,积液可随体位变动,常有纵隔移位。

5.其他肺外结核(Ⅴ型)

人体除头发、肌肉、血管以外,其他各个部位均可发生结核病,其他肺外结核按部位及脏器命名,如结核性脑膜炎、骨结核、肾结核和肠结核。

(二)症状

1.全身症状

表现为发热、盗汗、体重下降、面部潮红、疲乏无力、失眠、心悸等全身毒性症状,妇女还表现为月经失调或闭经。若肺部病灶急剧进展,播散时可出现不规则高热。

2.呼吸系统症状

(1)咳嗽、咳痰:一般为干咳或咳少量白色黏液痰,继发感染时,痰呈黏液脓性且量增多。

(2)咯血:约1/3患者伴有不同程度咯血。痰中带血或少量咯血可因炎性病灶内毛细血管扩张引起,中等量以上咯血可因小血管损伤或空洞内血管瘤破裂引起;大咯血时可发生失血性休克,血块堵塞大气道时可引起窒息。有时硬结钙化的结核病灶可因机械性损伤血管或合并支气管扩张而咯血。

(3)胸痛:病变累及壁层胸膜时常有相应部位的胸痛,并随呼吸和咳嗽而加重;突发性剧痛常是并发自发性气胸的表现。

(4)呼吸困难:慢性重症结核病变广泛,胸膜增厚,有大量胸腔积液。此外,合并阻塞性肺气肿、肺心病、大咯血血块堵塞支气管、并发自发性气胸也可出现呼吸困难和发绀。

3.体征

与病变类型、部位、范围及程度有关。早期病灶小或位置深者,多无异常体征。病变范围较大者可见患侧呼吸运动减弱,语颤增强,叩诊呈浊音,听诊呼吸音减弱或有支气管肺泡呼吸音。锁骨上下、肩胛间区叩诊略浊,听诊有湿啰音。肺有广泛纤维化或胸膜增厚粘连者,患侧胸廓塌陷、肋间隙变窄、气管及纵隔移位、叩浊和呼吸音减弱,干酪性肺炎有肺部实变体征、叩浊和支气管呼吸音。

4.并发症

有自发性气胸、脓气胸、支气管扩张、肺心病。结核菌随血行播散可并发淋巴结、脑膜、骨及泌尿生殖器官结核等。

(三)辅助检查

1.痰结核菌检查

这是确诊肺结核最主要的依据。直接涂片、集菌涂片法,可快速找到抗酸杆菌。结核菌培养法在未治疗肺结核中,其敏感性和特异性高于涂片检查,而且能了解结核菌生长繁殖能力,还可做药物敏感试验与菌型鉴定,痰液、胃液、体腔液、活检标本均可送检。聚合酶链反应(PCR)技术,可将标本中微量的结核菌 DNA 加以扩增,简便、快速,有助于提高涂片或培养阴性结核病患者诊断阳性率。

2.病理检查

浅表淋巴结活检、经纤维支气管镜活检、经皮肺穿刺活检、开胸肺活检等能提高肺病变确诊率,减少诊治延误,对鉴别诊断有时也十分重要。

3.影像学检查

胸部X线检查不但有助于早期发现和诊断肺结核,而且对临床分型、病变发展和治疗效果的判断也非常重要。肺结核病灶通常在肺上部、单侧或双侧。各型肺结核X线片表现参见结核病类型中所述。

肺部CT检查可发现微小或隐蔽性病灶,了解病变范围,帮助鉴别肺病变。

4.纤维支气管镜检查

纤维支气管镜检查对肺结核的诊断可用于观察有无内膜结核、肿瘤、支气管阻塞或狭窄、出血及来源;可取活检、刷检涂片,吸取分泌物或支气管肺灌洗液分别做病理细胞、细菌、免疫和生化检查等。

5.结核菌素(简称结素)试验

(1)种类及差异:①旧结素(OT),是结核菌肉汤培养物经加热灭菌后的浓缩滤液。除结核蛋白外,还存在有多糖、核酸、脂类、结核菌的代谢产物等其他成分,均可引起非特异反应,红晕大于硬结,硬结不易准确测量;②结核菌纯蛋白衍化物(PPD),系从旧结素滤液中提取结核蛋白精制而成,为纯结素,不产生非特异性反应,红晕与硬结大小基本一致。

(2)结核菌素试验方法:通常采用皮内注射法,将OT或PPD 0.1 mL(5 IU)注射入左前臂中部内侧皮内,48～72小时后测量皮肤硬结直径。因红晕多为非特异性反应,不宜作为判断标准,应以硬结大小作为判断反应的标准。

(3)结果判定:主要是观察局部反应,以72小时测量局部硬结直径为准。直径＜5 mm为阴性,5～9 mm为弱阳性,10～19 mm为阳性,20 mm以上或硬结直径不足20 mm但局部有水泡、坏死为强阳性。

(4)意义:结素试验阳性仅表示曾有结核菌感染,不能肯定存在结核病。若呈强阳性,常提示活动性结核病。结素试验对婴幼儿的诊断价值较大。3岁以下强阳性反应者,应视为有新近感染的活动性结核病。如果2年内结素直径从＜10 mm增加至10 mm以上,并增加 6 mm 以上时,可认为有新感染。结素试验阴性除了表明机体未受结核菌感染外,还可见于:结核菌感染后变态反应产生之前(感染后 4～8 周才有充分的变态反应);有麻疹、百日咳等感染;严重营养不良;应用肾上腺糖皮质激素或免疫抑制剂;淋巴细胞免疫系统缺陷;严重结核病和危重患者,由于免疫力下降和变态反应暂时受抑制,结素试验可暂时呈阴性,病情好转时可转为阳性。

（四）治疗原则

肺结核病的治疗包括 3 个方面:抗结核化学药物治疗以杀灭、抑制结核杆菌,使病灶愈合;外科手术切除破坏性结核病变;对症治疗。

1.抗结核化疗

化疗是治疗与控制结核病最有效的手段,凡是活动性肺结核(有结核毒性症状,痰菌阳性,X 线片显示病灶进展或好转阶段)患者均需进行化疗。

(1)化疗原则:化疗的五项原则是"早期、联合、适量、规律、全程"。①早期。即抓紧初治时期,早期处于炎症浸润阶段,局部循环好,吞噬细胞活跃,空洞细菌繁殖旺盛,药物能发挥最大杀菌力,痰菌可迅速转阴,缩短传染期。②联合。联合使用 2 种以上药物,可增加药物的协同作用,减少耐药菌的产生。③适量。用药剂量要适当。剂量不足,疗效差,不能抑制结核菌繁殖,又易产生耐药菌;剂量过大,易产生毒副反应,且造成不必要的浪费。④规律。应严格按照规定的抗结核治疗方案,不能随意更改或间断服药甚至中断治疗。⑤全程。乃指患者必须按治疗方案,坚持治满疗程,化疗疗程长短与复发率密切相关。

(2)常用抗结核药物:常用抗结核药剂量、不良反应见表 7-1。异烟肼(H,INH)和利福平(R,RFP)能杀死细胞内外代谢旺盛的结核菌,称全杀菌剂。链霉素(S,SM)对空洞内细胞外结核菌作用强,在碱性环境中作用最强。吡嗪酰胺(Z,PZA)能杀灭吞噬细胞内酸性环境中的结核菌。因此,上述 2 种药物只能作为半杀菌剂。乙胺丁醇(E,EMB)、对氨基水杨酸钠(P,PAS)等为抑菌剂,和其他抗结核药联用可延缓对其他药物耐药的发生。

(3)化疗方法:①标准化疗与短程化疗。目前,多联用异烟肼、利福平等 2 种以上杀菌药,具有较强的杀菌和灭菌效果,可将疗程从 12～18 个月(标准化疗)缩短为 6～9 个月(短程化疗),效果相同。短程疗法具有便于督导、易坚持、费用低等优点。②间歇疗法、两阶段用药:在开始化疗的 1～3 个月为强化阶段,每天用药,以后为巩固阶段,每周 3 次间歇用药,其效果与每天用药相同,而毒副作用与药费均减少,利于完成全程化疗。

表 7-1　常用抗结核药物剂量、不良反应和护理观察

药名(缩写)	每天剂量/g	间歇疗法一日量/g	主要不良反应
异烟肼(H,INH)	0.3	0.6～0.8	周围神经炎、偶有肝功能损害
利福平(R,RFP)	0.45～0.6	0.6～0.9	肝功能损害、消化道不适、变态反应
链霉素(S,SM)	0.75～1.0	0.75～1.0	听力损害、眩晕、肾功能损害、口周麻木、过敏性皮疹等
吡嗪酰胺(Z,PZA)	1.5～2.0	2～3	胃肠道不适、肝功能损害、关节痛、高尿酸血症、变态反应
乙胺丁醇(E,EMB)	0.75～1.0	1.5～2.0	球后视神经炎、视力减退、视野缩小、色盲
对氨基水杨酸钠(P,PAS)	8～12	10～12	胃肠道不适、变态反应、肝功能损害

(4)化疗方案:应根据病情轻重、有无痰菌和细菌耐药情况以及经济条件和药源供应情况确定化疗方案。

1)初治方案:分强化期和巩固期两阶段用药。①涂阳者可用:$2S(E)HRZ/4HR$;$2S_3(E_3)H_3R_3Z_3/4H_3R_3$;$2S(E)HRZ/4H_3R_3$。②涂阴者可用:$2SHRZ/2H_2R_2$;$3H_2R_2Z_2/2H_2R_2$(右下角数字为每周用落次数)。

注:以 $2S(E)HRZ/4H_3R_3$ 为例说明数字符号含义,前 2 个月强

化期用链霉素(或乙胺丁醇)、异烟肼、利福平及吡嗪酰胺,每天1次;后4个月巩固期继续用异烟肼及利福平,每周3次。

2)复治方案:评估初治化疗用药是否规则、疗程是否足够、是否单一用药,判断细菌耐药情况,根据药物敏感试验联用敏感药物。一般可用 2S(E)HRZ/4HR。初次规则治疗失败者用 $2S_3H_3Z_3E_3/6H_3R_3E_3$ 等。

2.对症治疗

(1)毒性症状:一般低热、盗汗等毒性症状在有效抗结核治疗1~2周内多能缓解和消失,不需特殊处理。在中毒症状较重,如高热或大量胸腔积液不能很快吸收时可以在联合应用抗结核药同时使用肾上腺糖皮质激素。

(2)咯血:小量咯血如痰中带血,经休息、消除紧张情绪,咯血多可自行停止。咯血较多时,应采取患侧卧位,轻轻将血咳出;情绪过于紧张、刺激性咳嗽较剧烈者可适当应用镇静剂、镇咳药,如地西泮、可待因等,但年老体弱、肺功能不全者慎用,以免抑制咳嗽反射和呼吸中枢。中等或大量咯血时需绝对卧床休息,应用止血药物,必要时可经纤维支气管镜止血,咯血量过多,可适量输血,做好防范窒息和抢救的准备。

3.手术治疗

适用于肺组织严重破坏,长期内科治疗难以恢复的病灶,但如患者全身情况差,或有明显心、肺、肝、肾功能不全,则不能手术。

第四节　肺　脓　肿

肺脓肿是由多种病原菌引起的肺部化脓性感染,早期为肺组织的感染性炎症,继而坏死、液化、外周肉芽组织包围形成脓肿。临床特征为高热、咳嗽,脓肿破溃进入支气管后咳出大量脓臭痰。X线片显示含气液平面的空腔。多发生于壮年,男多于女。自抗生素广泛应用以来,发病率已明显降低。

一、病因和发病机制

肺脓肿的形成病因包括呼吸道局部防御功能和(或)全身抗病能力减低,以及病原菌进入肺内两方面。在某些情况下机体抵抗力减弱,如受凉、醉酒、全麻术后、镇静剂过量、脑血管意外等引起意识障碍,全身防御功能减退,咳嗽反射减弱时,口咽分泌物、呕吐物,或伴随病原体吸入肺内而引起发病。也可因口、鼻、咽部的疾病或手术等,使异常分泌物或血块等吸入呼吸道。需氧菌、兼性厌氧和厌氧细菌均可导致肺脓肿。其中厌氧菌感染为 $80\%\sim90\%$,常见的厌氧菌有陈链球菌、陈球菌、脆弱类杆菌等;其他细菌如金黄色葡萄球菌、化脓性链球菌、肺炎克雷白杆菌、大肠杆菌、铜绿假单胞菌、流感嗜血杆菌等也较为常见。

根据感染途径,肺脓肿可分为吸入性肺脓肿、血源性肺脓肿及继发性肺脓肿3种类型。

(一)吸入性肺脓肿

最常见,主要病因是病原体经口、鼻咽腔吸入至下呼吸道,造成细支气管阻塞,远端肺小叶萎陷、缺氧、病原菌繁殖而发病。致病菌以厌氧菌最为多见。病变多为单发病灶,以段叶分布,发病部位与支气管解剖走行有关,右主支气管陡直、粗短,故吸入物易进入右肺,仰卧位时好发于右肺上叶后段或下叶背段,坐位或立位时好发于下叶后基底段,右侧卧位时好发于上叶前段或后段的亚段。

(二)血源性肺脓肿

常见病因为皮肤感染、疖痈、骨髓炎等所致的败血症、脓毒血症,菌栓经血行播散到肺,引起小血管栓塞、炎症、坏死而形成肺脓肿。致病菌以金黄色葡萄球菌、表皮葡萄球菌及链球菌多见。病变常为多发病灶,以两肺外带分布为多。

(三)继发性肺脓肿

肺部病变继发感染所致的肺脓肿,如细菌性肺炎、支气管扩张、支气管囊肿、支气管肺癌、肺结核空洞等继发感染。邻近器官的化脓性病灶如肝脓肿、膈下脓肿、肾周脓肿、脊柱脓肿等直接蔓延引起。致病菌多为大肠埃希菌、粪链球菌、阿米巴原虫等。

二、病理

病理演变过程：①细支气管被感染物阻塞，小血管炎性栓塞，肺组织化脓性炎症、坏死，形成脓肿，镜检有大量中性粒细胞和部分大单核细胞的浸润；②坏死组织液化破溃到支气管，部分坏死组织被咳出，形成有液平面的脓腔；③脓肿靠近胸膜，可发生局限性纤维蛋白性胸膜炎、胸膜粘连；④张力性脓肿破溃到胸腔，可形成脓胸、脓气胸、支气管胸膜瘘。

急性肺脓肿经积极抗感染治疗、引流，脓腔可逐渐消失而痊愈。急性期治疗不彻底或引流不畅，坏死组织残留脓腔，致使肉芽组织增生、脓腔壁增厚，经久不愈达 3 个月以上的肺脓肿称为慢性肺脓肿。

三、临床表现

(一)吸入性肺脓肿

发病急，寒战发热，体温在 39～40℃，伴全身乏力、食欲缺乏、咳嗽、咳痰，初起痰量不多，1～2 周后脓肿破溃到支气管，痰量突然增多，每天在 300～500 mL，呈脓性痰或脓血痰，多有腥臭味，如为厌氧菌感染则有恶臭，静置后可分为 3 层。侵犯胸膜时可引起胸痛。可有龋齿、齿槽溢脓、扁桃体炎及鼻窦炎等口腔及鼻咽部化脓性病灶，或有口腔、鼻咽手术，昏迷，全身麻醉及异物吸入等病史。

体检：病变范围小且位于肺深部时不易发现体征。病变范围较大时，胸部叩诊呈浊音，语颤增强，呼吸音减弱，可闻及支气管呼吸音或湿啰音。

(二)血源性肺脓肿

可有皮肤创伤感染、疖、痈、骨髓炎、产后感染、细菌性心内膜炎等病史。

多先有原发病灶所引起的畏寒、发热等感染中毒症状，以后出现咳嗽、咯痰等，脓臭痰量不多，极少咯血。

体检：肺部阳性体征不多见，脓肿破溃到支气管时可闻及湿啰音。

（三）继发性肺脓肿

早期呈肺炎症状，脓肿形成时，体温持续增高呈弛张型；痰量突然增多，脓性、伴恶臭，可有咯血；伴发胸膜炎和脓胸时有胸痛。

体检：病变区叩诊浊音或实音。听诊肺泡呼吸音减弱，并有湿啰音。

（四）慢性肺脓肿

常有咳嗽、咳脓痰、不规则发热、咯血及贫血、消瘦等表现。

体检：肺部多无异常体征，常有杵状指（趾）。

四、实验室和辅助检查

（一）血常规检查

急性者血白细胞总数达 $20 \times 10^9/L$，中性粒细胞比例显著升高。慢性者红细胞及血红蛋白降低，白细胞计数可稍升高或正常。

（二）痰液检查

痰多为脓性，黄绿色，亦可呈脓血痰，有臭味。静置后分 3 层：上层为泡沫，中层为混浊黏液，底层为脓性坏死组织沉淀物。痰细菌学检查可明确病因并指导用药。有条件时，可经纤维支气管镜取痰。

（三）血培养

急性期阳性率略高（亦应做厌氧菌培养）。

（四）X 线片检查

早期 X 线片呈大片浓密模糊、边界不清的浸润阴影；脓液经支气管排出后，圆形透亮的脓腔及液平面形成，周围环绕着浓密的浸润性阴影。恢复期，脓腔周围炎症吸收后，脓腔逐渐缩小以至消失，最后仅残留纤维条索阴影。慢性肺脓肿腔壁增厚且内壁不规则，有时可呈多房性脓肿，肺叶收缩，周围有纤维组织增生及胸膜增厚，纵隔可向患侧移位。脓肿破溃到胸腔则可形成脓胸、脓气胸。血源性肺脓肿病灶往往分布在肺的一侧或两侧，呈散在的局限性的炎症阴影，或呈边缘整齐的类圆形病灶，中央有脓腔和液平面，后期可有局限性纤维化或小气囊阴影残留。

（五）纤维支气管镜检查

可发现并明确病因，有利于病原学诊断，并可取材进行活组织检查，以便与其他疾病进行鉴别诊断，并可通过纤维支气管镜进行治疗，以提高疗效、缩短病程。

五、诊断和鉴别诊断

（一）诊断

1.吸入性肺脓肿的诊断依据

发病前有诱因及引起全身或局部抵抗力减弱的病因；有畏寒、高热、咳嗽和咳大量脓臭痰等临床表现；白细胞总数及中性粒细胞比例显著增高，X线片示浓密的炎性阴影中有空腔、液平面，即可诊断。

2.血源性肺脓肿的诊断依据

患者多有皮肤创伤感染、疖、痈等化脓性感染病灶；X线片示两肺多发性小脓肿。细菌培养及药敏试验对确诊及选用抗菌药物有重要意义。

（二）鉴别诊断

1.细菌性肺炎

早期两者临床表现及X线片很相似，但细菌性肺炎有以下特点：①稽留热；②多伴有口唇疱疹；③痰呈铁锈色；④X线片呈片状淡薄炎症病变，边缘模糊不清，没有空腔形成。

2.空洞性肺结核继发感染

临床表现：①有午后低热、盗汗、乏力等结核中毒症状；②咳嗽、咳痰、无臭味；③痰找结核菌阳性；④X线片所见空洞多无液平面，常有增殖、渗出病变并存。

3.支气管肺癌

肺癌阻塞支气管可引起肺化脓性感染，但其病程相对较长，中毒症状多不明显，脓痰量相对较少。抗生素不易控制。鳞癌中心部位也可发生坏死形成空洞，但洞壁较厚，多呈偏心空洞，内壁凹凸不平，空洞周围多无炎性浸润，局部淋巴结可肿大，经纤维支气管镜活检或痰中找癌细胞可确诊。

4.肺囊肿

继发感染炎症相对较轻,多无明显中毒症状,脓痰较少,炎症吸收后可见光洁整齐的囊肿壁。

六、治疗

肺脓肿的治疗原则是抗感染和脓液引流。

(一)抗感染

1.全身治疗

急性肺脓肿经及时、有效的抗感染治疗,治愈率可达90%。多数细菌对青霉素类敏感,一般480万～1600万 U/d 静脉滴注,如青霉素疗效不佳,可用林可霉素(1.8～3.0 g/d)、克林霉素(0.6～1.8 g/d)或甲硝唑(0.8～1.2 g/d)等,若病情重,也可选用头孢菌素类或加用氨基糖苷类抗生素,最好根据药敏试验选用敏感的抗生素。肺脓肿患者抗生素治疗3～4天后体温下降,7～10天后可退热。恶臭痰在3～10天内明显减少甚至消失。X 线片的吸收较缓慢,往往在第1周浸润阴影有扩大,甚至有新的空洞出现,一般2～3周浸润病灶边缘清楚,以后可转变为薄壁空洞或残存的索条影。如治疗超过两周后仍存在发热提示治疗失败,应进一步做检查以明确治疗失败的原因。抗生素疗效差的原因包括异物或新生物阻塞支气管或耐药菌、分枝杆菌或真菌感染、空洞范围大(直径超过6 cm),常需要延长疗程。如抗感染有效,宜持续应用8～12周,使 X 线片上空洞和炎症消失,或仅有少量稳定的残留纤维化。

2.局部治疗

抗生素直接作用于炎症的局部,可提高局部药物浓度。通常可用适量的青霉素或其他抗生素,稀释在5～10 mL 生理盐水中,经鼻导管或环甲膜穿刺将抗生素滴注至气管内,然后取适当体位静卧1小时,每天1～2次。有条件时可经支气管镜直接注入抗生素药液。

(二)体位引流

体位引流有利于排痰,促进愈合。体位应取病灶在上,相应支气管口在下的原则,每天2～3次,每次15～20分钟。痰液黏稠者可用祛痰药或雾化吸入,必要时可经纤维支气管镜吸痰。但对脓痰甚多,且体质虚弱的患者应做监护,以免大量脓痰涌出,无力咳出而致窒息。

(三)外科治疗

反复感染或大咯血难以控制者;不能闭合的慢性肺脓肿(病程超过 3 个月)或引流不畅者,尤当疑为癌肿阻塞时;或伴有脓胸、支气管胸膜瘘的患者经抽脓、冲流等治疗效果不佳时,可考虑手术治疗。

第八章

肺恶性肿瘤

第一节　原发性支气管肺癌

原发性支气管肺癌简称肺癌。肿瘤细胞起源于支气管黏膜或腺体,是最常见的肺部原发性恶性肿瘤。

目前,在多数发达国家中,肺癌居男性恶性肿瘤发病率的首位,在女性恶性肿瘤发病率中居第 2 位(仅次于乳腺癌)。近年来,本病的发病率和病死率仍在逐渐上升。本病多数在 40 岁以上发病,发病年龄高峰在60～79 岁之间,男女之比为 2.13∶1。在我国城市人口中,肺癌的病死率已由第 4 位跃居为各种恶性肿瘤的首位,农村中上升最快的也是肺癌。

一、病因

肺癌的发生与下列因素有关。

(1)吸烟:肺癌患者中 3/4 有重度吸烟史,吸烟者比不吸烟者肺癌发病高 10～13 倍。被动吸烟者得肺癌危险度也高。

(2)环境污染:包括大环境污染及室内微小环境污染。

(3)职业致癌:已确认的致癌物质有铬、镍、砷、铍、石棉、煤烟、煤焦油、芥子气、二氯甲基醚及电离辐射;推测有致癌的物质,如丙烯、氯乙烯、镉、二氯化硅等。

(4)慢性肺部疾病:慢性支气管炎、肺结核、弥漫性肺间质纤维化、硬皮病等与肺癌危险度有显著关系。

(5)遗传因素:也越来越受到重视,部分肺癌可能具有一定的潜在遗传性。

二、临床表现

肺癌的临床表现与其部位、大小、类型、发展的阶段、有无并发症或转移有密切关系,有 5%～15% 的患者发现肺癌时无症状。主要症状包括以下几方面。

（一）由原发肿瘤引起的症状

（1）咳嗽:为常见的早期症状,肿瘤在气管内可有刺激性干咳或少量黏液痰。肺泡癌可有大量黏液痰。

（2）咯血:以中央型肺癌多见,多为痰中带血或间断血痰。

（3）喘鸣:肿瘤引起支气管部分阻塞。

（4）胸闷、气急:肿瘤引起支气管狭窄,或转移至胸膜,造成大量胸腔积液,或转移至心包造成心包积液,或有膈肌麻痹、上腔静脉阻塞以及肺部广泛受累,均可影响肺功能,发生胸闷、气急症状。

（5）体重下降:肿瘤发展到晚期,由于肿瘤毒素和消耗的原因,并有感染、疼痛所致的食欲缺乏,可表现为消瘦或恶病质。

（6）发热:可因坏死引起发热,多数由肿瘤引起的继发性肺炎所致。

（二）肿瘤局部扩散引起的症状

（1）胸痛:约有 30% 的肿瘤直接侵犯胸膜、肋骨和胸壁,引起不同程度的胸痛。

（2）呼吸困难:肿瘤压迫大气道,可出现吸气性呼吸困难。

（3）咽下困难:癌肿侵犯或压迫食管可引起咽下困难。

（4）声音嘶哑:癌肿直接压迫或转移至纵隔淋巴结肿大后压迫喉返神经,可发生声音嘶哑。

（5）上腔静脉阻塞综合征:癌肿侵犯纵隔,压迫上腔静脉时,上腔静脉回流受阻,产生头面部、颈部和上肢水肿以及胸前部淤血和静脉曲张,引起头痛、头昏或眩晕。

（6）Horner 综合征:位于肺尖部的肺癌,可压迫颈部交感神经,引起病侧眼睑下垂、瞳孔缩小、眼球内陷,同侧额部与胸壁无汗或少汗,也常有肿瘤压迫臂丛神经造成以腋下为主、向上肢内侧放射的火灼样疼痛。

(三)由癌肿远处转移引起的症状

(1)肺癌转移至中枢神经系统时,可发生头痛、呕吐、眩晕、复视、共济失调、脑神经麻痹、一侧肢体无力,甚至半身不遂等神经系统症状,严重时可出现颅内高压的症状。

(2)转移至骨骼,特别是肋骨、脊椎骨、骨盆时,则有局部疼痛和压痛。

(3)转移至肝时,可有厌食、肝区疼痛、肝大、黄疸和腹腔积液等。

(4)淋巴结、锁骨上淋巴结常是肺癌转移的部位。

(四)癌肿作用于其他系统引起的肺外表现

包括内分泌、神经肌肉、结缔组织、血液系统和血管的异常改变,又称副癌综合征。

(1)肥大性肺性骨关节病:多造成上、下肢长骨远端杵状指(趾)和肥大性骨关节病,多见于鳞癌。切除肺癌后,症状可减轻或消失,肿瘤复发又可出现。

(2)分泌促性激素引起男性乳房发育,常伴有肥大骨关节病。

(3)分泌促肾上腺皮质激素样物,可引起库欣(Cushing)综合征。

(4)分泌血管升压素引起稀释性低钠血症,表现为食欲缺乏、恶心、呕吐、乏力、嗜睡、定向障碍等水中毒症状。

(5)神经-肌肉综合征:包括小脑皮质变性、脊髓小脑变性、周围神经病变、重症肌无力和肌病等。它可发生于各型肺癌,但多见于小细胞肺癌。

(6)高血钙症:可因转移而致骨骼破坏,或由异生性甲状旁腺样激素引起。高血钙可与呕吐、恶心、嗜睡、烦渴、多尿和精神紊乱等症状同时发生,多见于鳞癌。

此外,在小细胞癌和腺癌中还可见到因 5-羟色胺分泌过多所造成的类癌综合征,表现为哮鸣样支气管痉挛、阵发性心动过速、水样腹泻、皮肤潮红等。还可并发黑色棘皮症及皮肌炎、掌跖皮肤过度角化症、硬皮症,以及栓塞性心内膜炎、血小板减少性紫癜、毛细血管病性渗血性贫血等疾病。

三、诊断

(一)病史

详细询问病史,40 岁以上,长期吸烟,患有慢性呼吸道疾病,具有肿瘤家族史及致癌职业接触史者的高危人群应特别注意。

(1)呼吸道症状。如不明原因的刺激性咳嗽、隐约胸痛、血丝痰、呼吸困难、胸闷、发热等;原有慢性肺疾病者要了解近期症状有无加重,如经治疗持续 2～3 周不愈;肺结核患者经正规抗结核治疗无效,病灶有增大;反复发作同一部位肺炎等均应考虑排除肺癌可能。

(2)了解转移症状。①肿瘤胸内蔓延:如胸痛、呼吸困难、胸闷、声音嘶哑、上腔静脉阻塞、膈肌麻痹、食管受压迫、心包积液、胸腔积液等症状。②远处转移:锁骨上、颈部等淋巴结肿大;中枢神经系统转移症状,如偏瘫、癫痫发作;脊髓束受压迫,如肩背痛、下肢无力、膀胱或肠道功能失调;肝转移时有肝大及肝区疼痛。

(二)体检

(1)注意中心气道不完全阻塞时,可产生单侧局限性哮鸣音或哮吼音,在呼气及吸气相均可存在,以梗死部位听诊最为明显。当中心气道阻塞严重时,可有明显吸气性呼气困难。

(2)仔细检查颈部、锁骨及腋下是否有转移淋巴结。

(3)如发生 Pancoast 肿瘤时,可有 Horner 综合征。同侧瞳孔缩小、上眼睑下垂、眼球内陷、额部汗少伴同侧肩关节、上肢内侧疼痛及感觉异常。

(4)注意检查中枢神经系统转移,上腔静脉压迫,胸腔及心包积液、肝、骨、皮肤转移体征。

(5)肺癌肺外表现:杵状指、肥大性骨关节病体征、内分泌紊乱体征及神经肌肉综合征。

(三)实验室检查

(1)影像学检查:正侧位胸部平片、配合支气管体层像、CT 或螺旋 CT 及低剂量螺旋 CT 检查。当不能分辨胸内淋巴结或血管阴影时,可行胸部 MRI 检查。

(2)脱落细胞学检查:由气管深处咳出的痰,标本新鲜,送检应 6 次以上。

(3)支气管镜检查:可直接窥视气管及支气管内新肿物,经活检做病理检查及毛刷细胞学诊断。也可经支气管镜行肺活检(TBLB);经支气管针吸活检(TBNA),了解隆突、纵隔及肺门区淋巴结或肿物进行穿刺活检,有利于肺癌诊断分期;或经支气管镜行病变部位灌洗,查灌洗液瘤细胞及监测肿瘤标志物。

(4)其他检查:经皮活检(PTNB)、经纵隔镜及电视胸腔镜(VATS)活检、锁骨上肿大淋巴结及胸膜活检、超声引导下行肺病灶或转移灶的针吸或活检,均可取得病变组织进行病理检查,必要时可剖胸探查。

(5)核素闪烁显像:骨 γ 闪烁显像(ECT)了解有无骨转移。有条件者可行正电子发射断层显像(PET),FDG-PET 可作为肺癌的定性诊断,FDG 的标准摄入比值 SUR>2.5,以恶性病变可能性大,并可了解全身转移情况。

(6)癌标志物的检测:组织多肽抗原(TPA)、癌胚抗原(CEA)、鳞癌抗原(Scc-Ag)、细胞角蛋白(CYFRA21-1)、神经特异性烯醇化酶(NSE)、胃泌肽(GRPC)等。

(四)肺癌分期

(1)2009 年,《UICC 第七版 TNM 分期》中 T 分期、N 分期、M 分期的定义如下。

T　　原发肿瘤

T_0　　无原发肿瘤

T_1　　原发肿瘤最大径≤3 cm,局限于肺和脏层胸膜内,气管镜没有提示肿瘤累及叶支气管以上(没有累及主支气管)

　　　　T_{1a}　　肿瘤最大径≤3 cm

　　　　T_{1b}　　2 cm<肿瘤最大径≤3 cm

T_2　3 cm＜肿瘤最大径≤7 cm,或者侵犯范围符合下列之一(T_2肿瘤最大径≤5 cm,且符合以下任何一点归类为 T_{2a} 范畴)

累及主支气管,但距离隆突≥2 cm

侵犯脏层胸膜

合并肺不张或延伸至肺门区的阻塞性肺炎,但未累及全肺

T_{2b}　3 cm＜肿瘤最大径≤5 cm

T_{2b}　5 cm＜肿瘤最大径≤7 cm

T_3　肿瘤最大径＞7 cm

或者直接侵犯下列之一:壁层胸膜、胸壁(包括肺上沟瘤)、横膈、膈神经、纵隔胸膜、心包壁层

或者肿瘤位于距隆突＜2 cm 的主支气管,但未累及隆突

或者引起全肺不张或全肺阻塞性肺炎

或者原发肿瘤的同一肺叶内出现卫星结节

T_4　任何大小的肿瘤侵犯下列之一:纵隔、心脏、大血管、气管、喉返神经、食管、椎体、隆突

原发肿瘤的同侧不同肺叶出现肿瘤结节

N　区域淋巴结

N_x　区域淋巴结不能评价

N_0　无区域淋巴结转移

N_1　转移至同侧支气管周围淋巴结和(或)同侧肺门淋巴结及肺内淋巴结,包括原发肿瘤直接侵犯淋巴结

N_2　转移至同侧纵隔和(或)隆突下淋巴结

N_3　转移至对侧纵隔淋巴结、对侧肺门淋巴结、同侧或对侧斜角肌淋巴结,或锁骨上淋巴结

M　远处转移

M_0　无远处转移

M_1　远处转移

M_{1a}　原发肿瘤的对侧肺内出现转移结节

胸膜肿瘤结节或恶性胸腔积液(或恶性心包积液)

M_{1b}　远处转移(胸腔外器官)

(2)2009 年,《UICC 第七版 TNM 分期》详见表 8-1。

表 8-1　TNM 分期

分期	T	N	M
I A	$T_{1a,b}$	N_0	M_0
I B	T_{2a}	N_0	M_0
II A	$T_{1a,b}$	N_1	M_0
	T_{2a}	N_1	M_0
	T_{2b}	N_0	M_0
II B	T_{2b}	N_1	M_0
	T_3	N_0	M_0
III A	$T_{1\sim3}$	N_2	M_0
	T_3	N_1	M_0
	T_4	$N_{0,1}$	M_0
III B	T_4	N_2	M_0
	$T_{1\sim4}$	N_3	M_0
IV	$T_{任意}$	$N_{任意}$	$M_{1a,b}$

四、鉴别诊断

(一)中心型肺癌的鉴别

(1)支气管内膜结核:有明显结核中毒症状、病程较长。胸部 CT 扫描显示病变范围较广,可有多个支气管受累。表现为支气管狭窄与扩张相间,支气管内径狭窄和阻塞,而外径不增大,局部无包块。病变可呈结节性及空洞形成。痰抗酸菌呈阳性,纤维支气管镜病理显示结核改变,毛刷涂片抗酸菌阳性。

(2)肺门淋巴结核:多见于儿童和青少年。多数患者有发热等中毒症状,结核菌素试验阳性,抗结核治疗有效。有个别患者抗结核治疗 3 个月,体温未能得到控制,应积极想法取得组织病理学、细菌学诊断。

(3)气管、支气管良性肿瘤:支气管平滑肌瘤、软骨瘤、脂肪瘤、错构瘤及化学感受器瘤等。最后诊断有赖于纤维支气管镜病理活检。

(4)纵隔肿瘤及囊肿有时应与纵隔型肺癌鉴别。确定性质时首先应从肿物的部位来推测。如上纵隔肿物常见于胸腺肿瘤、主动脉瘤、胸骨后甲状腺瘤。前纵隔为皮样囊肿。中纵隔为心包囊肿、支气管囊肿、恶性淋巴瘤。后纵隔为神经元肿瘤、脂肪瘤、膈疝及食管病变。胸部 CT 扫描是非常重要的检查方法,其可了解病灶与纵隔邻近器官的关系、肿瘤密度、钙化情况等。增强 CT 扫描显示主动脉瘤与主动脉一致增强。淋巴瘤病灶对称,呈双侧肺门纵隔淋巴结肿大,有明显发热及全身症状,病情发展快。

(二)周围型肺癌的鉴别

(1)肺脓肿:起病急,中毒症状严重,寒战、高热、咳嗽、咳大量脓臭痰等症状,胸部 CT 扫描呈密度均匀的大片状阴影,伴有薄壁空洞,壁厚<3 mm,空洞多呈中央性,液平面多见;而癌性空洞壁厚>3 mm,空洞外壁不规则,或呈分叶状,内缘不光整呈结节状,空洞多数呈偏心性。

(2)浸润型肺结核结核球:多数结核患者有结核中毒症状,如低热、盗汗、乏力等。病灶一般好发于肺上叶尖段、后段和下叶背段。一般边界清,可有包膜,病灶内密度高,含有钙化,长期观察变化不大,周围有纤维结节病灶,即卫星灶,有向肺门引流增厚的支气管影。

(3)粟粒型肺结核:应与弥漫性细支气管肺泡癌鉴别。粟粒型肺结核患者年轻,有发热、全身中毒症状。X 线片显示病灶表现为细小、分布均匀、密度较淡的粟粒样结节。但确诊必须有组织学或细菌学诊断。

(4)肺部真菌感染:肺部真菌感染在肺中外带可形成单个或多个结节,结节大小不一,其边缘形成毛玻璃样改变,称之环征或晕圈征。多个结节可融合成肿块,肿块密度可以均匀或不均匀,边有浅分叶,也可有晕圈征,当病灶中心发生坏死时,可产生空洞,为确诊本病,必须做病原菌培养或组织病理检查。

(5)炎性假瘤:一般病程较长,数月至数年。炎性假瘤 X 线检查常表现为肿物密度较高而均匀,边缘清楚,无分叶,轮廓完整呈球形阴影,约钱币大小;偶有钙化及空洞,无肺门、纵隔淋巴结肿大。

(6)肺肉瘤:多数发生于肺周边,1/3 患者的瘤体较大,直径 10 cm 以上,肿物呈分叶状,边缘光整,周边少见毛刺,瘤体内可发生坏死,形成厚壁空洞。

(7)淋巴瘤样肉芽肿:为系统性血管浸润性和血管中心坏死性肉芽肿病,浸润细胞为小淋巴细胞、浆细胞、组织细胞及非典型淋巴细胞。胸部 CT 扫描显示双肺周边有结节或肿块病变,病变也可累及胸膜,产生胸腔积液。

五、治疗

(一)非小细胞肺癌(NSCLC)治疗

(1)Ⅰ期:患者首先考虑根治性手术,术后通常不需化疗或放疗。不能耐受手术或不愿意接受手术者,可应用 60Gy＋/－剂量进行根治性放疗。放疗不能达到 CR 者,可再行化疗,以预防复发和转移。

(2)Ⅱ期:患者的治疗方案,首先考虑手术治疗。如果肺功能允许,最好选择整个肺叶甚至累及的全肺切除,以预防复发和转移。术后是否需要化疗,主要根据是否切净肿瘤和有无淋巴结转移来决定。切缘未尽、细胞分化程度低、有脉管癌栓以及有肺门多个淋巴结转移或瘤细胞已突破淋巴结包膜,术后可酌情考虑放疗和(或) 6 周期左右化疗。不能耐受手术或不愿意接受手术者,可应用 60Gy ＋/－剂量进行根治性放疗。放疗不能达到完全缓解(CR)者,可结合化疗以预防复发和转移。

(3)Ⅲa 期:可手术者,应考虑以手术为主,术后辅以 6 周期左右化疗及 60Gy＋/－放疗的治疗方案。肿瘤较大和侵犯范围较广(如 T_3N_2),预估手术难以切净者,也可考虑术前化疗 2～3 周期(新辅助化疗)后再行肺叶或全肺切除,术后辅以化疗、60Gy＋/－放疗的治疗方案。但考虑全肺切除,尤其是右全肺切除时要慎重,因为切除较多有功能的肺组织易发生呼吸衰竭。术前进行新辅助化疗可缩小病灶,为手术成功创造机会,减少术后复发和转移。但会增加手术难度,甚至增加术中病死率和术后并发症。

不可手术者,但能耐受放、化疗的患者,可选择化疗(2周期)-放疗(60Gy＋/－)-化疗(2周期左右)的序贯治疗方案。也可考虑1～2周期化疗后进行同步放、化疗,这种方法有利于增加缓解率和提高疗效,但会发生食管炎和放射性肺炎等并发症。不能耐受化疗者,可给予根治性化疗。放疗剂量通常为60Gy＋/－,或根据效益风险比来决定。

(4)Ⅲb期:可耐受放、化疗,且愿意接受者,可选择化疗-放疗-化疗的序贯治疗方案。也可考虑1～2周期化疗后进行同步放、化疗。不能耐受化疗者,可考虑根治性化疗。放化疗均不能耐受者,可给予免疫和中医学治疗。

(5)Ⅳ期:以化疗为主,辅以姑息性放疗。全身状况差,无法耐受放、化疗者,可选择免疫和中医学治疗。多发转移,可耐受化疗者,可先给2周期的化疗。对治疗呈稳定反应者,可再给予4～6周期化疗。对治疗反应差,病情进展者,可采取免疫、中医学治疗及姑息支持治疗,以达到延缓肿瘤生长和转移,提高生命质量和延长生存期的目的。

存在孤立转移者,如原发灶为单个、直径小、能被彻底切除,可考虑切除原发灶或转移灶。

(二)小细胞肺癌(SCLC)治疗

治疗原则应根据SCLC的分期,采取化疗、放疗或辅以手术治疗,以期达到控制肿瘤生长,甚至预防复发和转移的目的。

(1)局限型:肿瘤局限,无肺门、纵隔和远处转移,相当于Ⅰ期NSCLC者,可选择手术,术后给予适当化疗。心肺功能差或不可手术者,可采取化疗-放疗-化疗的序贯治疗或同步放、化疗。

局限型中,病变超过上述范围,有锁骨上和前斜角肌淋巴结转移,但肿瘤局限于一侧胸腔内,无明显上腔静脉压迫,声带麻痹和胸腔积液者,可化疗2～3周期后再行放疗。化疗后肿瘤已局限,相当于Ⅰ期NSCLC者,可考虑手术。但仍有锁骨上淋巴结转移者,不适合手术。术后结合化疗和放疗可局部复发,也可考虑同步放、化疗,并给予免疫和中医学治疗。

(2)广泛型:对病变超过上述局限型范围的广泛型患者,可采用化疗为主,放疗为辅的综合治疗。化疗合并放疗可提高缓解率,并降低复发率。可先给予 2～3 周期全身化疗,肿瘤局限后再考虑放疗,然后根据肿瘤的控制情况和患者对化疗的耐受能力给予 6 周期左右的化疗。

(三)化疗

化疗原则:①严格掌握适应证,必须在有化疗经验的医师指导下治疗。②化疗时应根据患者的年龄、耐受性、病理组织类型、分子生物学检测、机体状况(KPS 评分)和器官功能状况制定。凡 KPS 评分<60 分时,化疗宜慎用。③强调根据体表面积计算药物剂量。④一般以 28 天为 1 个周期,应连续应用 2 个周期后行疗效评定,不宜随意改变化疗方案,除非 1 周期后出现病变进展或毒副反应达到Ⅲ/Ⅳ,患者不能耐受才考虑改变方案。⑤必须有化疗前 2 周内影像学检查结果、血常规和肝、肾功能检查结果。通常患者外周血白细胞计数$>4\times10^9$/L,血小板计数$>100\times10^9$/L 时可进行化疗。当低于此数值而又必须化疗者,可考虑减量或(和)用粒细胞刺激因子支持。⑥化疗前详细询问化疗药物过敏史。

(四)生物治疗方案

1.造血生长因子辅助放、化疗

粒细胞集落刺激因子(G-CSF)和粒细胞-巨噬细胞集落刺激因子(GM-CSF)可预防放、化疗治疗的血液学毒副反应,增加放、化疗的剂量,提高疗效。

重组人红细胞生成素可预防和延迟癌性贫血的发生,提高患者的一般状况。

2.细胞因子

干扰素-α(IFN-α)可与放化疗合用,提高疗效。

白细胞介素-2(1L-2)多与 LAK 细胞、DDP、肿瘤坏死因子(TNF)合用,有一定疗效。

六、并发症和转移的综合治疗

(1)气管和主支气管阻塞：可经支气管镜局部治疗，或放置内支架后外放疗和(或)后装内放疗。

(2)恶性胸腔积液：可给予胸穿抽液，注入化疗药物、免疫功能调节剂或胸腔封闭治疗。

(3)颅脑转移：有颅脑转移者，如果原发灶已控制，脑内转移只是单个病灶，可考虑手术治疗后全颅放疗或全颅放疗后结合 γ 刀治疗。对于多发或弥漫转移者，可采用全颅放疗。脑转移合并其他部位转移或肺原发灶未控制者，可考虑全颅放疗结合化疗。

(4)心包转移：心包转移引起明显心脏压塞症状时，可心包穿刺放液，也可在抽液后注入化疗药物(剂量是胸腔用量的 1/3)。

(5)腔静脉阻塞综合征：可给予脱水药、糖皮质激素、放疗和化疗，也可考虑上腔静脉内放置支架治疗。

(6)骨转移：外放疗是治疗肺癌骨转移的有效方法，此外，也可选择双膦酸盐或降钙素等阻止骨溶解的药物，并产生止痛效果。

(7)肝转移：可选用介入治疗、放疗和其他局部(如酒精和射频)处理。

第二节　肺　癌　肉　瘤

肺癌肉瘤是一种罕见的高度恶性肿瘤，由恶性上皮组织成分和间叶组织成分共同组成。

癌肉瘤可发生于肉瘤发生的任何部位，多见于子宫，亦可见于食管、唾液腺、甲状腺、胸腺、乳腺、皮肤、肺、胃、肝、胆囊、小肠、胰腺、结肠、肛门、肾、泌尿道和肾上腺。肺癌肉瘤发生率占肺部恶性肿瘤的 0.2%～0.6%。通常见于成年人，以 40～50 岁居多，男性为女性的 2 倍。

一、病理

在以往,肺癌肉瘤作为一种癌和肉瘤的复合性肿瘤,其肉瘤成分范围很广,包括纤维肉瘤、恶性纤维组织细胞瘤、平滑肌肉瘤、横纹肌肉瘤等各种恶性间叶组织成分。

肉眼观,肺癌肉瘤可分为中心型和周围型。①中心型好发于叶支气管和段支气管,较少发生于主支气管,好向管腔内生长,呈息肉状,有时见长蒂,生长较慢,可有区域淋巴结转移,但较少。少见血运转移,此型瘤体较小,外观似肉瘤,因其恶性度较低,故预后较好。②周围型起源于较小支气管,常早期侵犯肺实质,故亦称肺实质癌肉瘤,呈结节状,可多发。瘤体较大,可早期出现广泛转移,故预后极差。镜下观肺癌肉瘤可以是任何类型的癌与肉瘤以任何比例混合而成,癌的成分以鳞癌最多见,另外还可见腺癌、肺泡细胞癌、肺的大细胞癌或小细胞癌等,可以是一种或多种癌混合。肉瘤成分可以是一种或几种混合存在。

二、临床表现

中央型和周围型肺癌肉瘤表现症状和体征略有不同。中央型病程1个月至2年。常在大支气管腔内生长,一般症状出现早,患者自觉咳嗽、发热、咯血,肿块常可阻塞支气管管腔,造成阻塞性肺炎、肺不张。周围型病程1个月至半年不等。肿块位于肺实质内,部分病例可见肺门及纵隔淋巴结肿大。生长迅速,早期可无自觉症状或症状轻微,常侵犯胸膜、纵隔,表现为胸痛、咳嗽、咳痰伴痰中带血。

三、辅助检查

肺癌肉瘤的影像学特点包括肉瘤和癌的特点。

肺癌肉瘤根据生长部位的不同,分为中央型和周围型。肉瘤以周围型多见,增强扫描时有一层环形强化的不规则包膜,边界大多清晰,边缘光滑,中央为不规则、密度减低的软组织影,往往易误认为肿块的液化坏死。肺癌的CT扫描表现为边界不清、边缘不光整的肿块阴影,有分叶、毛刺征象。肺内出现圆形或椭圆形较大肿块、增强扫描肿块呈不规则环状强化、中央显示不规则密度减低区、其边界不甚规则,边缘不光整有分叶、毛刺等浸润表现时,可以认为肿块同时具有肉瘤和肺癌两种肿瘤的双重特征,应考虑肺内罕见恶性肿瘤之可能。

四、治疗

首选的治疗方式为手术治疗。为了提高生存率,术后应及时行放、化疗及综合治疗。不能手术的应采取放疗和化疗结合的综合治疗。化疗可采用含异环磷酰胺、多柔比星(阿霉素)、顺铂、吉西他滨等的方案。本病恶性程度高,预后差,主要与肿瘤的病理类型、位置、分化程度及分期有关,中央型预后好于周围型。

第三节 肺转移性肿瘤

肺转移瘤是指从全身任何部位(包括肺本身)通过各种特殊途径转移至肺部的肿瘤,是肿瘤晚期的表现,最常见的来源顺序:乳腺、结肠、胃、胰腺、肾、黑色素瘤、前列腺、肝、甲状腺、肾上腺、男性生殖器官、女性生殖器官。尸检时,因肺外实性恶性肿瘤的播散而累及肺者占肿瘤发生转移的20%～54%,约15%的病例肺是肿瘤播散的唯一部位。

在肺转移瘤的原发肿瘤中,癌占80%～85%,肉瘤占15%～20%。不同恶性肿瘤的转移倾向不同,转移至肺的发生率亦不同,其中甲状腺癌、乳腺癌、肾癌、绒毛膜癌、骨肉瘤的发生率为60%～90%;肺、肝、胃、结直肠、前列腺、子宫癌为35%～55%。以上肿瘤肺转移特点多为多发性转移。门脉系统肿瘤发生率为20%～30%,多为孤立性或局限性转移;骨肉瘤和软骨肉瘤,肺往往是其唯一的转移脏器;儿童肿瘤,如肾母细胞瘤、尤文瘤等在治疗后可发生肺转移。肺转移瘤发生率与原发肿瘤生物学行为和机体的免疫状态有关。

一、病因

肺有丰富的血管及淋巴管,是接收全部血液和淋巴流动的唯一器官,它具有致密的毛细血管网,是肿瘤细胞通过淋巴管进入静脉血时最先通过的,同时胸腔的负压作用、肺内血流速度慢,肺的凝血-纤维活性较高,这些因素共同作用,使肿瘤细胞易在肺部停留、生长、增殖,故肺是恶性肿瘤转移常见的靶器官。正如 Paget 于 1989 年提出的种子和土壤学说,肿瘤细胞和肺就相当于种子和土壤的关系。根据这一学说,目前又进行了一系列研究,提出了选择性侵袭和转移的概念。目前,对肿瘤转移机制尚未完全清楚,仍需进一步研究证实。

双重血管的解剖特点使肺成为恶性肿瘤转移最常见的器官之一。肺仅次于肝,是各种组织类型肿瘤发生转移的第 2 位常见器官。在肺转移瘤病例中,80%～90%为多发性,10%～20%为孤立性。

因循环系统不同,各脏器肿瘤的肺转移率亦不同。肺是大循环血流最后必经的滤过器,是全身血液汇入上下腔静脉后必须流经的脏器,其丰富的毛细血管形成过滤器,能防止肿瘤细胞通过,使肿瘤细胞在毛细血管内停留,通过侵袭、增殖,形成转移性肿瘤,因此以肺作为第一滤过器的原发肿瘤,肺转移瘤较高。发生在门脉系统以肝脏为第一滤过器的原发肿瘤,如胃癌、胆囊、胰腺肿瘤,发生肺转移的比率较低。

肺转移瘤的转移途径包括 4 种,即血行转移、淋巴结转移、直接浸润和气道种植。这几种不同转移途径可单独发生,亦可同时发生。转移途径与原发肿瘤生物学特性、解剖部位密切相关。肺转移方式可有肿瘤微栓塞转移、肺实质转移、气管或支气管内转移。

(一)血行转移

血行转移是肿瘤肺转移的最常见方式。血行转移的途径可分为以下几种情况。

(1)肿瘤细胞经上腔或下腔静脉入右心循环至肺。

(2)腹内脏器肿瘤经门静脉通过下腔静脉入肺。

（3）由淋巴循环到胸导管,进入锁骨下静脉或颈静脉,再循环入肺。

（4）肺癌直接侵犯静脉,入左心循环,经支气管动脉入肺。

（5）肝癌由肝部静脉入下腔静脉入肺。

（6）结直肠癌虽属门脉系统引流,但结直肠癌可经直肠静脉丛、椎骨静脉丛入下腔静脉入肺。

（二）淋巴结转移

肿瘤细胞通过侵袭周围组织后进入淋巴管内形成瘤栓,经输入淋巴管进入局部淋巴结,在淋巴结实质内生长;少部分肿瘤细胞越过淋巴结,进入输出淋巴管,可引起第二站淋巴结转移;或通过淋巴静脉交通支,经胸导管入血循环,引起肺转移。有时血行、淋巴结转移可同时发生。

淋巴结转移的具体途径:①肿瘤细胞经腹腔动脉干淋巴结、腹膜后淋巴结转移至肺门、纵隔淋巴结,再进入肺内淋巴管而形成转移灶,这是淋巴结转移的常见途径;②胸腔肿瘤也可通过后纵隔、食管旁淋巴结途径向肺内转移;③个别情况也可跳跃或逆行转移;④极少数情况下,淋巴管内的瘤栓可停留在大支气管黏膜下的淋巴管内。常引起淋巴结转移的原发肿瘤有胃、胰腺、卵巢、乳腺、前列腺、甲状腺肿瘤等。

（三）直接浸润性肺转移

邻近肺的恶性肿瘤可直接浸润至肺部,这是肺转移较少的一种方式。如胸壁、胸膜、纵隔或膈下的恶性肿瘤、食管癌、恶性淋巴瘤、肝癌、恶性胸腺瘤、乳腺癌等。

（四）气道种植性转移

多见于支气管肿瘤,肿瘤由原发部分经支气管向其余肺或对侧肺种植,形成转移;还可见于一部分细支气管肺泡癌,黏液中的癌细胞随着气管、支气管内气体流动而发生肿瘤肺转移。

二、病理

（一）大体特点和部位

转移性肿瘤多位于外周,边缘清楚,纤维支气管镜检查触之较硬,痰细胞学检查阳性率较低,通常表现为多发、双侧肺结节,但也可表现为单个肿块,最常见于下叶。

根据来源部位、组织病理学类型不同,肉眼形态有所不同。体积上,从小的粟粒样改变(如恶性黑色素瘤、卵巢癌、生殖细胞肿瘤),到大的融合的"炮弹样"肿块(如肉瘤、肾细胞癌)。转移性腺癌通常质硬,色灰褐或灰白,伴有坏死和出血区。胃肠道、胰腺、乳腺、卵巢等分泌黏液的腺癌切面湿润、发亮、黏滑,呈灰褐色,有光泽。转移性结肠癌常有广泛的坏死,可有空洞形成。转移性鳞癌表面灰色、干燥,伴有点状坏死区。肾细胞癌通常为黄色结节。转移性肉瘤和恶性淋巴瘤质地较硬,表面呈灰色,有光泽的"鱼肉样"改变。转移性血管瘤可呈暗红色,有出血区。恶性黑色素瘤可呈黑色。

(二)病理组织学特点

肺转移瘤的病理组织学类型,依据原发肿瘤分类,约80%的转移瘤病理与原发瘤基本相同。转移性肿瘤在肺内播散形式对于判断原发肿瘤的起源部位帮助不大。转移性瘤栓(例如,肉瘤等)可阻塞肺动脉干或表现为多个瘤栓(例如,乳腺、胃等)。转移性肿瘤也可表现为支气管腔内单个或多个息肉样病变(例如,头颈部、乳腺、肾等部位);由淋巴管播散至肺间质导致增厚改变(如,肺、乳腺、胃肠等);可有空洞性病变(如,鳞癌、肉瘤、畸胎瘤等);还可表现为腹膜多发结节或弥漫性肺实变区,类似肺炎(如,胰腺、卵巢等)。有些腺癌具有独特的组织病理学特征。例如,结肠癌具有筛状结构,坏死伴有核碎片也是常见特征。肾细胞癌具有排列成巢的透明细胞。

(三)免疫组化

免疫组化是鉴别转移瘤与原发瘤最有价值的手段。例如,大约80%的原发肺腺癌表达TTF-1,甲状腺肿瘤也表达TTF-1,但甲状腺肿瘤胞质内甲状腺球蛋白高表达,这在原发性肺肿瘤中缺乏,这对于鉴别原发肺肿瘤与甲状腺瘤肺转移是有帮助的。原发肺腺癌,常有CK7和不等的CK20(胞质)表达阳性,除非有黏液分泌,而结肠腺癌显示胞质CK20阳性/CK7阴性及CDX-2阴性;乳腺肿瘤ER阳性,而原发肺肿瘤常为阴性;肾转移肿瘤通常AE1/AE3、CK7阳性,胞质内波形蛋白(Vimentin)强阳性;卵巢转移癌通常 CA125、N-钙黏着蛋白(cadherin)、波形蛋白、ER 和抑制素表达阳性,而 CEA 阳性;原始神经外胚叶肿瘤转移至肺通常表达 CD99。

三、临床表现

大多数肺转移瘤患者无特异性临床症状或症状轻微,常在胸部体检或在原发肿瘤治疗后复查时发现。约 1/3 的患者发生肺转移可出现不典型症状,如咳嗽、咳痰、咯血、胸闷、胸痛及气短等症状,后期可有气短、低热、清瘦等症状。

肺转移瘤的临床症状随转移部位的不同而不同,若转移瘤发生在肺间质且为孤立性结节时,常无临床症状;少数支气管腔内转移者症状类似原发支气管肺癌,可致咳嗽、咯血、气短、阻塞性肺炎等症状及体征。有胸膜侵犯的患者,可有胸痛;若同时伴有纵隔淋巴结转移,患者可表现为声音嘶哑、上腔静脉综合征、膈肌麻痹、呼吸困难和进食梗阻等症状。

不同原发肿瘤生物学特性不同,肺转移瘤发生的时间亦不同,肿瘤转移的发生时间多在原发癌治疗后的 7 个月到 3 年间,从原发肿瘤诊断到肺部症状出现时间的主要相关因素有转移途径、原发肿瘤性质、患者检查和确诊是否及时等。

四、辅助检查

(一)影像学检查

大多数肺转移瘤患者无明显的临床症状,检出肺转移瘤几乎完全依赖影像学检查,X 线、CT 和 MRI 检查是最常用的手段,目前 PET-CT 检查也越来越多地应用。

胸部 X 线片检查是最常用的肿瘤复查手段,可检查出 30％～50％的肺转移瘤。肺转移瘤 X 线片表现为边缘光滑、清楚的圆形结节,结节呈单发或多发,有时亦可表现为边缘模糊的不规则片状影。75％以上的肺转移瘤为多发病灶,多累及双肺;82％～92％的病灶位于肺外带,下叶多于上叶,右肺多于左肺。转移结节的密集程度、生长速度与原发肿瘤的性质有关。例如,甲状腺可形成大小相仿、弥漫密集的双肺转移结节,但结节增长较慢;而绒癌的肺转移结节增长快,1个月可增长1倍。

CT检查是目前诊断肺转移瘤最敏感、最有效的方法,能发现X线检查不易观察到的部位的转移灶、小转移灶,CT扫描检出的双肺多发结节有73％为转移瘤。肿瘤细胞经血行转移至肺间质,表现为边缘清楚、光滑的结节;但也可侵入肺泡,破坏肺实质,表现为边缘不规则的结节。CT的形态与原发肿瘤有关。

有的学者将肺转移瘤进行了X线检查特点的分型,便于临床对肺转移瘤的诊断、鉴别诊断和治疗。

1.结节型

通常是肺小动脉和小静脉内的瘤栓所致,可为单发或多发结节,临床常将病灶分为单发型结节和多发型结节,半数以上为多发型结节。某些肿瘤易发生单发结节灶,如结肠癌、骨肉瘤、肾癌、乳腺癌等。X线片表现为单个结节,边界清楚,密度均匀,个别转移结节有特征性表现,如肾癌转移结节可呈"炮弹样"阴影。有时多发结节可为粟粒型,与粟粒型肺结核、细支气管肺泡癌类似,有的学者将其定义为粟灶型肺转移瘤。主要见于血管丰富的肿瘤,如肾癌、甲状腺癌、肝癌、绒癌、骨肉瘤等。X线片表现为弥漫分布的颗粒状阴影,多位于中下肺野。

2.淋巴管型

为淋巴道转移的特征,癌性淋巴管炎指肿瘤细胞在肺的淋巴管内生长,占35％～55％。常见于乳腺癌、胃癌、鼻咽癌、胰腺癌、肺癌等。影像学表现为首先出现肺门浓密阴影,然后向肺野放射性扩散,呈向心性分布,从肺门至末梢呈网状阴影,以下肺为多,可见散在颗粒状影、支气管肥厚、管腔狭窄,可伴有肺门淋巴结肿大、胸腔积液。

3.肺动脉内瘤栓型

常和淋巴管型混合存在,也可单独出现,常见于乳腺癌、胃癌和肝癌。影像特点为X线片正常或仅见肺动脉扩张,右心房扩大,高分辨CT或MRI检查有时可观察到肺动脉瘤栓。

4.支气管内型

肿瘤的支气管内转移少见,多为晚期表现,可能因肿瘤细胞经支气管动脉播散至支气管黏膜所致。影像学表现与原发中心型肺癌相仿,可见气管或支气管狭窄、肺不张等。

5.胸膜播散型

本型一般不伴有胸内淋巴结转移,常沿腹膜后向胸腔转移,影像表现为胸膜结节、胸腔积液。如原发性肺癌胸膜转移可见肺内、胸内淋巴结转移。

6.混合型

上述 2 种或 2 种以上类型同时存在称为混合型,通常为淋巴和血行混合转移的表现。影像表现无一定特征性,可表现为肺门或纵隔淋巴结肿大、支气管播散、胸腔积液等。

7.其他少见类型

空洞型,主要见于头颈部、食管和女性生殖系统鳞癌。影像学表现为各种形态、大小不一的空洞,洞壁厚薄各异,内面光滑,偶有液平,空洞破裂可产生气胸。钙化型较为罕见,多为骨肿瘤转移。

(二)病理学检查

1.细胞学

肺转移瘤细胞学检查阳性率远低于原发性肺癌,痰脱落细胞学检查的阳性率为 5%～21%,且不能明确辨别是原发还是转移灶的脱落细胞。一般来说,支气管内膜转移或 X 线片表现为淋巴管型者阳性率相对较高。肺转移瘤常伴胸膜转移和胸腔积液形成,胸腔积液的脱落细胞学阳性率稍高,约为 59%。

2.组织学

纤维支气管镜除用于诊断原发性肺癌外,对肺转移瘤的诊断同样有很高的价值,对支气管内膜转移及弥漫性肺间质转移的患者阳性率较高,尤其对有肺不张及阻塞性炎症者更为适用。纤维支气管镜检查刷片阳性率可达 50%,活检阳性率为 70%～85%。

经皮肺穿刺可在 CT 引导下或 B 超引导下行针吸活检,适用于贴近胸壁的周围型肺转移瘤灶,是一项创伤轻微的诊断手段,阳性率为 80%～90%。

目前,随着胸腔镜的广泛应用,胸腔镜肺结节活检术越来越多地应用于肺转移瘤的诊治中。胸腔镜主要适用于诊治位于胸膜或肺外周的瘤灶,具有诊断和治疗双重目的,阳性率可达 100%。胸腔镜的缺点在于其不能切除深部瘤灶,胸腔粘连严重时无法行胸腔镜。开胸探查活检并做瘤灶切除,有诊断和治疗双重意义,但损伤较大。

(三)实验室检查

当原发肿瘤灶不明时,可进行外周血或胸腔积液肿瘤标志物测定,某些肿瘤标志物有助于诊断及鉴别诊断。如 CYFRA-21-1 阳性伴 CA50 或 CA199 提示非小细胞肺癌转移;AFP 升高提示肝癌、睾丸癌或其他生殖细胞肿瘤;CEA 升高提示大肠癌、胃癌、胰腺癌、乳腺癌等;β-HCG 升高提示绒癌和生殖细胞癌;CA199 升高提示胰腺癌、胆囊癌等;ACP、PSA 提示前列腺癌;NSE 与小细胞癌有关;SCC 提示肺、食管和宫颈鳞癌;TTP-1 和 SP-B 是腺癌的特异性标志物。

五、诊断与鉴别诊断

(一)诊断

肺转移瘤的诊断主要依靠 X 线片、胸部 CT、MRI 或 PET 等影像学诊断,并结合原发肿瘤的病史,部分患者可通过痰细胞学检查、肺穿刺、纤维支气管镜、剖胸探查获得细胞学或组织学诊断。

(二)鉴别诊断

1.原发性肺癌

单发结节型肺转移瘤,应与原发肺癌鉴别。若有肺外肿瘤病史,其后出现肺内孤立性结节,应首先考虑肺转移瘤。如原发肿瘤是肉瘤或恶性黑色素瘤,肺内结节多为转移性;如原发肿瘤为鳞癌或腺癌,则需根据检查进一步鉴别。原发性肺癌痰细胞学 40% 阳性,多为一侧单发,可有分叶、毛刺,肺门、纵隔常有淋巴结肿大;肺转移瘤痰细胞学阳性率极低,常为多发、球形,少有肺门、纵隔淋巴结肿大。

2.肺结核

转移性肺癌与粟粒性肺结核有时难以鉴别。肺结核患者可具有明显的中毒症状,发热、咳嗽、盗汗、气短、乏力、结核菌素试验阳性;X线片显示结节分布均匀,大小、形态一致,边缘清楚。

3.肺部其他良性病变

肺转移瘤也需与肺真菌感染、肺炎性假瘤及其他良性肿瘤鉴别。肺真菌病可有咳嗽、咳痰等呼吸道症状,痰细胞学检查厌氧菌培养可发现致病菌,X线、CT扫描可表现为弥漫性结节,点状或片状浸润,CT扫描可有一些特殊表现,如晕轮征、新月形、空洞影、真菌球等。

炎性假瘤临床上多无症状,也可有发热、胸痛、血痰等症状,CT扫描上表现为边缘光滑、呈球形高密度灶,密度均匀;有的病灶中心部较周边部密度低,少部分中央可有钙化,有的炎性假瘤周围部增强。

其他肺部良性肿瘤,如错构瘤、软骨瘤等,特点是病程长,无症状。X线片显示边缘光滑、密度均匀,病灶中可有钙化。

六、外科治疗与综合治疗

(一)外科治疗

对于经过严格选择且无肺外转移者,手术切除可延长生存期,对那些广泛转移并有临床症状者,外科治疗可缓解临床症状。肺转移瘤的手术属于姑息性手术范畴,以局部切除或楔形切除病灶为宜,尤其是双侧转移。当病灶位于近肺门处时,部分病例可选择肺叶切除,全肺切除不予考虑。

1.手术适应证

(1)原发灶已得到控制或能够被控制,没有肺外其他部位的转移。

(2)肺转移瘤无论是单个或多个转移,单侧或双侧肺转移,估计可完全切除。

(3)根据原发肿瘤生物学特点无其他有效的治疗方法。

(4)引起出血、阻塞性病变等,内科治疗无效。

(5)适当的心肺功能,能耐受拟行的手术方式和切除范围,手术风险是可以接受的。

(6)全面考虑有无纵隔淋巴结转移、转移瘤的数目、转移范围、无瘤间期、肿瘤倍增时间、原发灶的组织学类型等影响预后的因素。

2.手术方式

(1)开胸手术：肺转移瘤的手术方式按病灶的部位、大小、范围而定，以部分切除、楔形切除为主，部分病例可选择肺叶切除，尽量避免行全肺切除。一般在肺转移瘤手术中并不强调淋巴结清扫，如有可疑转移的淋巴结应予摘除。切口选择：对于单侧转移可选择常规的前外侧或后外侧切口；对于双侧转移，可选择胸骨正中劈开（目前已较少采用），也可考虑同期或分期双侧开胸手术。

(2)电视胸腔镜手术：胸腔镜手术治疗肺转移瘤较开胸手术有一定的优势，手术出血量少、创伤小、恢复快、对呼吸功能影响小。胸腔镜手术对于双肺转移瘤可行一期手术切除。

(二)综合治疗

1.化疗

肺转移瘤患者多数已有微小转移灶播散全身，化疗可将微小病灶消灭，术前化疗还可减少术中播散的可能。肺转移瘤的化疗一般多采用联合化疗，用药原则基本上与各种原发肿瘤相同，应尽量选用对原发肿瘤单药疗效高、毒副作用各异、相互增效、互不拮抗、不产生交叉耐药的3～4种药物组成联合化疗方案，并选用合适剂量、合理用药间歇，以获得最佳疗效和最小毒副作用。发生肺转移意味着肿瘤已进入晚期，需要综合治疗，手术治疗只是其中一部分，一般来说，手术或放疗等局部治疗以安排在化疗2个疗程间为好。对化疗敏感的原发性肿瘤，如绒癌、生殖源性肿瘤、皮肤癌、小细胞癌，某些肉瘤等所致的肺转移瘤，即使不做手术，化疗亦有较好的疗效。

2.放疗

肺转移瘤的放疗适应证：①肿瘤对放射线敏感；②肺转移灶数为1～2个；③不适宜手术或不愿手术者；④一般情况好，无其他部位转移者。放疗还有缓解压迫、抑制疼痛的作用，可用于气管、食管受压或有疼痛的患者。近年来，多主张适形放疗，而不采用全肺放疗。对放疗高度敏感的有 Wilms 肿瘤、Ewing 肉瘤、睾丸精原细胞瘤等;乳腺癌、头颈部肿瘤的肺转移对放疗也有一定敏感性。

3.介入治疗

介入治疗主要有支气管动脉灌注化疗、肺动脉灌注化疗、支气管动脉栓塞、肺动脉栓塞及新开展的单侧隔离肺灌洗治疗。

介入治疗的适应证:①肺转移瘤诊断明确;②因各种原因不宜行手术治疗;③无介入治疗禁忌证。

4.生物免疫治疗

采用干扰素、白细胞介素、胸腺素等免疫治疗,对肺转移瘤均有一定疗效,化疗与生物治疗联合治疗肺转移瘤等晚期肿瘤,正越来越多地应用于临床。近年来,肿瘤靶向治疗有了迅速发展,靶向药物可特异性地与肿瘤表面某些受体结合,或作用于生长因子受体的蛋白激酶,或可干扰信号传导通路,或可抑制血管生成等,为肿瘤的治疗提供了新的治疗途径,目前对一些晚期肿瘤的治疗取得了较好的疗效。如曲妥珠单抗治疗乳腺癌,贝伐珠单抗治疗肠癌、乳腺癌,吉非替尼治疗晚期非小细胞肺癌,索拉非尼治疗晚期肾癌等。

七、预后

恶性肿瘤肺转移表明肿瘤已属晚期,预后差,但一些肿瘤经积极治疗,仍能取得一定的疗效,延长患者的生命。外科手术是治疗肺转移瘤的重要手段,但只能起到姑息治疗作用,手术适应证要根据原发肿瘤的组织学类型及化疗是否有效判断。有些肿瘤发生肺转移,如食管癌、胃癌、胰腺癌、前列腺癌等,是不适宜手术的。影响肺转移瘤预后的因素主要有以下几方面:①原发肿瘤是否已根治;②原发肿瘤的组织学类型,对化疗敏感的肿瘤预后好;③无病间隔期(DFI);④是否伴有肺门、纵隔淋巴结转移;⑤肿瘤的生物学侵袭性:肺转移灶的大小、数量;⑥其他因素,如转移部位、患者体质等。

第九章

食管良性疾病

第一节　先天性食管闭锁

先天性食管闭锁及气管食管瘘发生率占消化道畸形的第 3 位,仅次于肛门直肠畸形和先天性巨结肠,我国发生率为 2000～4500 个新生儿中有一例,与国外近似。由于小儿外科技术的发展,其手术成功率逐渐增高。

一、病因

食管与气管在胚胎初期共同由前肠发生形成,若胚胎在前 8 周发育异常,分隔、空化不完全即可引起不同类型的畸形,有人认为可能是血管异常,前肠血供减少,导致闭锁。临床上,高龄产妇、低体重儿易于发生,1/3 为早产儿。

二、病理与分型

先天性食管闭锁常与食管气管瘘同时存在,约占 90%,临床多采用 Gross 法将食管闭锁分为 5 种类型。

A 型——食管远、近段均闭锁,无食管气管瘘。一般位于 T_3 ～ T_4 水平,占 4%～8%。

B 型——食管近段与气管交通,食管远段呈盲端,两段距离较远,占 0.5%～1%。

C 型——食管近段闭锁,远段与气管交通,其相通点一般在气管分叉处或其稍上处。此型最多见,占 85%～90%以上。

D 型——食管远近两段均与气管相通,此型极少见,占 1%。

E 型——食管无闭锁,但有气管食管瘘,又称 H 型,占 2%～

5%。以上几种病理情况均可引起胃液或口腔分泌液和乳液反流入气管，导致吸入性肺炎。食管闭锁常同时合并其他先天畸形，A 型最易发生，以合并先天性心脏病、肠闭锁、肛门闭锁最常见，其次为泌尿生殖系统等畸形。

三、临床表现

由于食管闭锁，胎儿时不能吞咽羊水，故患儿母亲常有羊水过多史。出生后患儿即有唾液不断从口腔溢出，呼吸不畅伴呼噜声，喂奶时呛咳、呕吐甚至出现气促、青紫等症状。有气管瘘者因大量气体进入胃内，腹胀明显。常有脱水和消瘦，很易继发吸入性肺炎，发生率高达 75%。如得不到及时诊治，常在 3～5 天内死亡。

四、辅助检查

主要通过 X 线检查协助诊断。

（一）胸腹部平片

上纵隔囊样透亮影，侧位位于颈胸椎前方，为上段食管闭锁盲袋；大多数有气腹存在，为气管与食管交通所导致；吸入性肺炎的征象；其他，如心血管、骨骼、消化道等畸形。

（二）透视

插入不透光的鼻胃管，导管插入闭锁食管时折返，借此可确定闭锁位置。

（三）碘油造影

可显示气管与食管间有无交通，忌用钡剂，避免增加吸入性肺炎的危险性。

五、诊断

母亲有羊水过多史，新生儿有口吐白沫、出生后每次喂奶均有呕吐或呛咳、青紫等现象，或伴有其他先天畸形，均应考虑本病。可通过 X 线检查，插胃管，碘油造影，食管镜、气管镜等检查进一步确诊。

六、鉴别诊断

此病的临床表现常为许多其他疾病所共有，因此需要细致鉴别。

（一）新生儿肺炎

先天性食管闭锁存在气管-食管瘘，反流的消化液易阻塞气道，刺激肺组织导致严重换气功能障碍。临床上主要表现为气促、青紫、呛咳、口腔分泌物多，易误诊为新生儿肺炎。

（二）肠梗阻

先天性食管闭锁存在气管-食管瘘，吸入的气体进入胃肠道而引起腹胀，临床上容易误诊为肠梗阻。胃管插入盘曲的食管中，易造成已达到胃内的假象。

七、治疗

早期诊断及治疗是治疗成功的关键，术后护理极为重要。

（一）一般治疗

包括保暖、给氧、禁食、吸引咽部食管内积液、纠正脱水、控制感染，以及静脉营养、输血等支持治疗。

（二）手术治疗

由于不能进食，患儿一般情况较差。手术时可出现血流动力学紊乱及代偿能力低，术前需积极改善。手术包括一期食管行端端吻合术和食管气管瘘结扎术。病情严重者可做缓期手术和分期手术（先结扎气管瘘，做胃造口术，再二期吻合）。先天性食管闭锁患儿均为新生儿，呼吸储备少，开胸手术操作对生理干扰较大。麻醉方法首选气管插管静脉复合全麻。术中可出现患儿体温下降，注意保暖，手术室温度应预热并维持在 37 ℃。

八、预后

患儿畸形的类别、食管两段间的距离、有无其他严重畸形、有无肺部合并症、护理是否得当及患儿的一般情况好坏与预后关系密切。良好的术后监护对术后患者尤为重要，包括保暖、呼吸循环监测、营养支持等。重症肺炎是患儿死亡的主要原因。随着早期诊断，手术及监护水平的不断提高，食管闭锁患儿存活率可达 80%。

第二节　反流性食管炎

反流性食管炎是由胃、十二指肠内容物反流入食管引起的食管炎症性病变,内镜下表现为食管黏膜的破损,即食管糜烂和(或)食管溃疡。反流性食管炎可发生于任何年龄的人群,成人发病率随年龄增长而升高。西方国家的发病率高,而亚洲地区发病率低。这种地域性差异可能与遗传和环境因素有关。近20年全球的发病率都有上升趋势。中老年人,肥胖、吸烟、饮酒及精神压力大者是反流性食管炎的高发人群。

一、病因

引起反流性食管炎的先决条件是胃内容物越过下食管括约肌(lower esophageal sphincter,LES)反流至食管内,而食管本身不能将反流物尽快地清除,造成胃内容物在食管内的长时间滞留。胃内容物中的损伤因素,如胃酸、胆汁酸、胃蛋白酶等对食管黏膜的损伤而导致反流性食管炎。

二、发病机制

反流性食管炎发病的病理生理基础是食管、胃运动动力障碍,包括食管体部的运动功能、LES功能及胃运动功能障碍。引起这些功能障碍的原因除了解剖结构的异常(如食管裂孔疝)外,某些疾病(如糖尿病)、药物(如平滑肌松弛药)和食物(如高脂食物、巧克力、咖啡)都可能导致 LES 功能障碍,引起反流。

三、临床表现

胸骨后烧灼感或疼痛:为本病的主要症状。症状多在进食后1小时左右发生,半卧位、躯体前屈或剧烈运动可诱发,在服抗酸药后多可消失,而过热、过酸食物则可使之加重。胃酸缺乏者,烧灼感主要由胆汁反流所致,故服抗酸药的效果不著。烧灼感的严重程度不一定与病变的轻重一致。严重食管炎尤其是在瘢痕形成者,可无或仅有轻微烧灼感。

（一）胃食管反流

每于餐后、身体前屈或夜间卧床睡觉时,有酸性液体或食物从胃、食管反流至咽部或口腔。此症状多在胸骨后烧灼感或烧灼痛发生前出现。

（二）咽下困难

初期常可因食管炎引起继发性食管痉挛而出现间歇性咽下困难。后期则可由于食管瘢痕形成狭窄,烧灼感和烧灼痛逐渐减轻而为永久性咽下困难所替代,进食固体食物时可在剑突处引起堵塞感或疼痛。

（三）出血及贫血

严重食管炎患者可出现食管黏膜糜烂而致出血,多为慢性少量出血。长期或大量出血均可导致缺铁性贫血。

四、并发症

本病除可致食管狭窄、出血、溃疡等并发症外,反流的胃液尚可侵蚀咽部、声带和气管而引起慢性咽炎、慢性声带炎和气管炎,临床上称之为 Delahunty 综合征。胃液反流和吸入呼吸道尚可致吸入性肺炎。近年来的研究已表明,胃食管反流与部分反复发作的哮喘、咳嗽、夜间呼吸暂停、心绞痛样胸痛有关。

五、病理改变

（1）肉眼可见食管黏膜充血、水肿,脆而易出血。

（2）急性食管炎时黏膜上皮坏死脱落,形成糜烂和浅表溃疡。严重者整个上皮层均可脱落,但一般不超过黏膜肌层。

（3）慢性食管炎时,黏膜糜烂后可发生纤维化,并可越过黏膜肌层而累及整个食管壁。

（4）食管黏膜糜烂、溃疡和纤维化的反复形成,则可发生食管瘢痕性狭窄。显微镜下可见鳞状上皮的基底细胞增生,延伸至上皮的表面层,并伴有血管增生,固有层有中性粒细胞浸润。

（5）在食管狭窄者,黏膜下或肌层均有瘢痕形成。严重食管炎者,黏膜上皮的基底被破坏,且因溃疡过大,溃疡边缘的鳞状上皮细胞无法通过上皮化生修复溃疡,而呈柱状上皮化生,称为 Barrett 食管。发生于 Barrett 上皮的溃疡称为 Barrett 溃疡。

六、诊断与鉴别诊断

反流性食管炎的诊断基于:①有反流症状;②胃镜下发现反流性食管炎表现;③食管过度酸反流的客观证据。如患者有典型的烧心和反酸症状,可做出反流性食管炎的初步临床诊断。胃镜检查和发现有反流性食管炎(RE)并能排除其他原因引起的食管病变,本病诊断可成立,对有典型症状而内镜检查阴性者,监测 24 小时食管pH,如证实有食管过度酸反流,诊断成立。

由于 24 小时食管 pH 监测需要一定仪器设备且为侵入性检查,因此,常难于在临床常规应用。因此,临床上对疑诊为本病而内镜检查阴性患者常应用质子泵抑制药(PPI)做试验性治疗,如有明显效果,本病诊断一般可成立。对症状不典型患者,常需结合胃镜检查、24 小时食管 pH 监测和试验性治疗进行综合分析来做出诊断。

虽然反流性食管炎的症状有其特点,临床上仍应与其他病因的食管病变(如真菌性食管炎、药物性食管炎、食管癌和食管贲门失弛缓症等)、消化性溃疡、胆道疾病等相鉴别。胸痛为主要表现者,应与心源性胸痛及其他原因引起的非心源性胸痛进行鉴别。还应注意与功能性疾病,如功能性烧心、功能性胸痛、功能性消化不良进行鉴别。

七、疾病分级

依据内镜下食管黏膜损伤的程度,将反流性食管炎分为 A、B、C、D 四级。

A.1 处或 1 处以上食管黏膜破损,长径<5 mm。

B.1 处或 1 处以上食管黏膜破损,长径>5 mm,但没有融合性病变。

C.有黏膜破损和融合,但不超过食管环周的 75%。

D.有黏膜破损和融合,至少超过食管环周的 75%。

八、治疗

反流性食管炎治疗的目的是愈合食管炎、快速缓解症状、减少复发、提高生命质量。

（一）一般治疗

生活习惯的改变是反流性食管炎治疗的基础，少食，每餐吃八成饱。抬高床头 15～20 cm 可减少卧位及夜间反流，睡前不宜进食，白天进餐后不宜立即卧床。以下措施可减少反流：戒烟、禁酒、降低腹压、避免系紧身腰带、肥胖者减轻体重，避免进食巧克力、咖啡、刺激性及高脂肪食品等。避免使用减低胃食管动力的药物，如抗胆碱能药、三环类抗抑郁药、多巴胺受体激动药、钙离子拮抗药、茶碱、β_2 肾上腺素能受体激动药等。

（二）药物治疗

1.抗酸治疗

反流性食管炎根本上是动力障碍性疾病，阻止胃内容物反流是治疗的关键，但迄今为止，抗反流的促动力药物疗效不理想，而质子泵抑制剂（proton pump inhibitor，PPI）能迅速缓解症状，治愈食管炎，因而抗酸治疗是目前治疗反流性食管炎的最主要方法。常规用 H_2 受体拮抗药（H_2-receptor antagonist，H_2RA）对空腹和夜间胃酸分泌抑制明显，可缓解多数患者的症状，但对 C 级以上的 RE 愈合率差。该类药物对餐后酸分泌抑制作用弱，且有快速抗药反应，故仅用于 A/B 级食管炎患者。强力抗酸药 PPI 可产生显著而持久的抗酸效果，缓解症状快，食管愈合率高，可用于所有的反流性食管炎的患者。常用的药物有奥美拉唑（40 mg/d），雷贝拉唑（20 mg/d），兰索拉唑（40 mg/d）等。反流性食管炎患者需用 PPI 的剂量为消化性溃疡治疗量的 2 倍，疗程至少 8～12 周。PPI 治疗食管炎 8 周的愈合率约为 90%。治疗 8 周后需要复查胃镜，了解食管炎的愈合情况，如食管炎未完全愈合，则疗程要延长至 12 周。

2.促动力药

促动力药有一定的治疗作用，但单独使用疗效差，其不良反应也限制了它们的应用。

3.其他

抗酸药可中和胃酸,常用的药物是含有铝、镁、铋等的碱性盐类及其复合制剂,可用于解除症状。铝碳酸镁有吸附胆汁的作用,能保护食管黏膜,有利于食管炎的愈合。

4.维持治疗

PPI 几乎可以愈合所有的食管炎,但停药 6 个月后的复发率达80％,反流性食管炎必须进行维持治疗。PPI 维持治疗的效果优于H_2RA和促动力药,维持治疗药物用量无统一标准,多用常规剂量的 PPI。根据病情选择用药,即出现症状后患者自己服药至症状被控制是不错的选择,能减少患者的用药量并节省费用,应选用起效快的 PPI。

（三）内镜治疗

不少患者停药后复发,需要长期服药。内镜治疗获得令人鼓舞的效果,但长期疗效和并发症还需进一步随访观察,方法包括射频能量输入法、注射法和折叠法,适应证为需要大剂量维持的患者,禁忌证有 C 级或 D 级食管炎、Barrett 食管、直径＞2 cm 的食管裂孔疝、食管体部蠕动障碍等。

（四）预防

（1）忌酒戒烟:由于烟草中含尼古丁,可降低食管下段括约肌压力,使其处于松弛状态,加重反流;酒的主要成分为乙醇,不仅能刺激胃酸分泌,还能使食管下段括约肌松弛,是引起胃食管反流的原因之一。

（2）少量多餐,吃低脂饮食,可减少进食后反流症状的频率。相反,高脂肪饮食可促进小肠黏膜释放胆囊收缩素,易导致胃肠内容物反流。

（3）晚餐不宜吃得过饱,避免餐后立刻平卧。

（4）肥胖者应该减轻体重。过度肥胖者腹腔压力增高,可促进胃液反流,特别是平卧位更严重,应积极减轻体重以改善反流症状。

（5）保持心情舒畅,增加适宜的体育锻炼。

（6）就寝时床头整体宜抬高 10～15 cm,对减轻夜间反流是个行之有效的办法。

（7）尽量减少增加腹内压的活动，如过度弯腰、穿紧身衣裤、扎紧腰带等。

（8）应在医师指导下用药，避免乱服药物产生不良反应。

第三节　食　管　憩　室

食管憩室是指食管壁的一层或全层从食管腔内局限性向食管壁外突出，形成与食管腔相连的覆盖有上皮的囊状突起。食管憩室是一种后天性疾病，可以单发，也可以多发，部位不定，在食管的任何部位均可发生，几乎都见于成年人。按其最常见的发生部位可分为以下 3 种：①咽-食管结合部；②食管中段水平；③食管的膈上及膈下水平面。其中发生于咽-食管结合部的憩室最为多见，而食管中段水平的憩室最少见，食管的膈上及膈下水平面的憩室居于两者之间。食管憩室所产生的临床症状程度以及食管钡餐造影检查时憩室的形态和大小与憩室的大小、开口的部位、是否存留食物及分泌物等有关，大多数症状轻微且不典型。先天性食管憩室极为罕见，可将其视为食管的变异和消化道重复畸形。

一、概述

（一）分类

1.按憩室壁厚度和形成机制分类

按发病机制将食管憩室分为牵引型和膨出型两种类型。但有些病例可以两种类型并存。

（1）牵引型憩室：系指肺门淋巴结核或组织胞浆菌病与局部食管形成瘢痕粘连，从而产生使食管壁向外突出的引力牵引食管壁逐渐形成憩室。因这种憩室是管腔外的牵引力所致，瘢痕组织粘连累及憩室表面。因此，憩室壁含有食管壁的全层和瘢痕组织，故又名为真性食管憩室。

（2）膨出型憩室：可能是食管肌层存在薄弱点，食管的神经肌肉运动功能障碍等原因造成食管腔内压力增高，从而使食管黏膜经食管壁的薄弱点膨出食管腔外形成憩室，这种憩室又称为假性食管憩室。因其憩室壁主要由食管黏膜和黏膜下层结缔组织构成，故其直径可达 10 cm，并可压迫食管，产生食物潴留及并发炎症、溃疡、出血甚至穿孔和癌变等。

（3）混合型憩室：即以上两型同时存在。

2.按其发病部位分类

食管憩室可分为咽食管憩室（发生于咽-食管结合部）、食管中段憩室（发生于食管的中段，即气管分叉水平）和膈上憩室（多发生于食管膈上段 5～10 cm 范围）。

咽食管憩室又称为 Zenker 憩室，是因为 1877 年 Zenker 和 Von ziemssen 共同对这一种憩室进行了精准的描述，故有此称。咽食管憩室的解剖学基础是在咽部下缩肌斜行纤维与环咽肌横纤维之间的后方中央的一个缺损，在稍偏左侧更明显，因此，憩室多发生在左侧。

（二）病因及病理

咽食管憩室常不是单一因素造成的，多由于环咽肌和食管肌肉运动功能失调、失迟缓或其他运动异常，在上述解剖基础上造成黏膜膨出而形成憩室。咽食管憩室常见于 50 岁以上的成年人，男性多于女性，男女之比为 2∶1～3.5∶1。如憩室内经常性地存有潴留食物，可长期刺激囊壁，引起炎症改变；极少数咽食管憩室发生癌变，可能是长期食物及分泌物刺激所致，患者习惯性地压迫憩室以利于憩室排空，也可能是癌变的一个原因。

二、食管中段憩室

（一）病因及病理

食管中段憩室可以分为膨出型和牵出型以及先天性，多数是牵出型憩室，食管中段膨出型憩室系食管某处先出现狭窄，进餐时食物不能顺利通过该狭窄部位，致使狭窄部位以上的食管腔内压力增高，逐渐形成憩室。牵出型憩室多发生在气管分叉部的食管前壁和右侧壁。多是由于纵隔或肺门淋巴结炎症或结核引起瘢痕牵引所致，它具有食管的全层组织，包括黏膜、黏膜下层和肌肉组织，颈宽底窄，形似帐篷。部分学者认为，一些与食管运动异常无关的食管中段憩室是先天性的肠源性囊肿或食管重复。

（二）临床表现

多数牵引型憩室较小且颈宽底窄，利于引流，不易出现食物残渣潴留，因此一般没有明显自觉症状，常在健康体检或无意中发现，常年没有改变。只在食管被牵拉变位或引起狭窄，以及憩室发生炎症时才出现吞咽困难及疼痛。如果憩室炎症、溃疡、坏死穿孔，可引起出血、纵隔脓肿、支气管瘘等并发症及相应的症状和体征。

（三）诊断

食管中段憩室一般也依靠上消化道钡餐确诊。服钡造影时要采用卧位或头低脚高位，并左右转动体位，才能清晰地显示憩室的轮廓，因为食管中段憩室的开口一般都比较大，造影剂很容易从憩室内流出，不易在内存留。因食管中段憩室多位于食管左前壁，所以右前斜位检查更易观察清楚。膨出型食管憩室食管钡餐可见食管中上段前壁囊袋样的突出，颈较宽，边缘光整。牵引型食管憩室多呈锥形，口宽底窄，食物不易残留，有些瘘口很小的憩室行钡餐检查时可能不易发现，此时要加行碘油造影或口服亚甲蓝液，如有蓝色痰液咳出即可确诊。内镜检查对浅小的食管中段憩室帮助不大，只在怀疑憩室恶变时进行。

（四）治疗

有症状的大憩室或在随访中逐渐增大的憩室以及有排空不畅的憩室，或合并其他畸形，如食管裂口疝、贲门失弛缓症等的憩室，均应手术治疗。手术应特别注意同时纠正合并畸形，否则易出现并发症或复发。

1.术前准备

基本同咽食管憩室，但术前应行胃肠道准备：口服甲硝唑 0.4 g，每天 3 次，连服 3 天。术前晚洗胃后口服链霉素 1 g 并灌肠；术前插入胃管，术后持续胃肠减压。这些措施均有利于预防食管瘘的发生。

2.麻醉

采用双腔管气管插管静脉复合麻醉,同咽食管憩室的手术。

3.手术方法

(1)开放手术:食管中段憩室手术一般采用右胸入路,在肺门后方剪开纵隔胸膜,确认食管。憩室周围常有肿大的淋巴结。切开憩室时注意不要损伤食管,分黏膜及肌肉两层缝合。合并有脓肿、瘘管的要一并切除修补,胸膜、肋间肌、心包均可作为加固组织使用。术中常规行胸腔闭式引流术。

(2)胸腔镜辅助下手术治疗。

1)体位及切口:左侧卧位,略向前倾。术者站在患者背侧,一般行4个切口。第1切口位于腋后线第8或第9肋间,第2切口位于第4肋间腋前线与锁骨中线之间,第3、4切口位于第7肋间腋中线及腋前线,各长1 cm。

2)手术操作:①术者站在患者背侧,先从第7肋间腋中线切口放入胸腔镜,探查胸腔。第7肋间腋前线及第4肋间腋前线切口为操作孔,分别置入五爪拉钩、内镜血管钳或电钩。腋后线第8或第9肋间放入吸引器或超声刀。②肺萎缩后,五爪拉钩牵引肺叶,显露纵隔,在肺门后方剪开纵隔胸膜,确认食管。憩室周围常有肿大的淋巴结。用电钩及圆头吸引器对食管管壁做全周性游离,牵引食管,游离憩室与周边粘连,主要分离与隆突下及气管旁淋巴结的粘连,完全游离出憩室颈部。③憩室黏膜内翻缝合术。适用于容积较小而未合并憩室炎的牵出型憩室,将憩室与附近的粘连处松解后,用弯钳将之推向食管腔内,用细丝线将其外面的肌层间断缝合。应注意如原来有憩室炎,术后可能持续有症状。④憩室切除术。将憩室与其附近的粘连松解后,多余的部分予以切除。可于腋后线第8或第9肋间放入切割缝合器直接由憩室颈部切除,亦可多余的部分切除后将黏膜和肌层分别用细丝线间断缝合。⑤手术完成后,温盐水冲洗,浸泡食管,将胃管拉至食管中段,注入气体,观察是否有漏气。亦可向胃管内注入亚甲蓝,观察是否渗出。止血满意后,放入胸腔引流管 1 根。

4.术后处理

术后常规禁食,胃肠减压、静脉补液,肠鸣音恢复后停止胃肠减压,次日经口进食。肺膨胀良好,胸腔引流液引流量 24 小时少于 50 mL,拔除胸腔引流管。

二、膈上食管憩室

临床上把食管远端 4～10 cm 的食管段称为食管下段或膈上食管段,是膈上食管憩室临床上的好发部位。

(一)病因及病理

膈上食管憩室往往发生在有器质性或功能性食管梗阻部位的近端,多数人认为食管下段管壁存在先天性的薄弱与本病的发生有很大的关系。膈上憩室多为膨出型憩室,憩室壁只有黏膜层和黏膜下组织,几乎没有肌纤维。多数文献报道,大部分膈上型憩室伴有食管运动功能失调、食管裂孔疝及食管反流。测压时发现食管反流可引起食管肌肉痉挛,使食管内压力增高,逐渐形成膨出型憩室。膈上食管憩室的病理形态取决于憩室体积的大小、位置和患者的食管动力状态。

(二)临床表现

膈上食管憩室有无临床症状及其症状的轻重程度多与憩室的大小有直接关系,多数小膈上憩室患者可以没有任何症状或症状轻微,伴有运动功能失调的憩室可以有不同的症状,如轻度消化不良、胸骨后疼痛、上腹部不适和疼痛、口臭、反胃、胸内常有咕咕响声等,巨大膈上憩室压迫食管可以引起吞咽困难,反流引起误吸。但还有些少见的症状。例如,呕血或呕吐血性物、继发性缺铁性贫血等。

(三)诊断

膈上食管憩室常由胸部 X 线钡餐造影检查确诊,上消化道钡餐造影可以显示憩室囊的状况、憩室颈突出方向、食管壁的缺损长度等,还可以明确有无裂孔疝等。胸部 X 线片有时可看到含液平面的憩室腔,服钡造影在膈上几厘米处见到憩室,常凸向右侧,亦可凸向左侧或前方。该种憩室可以同时合并裂孔疝,造影时需多方位观察,以免漏诊或误诊。内镜检查有一定危险,只在怀疑恶变和有合并畸形时进行。

贲门口及膈肌上方可见局部明显囊状钡剂残留影。

（四）治疗

有症状的膈上食管憩室,可以先考虑行内科治疗,如体位引流和饮水冲洗,以使憩室处于一个排空的状态。无症状的患者,如果能排除合并其他严重疾病,不应进行手术,只需定期复查,严密观察。只有在有症状的大憩室或在随访中逐渐增大的憩室以及有滞留征象,或合并其他畸形如食管裂口疝、贲门失弛缓症等的憩室,才应手术治疗。手术应特别注意同时纠正合并畸形,否则易出现并发症或复发。

1.术前准备

同食管中段憩室。

2.麻醉

同咽食管憩室的手术,采用气管内插管全身麻醉。

3.手术方法

(1)开放手术:膈上憩室多采用左侧第7肋进胸,尽管有时憩室位于右侧,也是左胸入路,便于手术操作。

开胸后将肺牵向前方,剪开纵隔胸膜显露食管,注意保留迷走神经丛。触摸憩室内胃管或请麻醉师经胃管注气,有助于辨认憩室,如憩室位于食管右侧,可游离并旋转食管便于显露憩室。憩室常是从食管肌层的一个缝隙中疝出。辨认出食管环行肌与食管黏膜的界面后,将肌层向食管远端切开约 3 cm,向近端切开约 2 cm,即可充分显露憩室颈。若憩室巨大,可将憩室切除,分黏膜层和肌层两层切开,近端达下肺经脉水平,远端达胃壁 1 cm 处。贲门肌层切开的部位应在憩室颈缝合修补处的侧方,以减少瘘的发生。常规行胸腔闭式引流术。

(2)胸腔镜辅助下手术。

1)体位及切口:右侧卧位。术者站在患者背侧,一般行 4 个切口。腋中线第 7 肋间观察孔,腋后线第 8 肋间操作孔,第 4 和第 6 肋间 2 个操作孔,作为游离时牵引用。

2)手术操作:①术者站在患者背侧,先从第 7 肋间腋中线切口放入胸腔镜,探查胸腔。腋后线第 8 肋间、第 4 肋间和第 6 肋间做 3 个操作孔,分别置入五爪拉钩、内镜血管钳或电钩、超声刀。②肺萎缩后,五爪拉钩牵引肺叶,显露纵隔,剪开纵隔胸膜显露食管,注意保留迷走神经丛。请麻醉师经胃管注气,辨认憩室。如憩室位于食管右侧,可游离并旋转食管便于显露憩室。辨认出食管环行肌与食管黏膜的界面后,将肌层向食管远端切开约 3 cm,向近端切开约 2 cm,即可充分显露憩室颈。③憩室黏膜内翻缝合术:用弯钳将憩室推向食管腔内,用细丝线将其外面的肌层间断缝合。④憩室切除术:可于第 4 肋间放入切割缝合器直接由憩室颈部切除,亦可多余的部分切除后将黏膜和肌层分别用细丝线间断缝合。⑤手术完成后,温盐水冲洗,浸泡食管,将胃管拉至食管中段,注入气体,观察是否有漏气。亦可胃管内注入亚甲蓝,观察是否渗出。止血满意后,放入胸腔引流管 1 根。

4.术后处理

术后常规禁食,胃肠减压、静脉补液,肠鸣音恢复后停止胃肠减压,次日经口进食。肺膨胀良好,胸腔引流液 24 小时少于 50 mL,拔除胸腔引流管。

手术时应去除引起牵出型憩室的病因,并将可能合并存在的食管运动失调或梗阻,如贲门失弛缓症、膈疝、裂孔疝等一起纠正,以免复发或出现并发症。

三、膈下食管憩室

膈下食管憩室是指发生于膈下腹段食管的憩室,但是该部位的憩室极其罕见,目前仅有少数关于本类型憩室的报道。

膈下食管憩室多起源于腹段食管前壁,临床多表现为反酸、呃逆、呕吐、胸骨后或上腹部不适、腹痛等,一般没有进食哽噎感。上消化道造影一般即可诊断该病,但应注意其并发症的检查。

第四节　食管裂孔疝

一、概述

食管裂孔疝是胃的一部分或其他腹腔脏器通过膈肌的食管裂孔疝入胸腔内。食管裂孔疝是膈疝中最为常见的类型，占 90％以上。多发生于女性，且 50 岁以上发病率增高。形成的原因既有先天的食管裂孔发育不良（在解剖基础上具有缺陷的先天因素）又有肥胖、多次妊娠、长期咳嗽、慢性便秘以及其他引起腹内压长期增高的后天因素。随着食管裂孔的逐渐扩大，食管韧带随之松弛和食管下段括约肌功能减弱，易发生胃液反流入食管，导致胃食管反流病。在后期时食管壁纤维化，瘢痕性狭窄，食管变短，甚至在某些病例，可发现膈食管膜被牵拉至主动脉弓下水平。

二、病因和病理生理分型

（一）滑动型食管裂孔疝（可复性裂孔疝）

滑动型食管裂孔疝又简称滑疝或Ⅰ型疝，是临床上最常见的类型，占裂孔疝的 80％～95％。食管裂孔肌肉张力减弱，食管裂孔口扩大，对贲门起固定作用的膈食管韧带和膈胃韧带松弛，使贲门和胃底部活动范围增大。在腹腔压力增高的情况下，贲门和胃体上部经扩大的食管裂孔，连同膈肌的食管韧带疝入膈肌上方的后纵隔；在腹腔压力降低时，疝入胸内的胃体可自行回纳至腹腔。极少发生嵌顿、梗阻或狭窄。

（二）食管旁疝

食管旁疝又称Ⅱ型疝，较少见，仅占裂孔疝的 5％～10％，表现为胃的一部分（胃体或胃窦）在食管左前方通过增宽松弛的裂孔疝入胸腔。但食管-胃连接部分位于膈下并保持锐角，故较少发生胃食管反流。较严重时，疝入的组织可以很大，包括胃底和胃体上部，巨大的裂孔疝则可能发生胃轴扭曲并翻转，甚至发生胃溃疡出血、嵌顿、绞窄、坏死穿孔等并发症。

（三）混合型食管裂孔疝

此型最少见。是指滑动型食管裂孔疝与食管旁疝共同存在,常为膈食管裂孔过大的结果。其特点是除胃食管连接部自腹腔滑入后纵隔外,胃底乃至胃体小弯部每伴随裂孔的增大而上移。疝囊的扩大及疝入的内容物不断增加,可使心脏和肺受压产生不同程度的心脏移位和肺萎陷。

（四）短食管型食管裂孔疝

短食管型食管裂孔疝主要由于食管缩短所致。可为长期反流性食管炎致食管纤维化,或为手术后原因致食管缩短。先天性短食管者,胃囊被拉入胸腔;或先天性食管裂孔发育上的缺陷过于宽大,胃囊疝入胸腔而继发性食管变短。

三、临床表现

食管裂孔疝的临床症状取决于疝的大小和胃液反流的程度,轻重不等。小型疝可无症状。食管裂孔疝常见的症状有胸骨后或上腹部饱胀不适感、恶心、胃烧灼感,或伴有程度不等的疼痛、体位性胃液反流、嗳气等。餐后平卧、弯腰俯伏或右侧卧位后症状加重。当疝囊较大压迫心、肺、纵隔,可以产生气急、心悸、咳嗽、发绀等症状;压迫食管时可感觉在胸骨后有食管停滞或吞咽困难。夜间反流入呼吸道可引起呛咳,导致吸入性肺炎。食管炎、食管溃疡、食管狭窄时,可出现进食后呕吐,甚至出现呕血、便血和贫血,后期有吞咽困难。反流性食管炎的严重程度可因下列因素而异:胃液的反流量,反流液的酸度,存在时间长短和个体抵抗力的差异。反流性食管炎的病理改变多数是可以恢复的,矫正食管裂孔疝后,黏膜病变有可能修复。

四、诊断

食管裂孔疝的诊断,常常需要结合辅助检查,如 X 线检查、胃镜及 CT 扫描和食管测压等,影像学检查发现可提供明确的诊断依据,也有部分病例在胃镜检查后得以诊断。最常用的是上消化道 X 线钡餐造影检查,其钡餐造影可显示直接征象及间接征象。

(1)直接征象:①膈上疝囊;②食管下括约肌环(A 环)升高和收缩;③疝囊内有粗大迂曲的胃黏膜皱襞影;④食管胃环(B 环)的出现;⑤食管囊裂孔疝可见食管一侧有疝囊(胃囊),而食管-胃连接部仍在横膈裂孔下;⑥混合型可有巨大疝囊或胃轴扭转。

(2)间接征象:①横膈食管裂孔增宽(>4 cm);②钡剂反流入膈上疝囊;③横膈上至少 3 cm 外有凹环,食管缩短。胃镜检查可明确内镜下所见到的食管胃腔内的情况,但对于食管裂孔疝的腔外情况、裂孔的宽度及与周围组织关系等无法判别。CT 检查可见大网膜和腹膜后脂肪从食管旁疝入胸腔,疝囊内可以看到水、气体、胃内容物或脂肪。食管测压可有异常图形,从而协助诊断:食管下括约肌(LES)测压时出现双压力带;食管下括约肌压力(LESP)下降,低于正常值,食管腔内压力测定常降低到 0.5～1 kPa(5～10 cmH$_2$O)。食管下段酸度测定pH 如在 4.0 以下则说明有胃液反流入食管。

五、治疗

食管裂孔疝的治疗目的主要是消除反流、缓解压迫、预防食管炎症及胃扭转嵌顿。对于食管旁疝和混合型疝,由于有胃出血、穿孔、梗阻、扭转危险及呼吸系统症状,通常主张手术治疗。滑动性食管裂孔疝则需根据反流程度及临床症状轻重进行决定,X 线上小型疝和柱状疝可先保守治疗,2～3 月钡透一次,观察疝形状变化,如反流严重,食管炎症明显且临床症状难以消除时可考虑手术。中型和巨大疝可择期手术。

对小型滑疝和反流症状轻者,可采用内科保守治疗。具体包括有调节饮食、减肥,避免穿紧身衣、弯腰,睡眠时头高足低位,不抬举重物,有慢性咳嗽,长期便秘者应设法治疗。服用制酸和抑制胃酸分泌的药物。除以上措施外,再给予抗反流及保护食管黏膜药物,目的是消除反流症状,治疗反流性食管炎,预防食管溃疡、Barret 食管及食管癌等并发症。

内科治疗未能收效,反复发作吸入性肺炎,严重的反流性食管炎或食管黏膜形成溃疡,有呕血、便血等并发症,以及下段食管可能形成瘢痕性狭窄和重度 Barret 食管或疑癌变者,则需考虑外科手术治疗。

　　手术目的是缩小食管裂孔、切除疝囊并恢复腹段食管的正常位置，尚需防止胃液反流入食管。手术途径有经胸和经腹的不同选择：经胸切口术野显露清晰，视野大，操作方便；经腹切口或腹腔镜手术对心肺功能影响小，术后疼痛轻且相对并发症较少。当术前检查确认疝囊较小，嵌顿不明显，疝内容物复位无困难时，可以选择经腹手术。手术关于膈肌裂孔的处理也有 2 种不同的方式，裂孔较小的食管裂孔疝适用缝合法，而较大的则适用补片法。选择何种径路主要根据术者的经验与喜好而定，由于不同膈肌缺损部位和所选择术式的不同，相对固定的手术径路更便于手术操作和避免术中误伤，也便于术中探查。经胸途径的优点在于显露清晰，游离食管、处理裂孔较为容易，曾一度被推荐为优先考虑的径路。但因食管裂孔疝的主要并发症是胃食管反流，单纯的缩窄裂孔抗反流效果欠佳，故目前裂孔缩窄＋胃底折叠已成为公认的手术方式。由于经胸途径做胃底折叠存在一定困难，而经腹途径对胃的操作具有明显的优势，腹腔镜下对贲门食管裂孔的暴露具有明显的优势。

六、食管裂孔疝手术后并发症的防治

　　食管裂孔疝术后常见并发症有肺部炎症、肺不张、切口感染、膈下脓肿、腹膜炎，甚至可发生肺脓肿、脓胸等并发症。如手术系食管部分或全切除术，以结肠或空肠重建食管，则可能并发严重的食管移植肠管吻合口瘘。此外，一部分食管裂孔疝患者行急症手术后其症状可能仍然存在。少见的并发症有肺栓塞和深静脉血栓形成。

　　（一）移植肠管吻合口瘘

　　移植肠管吻合口瘘在空肠重建食管中较结肠代食管手术发生率高，其发生原因与移植肠管的血供差，肠管过分牵张等因素有关。

　　一旦证实，应实施"三管疗法"，即给予空肠造口维持营养；胸腔引流并加负压吸引；鼻胃管持续引流胃液，将引流出的胃液，每 2 分钟再灌入空肠造口中，以维持消化酶和水、电解质平衡。如果吻合口瘘较大，难以通过三管疗法治愈时，应行食管移植肠管吻合口切除，食管移植肠管再吻合术，或行移植肠段封闭，食管由颈部口拉出,先治疗脓胸,二期行结肠代食管,消化道重建。

(二)残留症状

食管裂孔疝术后症状可能仍然存在,其产生原因可能是抗反流手术失败,其常见因素:①手术适应证掌握欠佳;②外科医师经验不足,操作技术上有错误;③慢性食管炎症引起食管缩短;④患者的年龄问题,由于组织强度不够,儿童与老年人手术后复发率均高;⑤肥胖;⑥呼吸道慢性梗阻性疾病;⑦有胃部手术史;⑧对混合性裂孔疝的诊断认识不足,术中只处理了滑动疝,忽略了小的食管旁疝,而致术后复发。也可能是少数患者因固定缝线结扎过紧,使食管反复牵拉而割断缝合使折叠处分开而复发。

(1)预防措施:①为控制食管炎,做抗反流手术时不应加迷走神经切断术,否则影响胃的排空。②术后短期内食管局部黏膜水肿,导致食管狭窄症状或原有的狭窄症状加重,但多能在反流消除后逐渐缓解,或经几次扩张即可解除。若长期存在则为包绕或膈肌脚缝缩太紧。在应用 Nissen 方法术中,可在胃中放一大号探条或胃管做宽松包裹,一般可避免咽下困难。③避免术后增加腹压的各种因素,包括咳嗽、呕吐。应在术后立即加腹带。④保持呼吸道通畅,必要时可在纤维支气管镜下吸出呼吸道分泌物,并使用抗生素;胃肠持续减压,静脉给予高营养,拔出胃管后进软食,并继续饮食疗法和抗酸治疗。

(2)治疗措施:食管裂孔疝术后抗反流手术失败,如症状严重者应再次手术。手术重建抗反流机制的原则:①手术应使食管下括约肌静息压恢复到胃静息压 2 倍的水平,高压带的长度不少于 3 cm。②应把足够长度的食管下括约肌放到正压的腹腔内,使之能感受到腹腔内的正压。③重建的贲门部在吞咽时应能松弛。④胃底折叠术不应增加括约肌松弛时的阻力,使之超过食管蠕动所产生的推动力。⑤手术应将胃底折叠部分无张力地放置于腹腔内,并缝合膈脚。

(三)气胀综合征

气胀综合征是指腹胀却不能嗳气、呕吐,其预防措施为术后要置胃管减压直至胃、结肠能自动排气。若予忽略,有发生急性胃扩张的危险。

第五节　食　管　异　物

一、病因

食管异物的发生与年龄、性别、饮食习惯、进食方式、食管有无病变、精神及神志状态等诸多因素有关。但最常见的原因为注意力不集中,匆忙进食,食物未经仔细咀嚼而咽下。儿童多为口含玩物等不良习惯引起。而老年人多因咀嚼功能差、口内感觉欠灵敏、义齿使用不便或松脱所致。食管异物具有下列特点。

(一)异物种类

最常见异物种类为动物类异物,如鱼刺、鸡骨、猪骨、甲鱼骨、羊骨等。其次为金属类异物,如硬币、注射针头、闹钟旋钮、螺纹帽、自制铁口哨等。其他少见的异物还有化学合成类,如义齿、塑料瓶盖、玻璃、牙刷头等;以及植物类异物,如枣核、话梅、桃核等。

(二)年龄分布

食管异物以成人多见,在成人异物中又以鱼刺、鸡骨多见,多与匆忙进食有关。儿童中以金属异物多见,多因口含硬币、口哨等玩耍所致。

二、临床表现

临床症状与异物种类、大小、形状、异物所在部位、患者年龄、就诊时间(即异物停留时间)及有无继发感染等有关。

(一)吞咽困难

如为塑料薄片、硬币类异物,病情轻微者,仍可进食少量流质或半流质。如异物较大、尖锐或合并感染者则可出现吞咽困难或张口流涎。

(二)吞咽疼痛

吞咽疼痛为食管异物的主要症状。在吞咽时疼痛加剧。异物在食管颈段,疼痛部位多在颈根部或胸骨上窝处。异物位于食管中段者,疼痛常放射至胸骨后及背部。如合并感染,则有发热,甚至出现菌血症等中毒症状,疼痛更为剧烈。

（三）呼吸道症状

幼小儿童如异物较大、位于颈段食管,向前压迫气管可出现呼吸困难。Halit 与 Gunaydin(1993)曾报道 1 例男性 20 天的新生儿,因食管异物引起呼吸窘迫。Nolle 亦报道 1 例女性 2 个月婴儿,尸检发现食管内有 3 枚硬币,死因为心脏受压,气管受堵。

三、诊断

（一）异物史

大多数患者能主诉明确的异物误入史或自服史。但应详细了解异物的种类、性质、异物史的时间和异物发生后有无继续进食及发热、吐血等病史。

（二）间接喉镜检查

位于食管上段的异物或有吞咽困难的患者,可见梨状窝处有分泌物潴留。

（三）X 线检查或 CT 检查

对不显影的食管异物可行钡餐检查,以明确异物是否存留和确定异物所在部位。对可显影的食管异物,可做颈、胸部正、侧位 X 线检查,必要时可做 CT 扫描。

（四）食管镜检查

有异物史、吞咽困难及吞咽疼痛者,在 X 线检查或 CT 扫描确诊或未能确诊的情况下,可做食管镜检查,既可确定诊断,又可钳取异物。食管镜检查为食管异物最为确切和有效的诊治手段。食管异物多发生于食管入口,即第 1 狭窄处和主动脉弓高度的第 2 狭窄处。

四、并发症

（一）颈部皮下气肿或纵隔气肿

食管穿孔后,吞咽的空气经穿孔外溢,进入颈部皮下组织或纵隔内,处理及时并无明显感染时,可逐渐自行吸收。

（二）食管周围炎

食管周围炎是食管异物最常见并发症,多发生于尖形、粗糙不规则异物嵌顿或嵌顿于食管异物时间较长,发生食管破裂穿孔,致炎症向外扩散引起食管周围炎症。感染较重,形成积脓时,称为食管周围脓肿。化脓性炎症经食管后隙侵及咽后隙,可并发咽后脓肿。

（三）纵隔炎与脓肿

食管穿孔后,颈部食管可形成下颈深部蜂窝组织炎与脓肿,炎症可由此扩散至上纵隔形成纵隔炎与脓肿。胸部食管,异物常嵌顿于主动脉弓及支气管分叉部位,一旦发生穿孔称为化脓性纵隔炎,是一种最常见且较严重的并发症,患者多有高热、脓毒血症等全身中毒表现,X线片显示为纵隔明显增宽。炎症继续发展,还可引起胸膜炎、脓胸、血气胸、心包炎、肺坏疽等并发症。

（四）溃破大血管

食管中段异物嵌顿,未及时取出致食管管壁穿破者,易导致食管周围化脓性感染;病变累及主动脉弓或锁骨下动脉等大血管,引起致命性大出血。临床表现为大量呕血或便血。其中以穿破主动脉弓为最多,其他有左锁骨下动脉、颈总动脉、降主动脉及心包等,若穿通心包,进入右心房,则形成食管-心包瘘。如怀疑大血管穿孔,应采取积极措施,如开胸探查、修补血管穿孔等,挽救生命。

（五）气管-食管瘘及食管狭窄

异物嵌顿压迫食管壁致管壁坏死,累及气管、支气管时,可并发气管-食管瘘。食管狭窄发生于食管异物所引起的局部糜烂与溃疡后。

（六）下呼吸道感染

非尖形异物长期存留于食管内可并发支气管炎、支气管肺炎、肺不张、支气管扩张及肺脓疡等,原因多为食管分泌物逆流入气管或形成气管-食管瘘等所致。

此外,食管异物尚可出现颈椎关节炎与骨髓炎等并发症,甚至可压迫脊髓。

五、治疗

尽早在食管镜下取出异物,防止并发症的发生,是治疗食管异物的主要原则。

食管异物患者,多因不能进食,存在水、电解质紊乱情况,应于术前、术后及时进行补液治疗,注意纠正水与电解质的平衡;有食管壁损伤或合并感染者,应用广谱抗生素治疗;某些食管壁严重损伤或疑有食管壁穿孔者,术后应放置鼻胃管,暂停经口进食。食管上段异物导致颈段食管周围脓肿或颈部化脓性感染者,应行颈侧切开引流术。确诊为食管穿孔、纵隔脓肿或疑有大血管溃破以及巨大异物无法从食管镜下钳取者,均应尽早请心胸外科医师抢救处理。

在进行食管镜检查时还需注意下列事项。

(1)进食后 4～6 小时内不宜行食管镜检查,待胃排空后进行检查较为适宜。否则在术中可因食物反溢误入气管,造成患者误吸。

(2)食管异物诊断虽已成立,但在手术前应再次询问患者,如吞咽困难、吞咽疼痛已消失,则应再次行食管 X 线检查,因有少数食管异物可自行落入胃内,以免施行不必要的手术,增加患者痛苦。

(3)麻醉方式选择:全麻适用于颈短、体胖、精神过于紧张或异物较难处理者。全麻下行气管插管尤适宜于儿童患者。一般均可在表面麻醉下进行食管镜检查及异物取出术。

(4)对儿童硬币类异物可在表面麻醉下或无麻下,用 Foley 管插入异物下方,注入 8～15 mL 空气使气囊充气,由助手帮助使患儿处于仰卧头低位,拉出 Foley 管,即可将硬币带出口外。

(5)如遇尖锐异物,应在食管镜的明视下,先将异物尖端退出食管壁,然后夹住异物尖端,使其先进入食管镜的管腔中,再行钳取整个异物。否则异物尖端可严重刺伤食管壁。

(6)如发现异物停留于第 2～3 狭窄高度并刺伤食管壁,且随主动脉弓搏动而搏动,则应停止手术。在做好体外循环等充分准备的情况下,请心胸外科医师处理。

(7)如遇巨大义齿难以钳取时,应取颈侧径路,探取颈段食管异物。

(8)某些呈橄榄形的异物如枣核等,术前应向患者或家属说明,可能会在钳取过程中,因异物松动后随食管蠕动而落入胃内。

六、预防

食管异物是可以预防的,应注意下列几点。

(1)进食切忌匆忙,应细嚼慢咽,忌用带刺或碎骨的鱼汤、鸡汤等与米、面混合煮食。

(2)老年人的义齿(不易钳取)要严防脱落。进食要留心,睡眠前、全麻前应取下。对松动义齿要及时修复。

(3)教育儿童不要将各类物体放入口中玩耍。儿童口内如含有玩物,要嘱其吐出,切忌逗弄嬉笑、哭叫或恐吓。

(4)异物误入食管后要立即就医,切忌用饭团、韭菜、馒头等强行下咽,以免诱发并发症和增加手术难度。

第六节　贲门失弛缓症

一、概述

贲门失弛缓症是病因不明的原发性食管运动功能障碍性疾病之一,又称贲门痉挛、巨食管症,主要是由于抑制性神经介质与兴奋性神经介质之间的平衡失调,造成食管下端括约肌(LES)高张力与松弛障碍,导致吞咽时食管体部平滑肌缺乏蠕动或收缩、LES弛缓不良或无松弛及食管下端括约肌区压力升高。

目前,本病的治疗多以缓解症状为主,主要治疗方法包括药物治疗、内镜下治疗及外科手术治疗。多年来的临床实践表明,改良后的 Heller 手术治疗贲门失弛缓症安全有效,既能解除吞咽困难症状,又能有效阻止反流;术后 85％以上患者的吞咽困难症状缓解或解除,并发症的发生率和手术病死率很低。因此,手术治疗是治疗本病的主要手段。

二、病因及发病机制

(一)神经源性学说

本病目前多数学者认为属于神经源性疾病,而且有临床试验证实该病的发生与精神因素有关。Rake等在1927年通过对2例尸检进行分析,首次证明了贲门失弛缓症患者的食管肌肉内Auerbach神经丛存在炎症及变性。Higgs等的动物实验证实,冷冻刺激或切断双侧胸水平以上的迷走神经,可导致LES松弛功能减弱及食管下段蠕动功能降低。Holloway等对本病患者的食管下端括约肌胆碱能神经支配完整性的生理学研究过程中发现,其食管下端括约肌的非肾上腺素能神经、非胆碱能神经的抑制作用受到损害,胆碱能神经兴奋的完整性亦遭到损害。Goldblum等对本病患者接受食管肌层切开术中的基层标本进行病理检查时发现食管肌层神经丛、神经纤维或神经节细胞的数量均减少,但病因不明。据相关文献报道,经研究表明食管下端括约肌受胆碱能神经和非肾上腺素、非胆碱能神经2种神经的支配,前者可兴奋食管下端括约肌而后者可抑制食管下端括约肌。这2种神经在贲门失弛缓症时的具体作用未能确定。有人认为该疾病患者食管的胆碱能神经支配有缺陷。

(二)神经介质作用

目前,很多学者认为氮能神经释放的NO和肽能神经释放的VIP、PHI、NPY、CGRP等多肽类激素是调节LES松弛的主要神经介质,在此做一简述。

(1)有些试验结果显示,在切断下段胸水平以下或单侧迷走神经的情况下并不能影响LES的功能。所以,食管下段的功能并不是由迷走神经支配的,而是由食管壁肌间神经丛支配,其神经递质为嘌呤核苷酸和血管活性肠肽(vasoactive intestinal poly peptide, VIP;VIP为非肾上腺素能神经、非胆碱能神经介质,能使食管下端括约肌松弛)。Aggestrup等发现贲门失弛缓症患者所含的VIP-免疫反应神经纤维数量减少,此结果提示VIP在贲门失弛缓症的病理生理中发挥着重要的作用,因为在正常的对照组中并未看到VIP-免疫反应神经纤维数量减少的现象。Aggestrup等推测贲门失弛缓症患者的 VIP-免疫反应神经纤维数量减少而引起食管下端括约肌松弛障碍是病因之一。

(2)还有些研究发现胆碱能神经释放的乙酰胆碱是调节 LES 收缩的主要神经介质;而 LES 的松弛主要靠氮能神经释放的 NO 来调节;本病的发生也并不是由 LES 本身的病变,而是由调节 LES 的神经元大量减少或消失所致,在这些因素中,释放 NO 的氮能神经元的减少与此病的发生关系显得尤为密切。

(三)免疫因素

有人发现该病的发生还与某些自身免疫性疾病形成及基因遗传性疾病有关。

Wong 等在研究中发现有些贲门失弛缓症患者血清中有人类Ⅱ级白细胞抗原 DQw1,其阳性率为 83%($P<0.02$)。这项结果提示某些患者的贲门失弛缓症可能为自身免疫性疾病。因为在糖尿病、Sjögren 综合征(Ⅰ型黏多糖病)及 Hashimoto 甲状腺炎等自身免疫性疾病患者的血清中存在与 DQw1 相似的抗原。Verne 等也报道在 18 例贲门失弛缓症病理中,7 例的血清中存在抗-肠肌层神经元抗体或神经元抗体。Veme 在 1999 年利用 PCR 技术对患有此病的不同人种进行周围血液的 HLA-DR 和 HLA-DQ 分型,发现本病以种族特异性方式与等位基因 HLA 结合。

(四)炎症

1999 年,Raymond 等报道了对 16 例贲门失弛缓症患者的活检标本及部分对照组病例的切除标本的食管壁间神经丛进行免疫组化和超微结构研究的结果,提出了炎症是原发性贲门失弛缓症的病因之一。对照组共有 10 例,包括 5 例无食管疾病的尸检食管标本,3 例弥漫性食管痉挛病例,1 例胃食管反流病病例和 1 例食管癌病例。对其切片进行免疫染色,观察神经丝 NF70、NF200、S100 蛋白和神经元特异性烯醇酶。对其中有炎症浸润的活检标本用抗体加行免疫染色,观察白细胞共同抗原,CD20、CD43、CD45RO 和 CD68。凡是标本中存在自主神经的,均做电镜检查。结果发现:90% 的贲门失弛缓症病例沿神经束及节细胞周围均有不同程度的炎症反应,所有这些患者均有不同程度的 T 淋巴细胞增生,其自主神经呈现出纤维丢失及退行性病变,而对照组的神经丛却均正常,没有炎症浸润征象。

三、病理与病理生理

（一）病理

贲门失弛缓症的基本病理改变为食管的肠肌丛的神经节细胞和迷走神经性背核细胞的变形、退化和数量减少,以及单核白细胞浸润和纤维化。近年来的研究倾向于认为本病的发生源于 LES 肌间神经丛抑制性神经元的减少。其大体病理改变:①食管壁肥厚;②食管显著或严重扩张;③食管迂曲延长,正常走行方向发生异常改变或者变形。

本病病理改变最突出的区域一般位于食管狭窄与扩张交界处。其术中所见大体病理改变:①贲门口的大小及外观均未见明显异常,也没有"痉挛"现象;②贲门上方 2～5 cm 的食管下段管壁萎缩、变薄,管腔直径减小,一般不大于 1～1.5 cm,且此段管壁色泽苍白;③该段病变食管与其周围组织结构并无粘连征象,也没有炎症的征象;④触摸时,可感觉到受累食管壁质地较柔软,无纤维化征象;⑤查看食管裂孔并无明显异常;⑥狭窄段上方的食管管壁增厚、扩张,呈漏斗状。食管扩张的程度随病程的长短而有所不同。在病程早期,食管呈梭形;后期呈烧瓶形;在病程晚期,食管因扩张、延长迂曲而呈 S 形。据有些报道显示:极个别患者病程达十几年甚至二三十年,其食管呈现出极度扩张,而呈囊袋状,且该段食管管壁也有纤维化改变。

（二）病理生理

有关贲门失弛缓症的研究结果从不同侧面讨论其病理生理,因其病理生理比较复杂,目前尚有较多问题尚未解决,有待更进一步的研究与探讨。

Dolley 和 Eckardt 等发现有些贲门失弛缓症患者的胃酸分泌与胰多肽的释放减少,与食物在胃肠道内通过的时间延长有关。因此,他们考虑其原发灶为中枢性迷走神经受累。Qualman 等注意到贲门失弛缓症患者的食管肌层的神经节细胞减少并有 Lewy 体 (Lewy bodies)。Lewy 体存在于帕金森(Parkinson)病患者的脑干中,是 Parkinson 的特征性组织病理学表现之一。在贲门失弛缓症患者的食管肌层和脑干中也发现了 Lewy 体,说明其迷走神经中枢部位与局部食管肌层神经丛均受累并有异常改变。

Wood 和 Hagen 认为贲门失弛缓症的病理生理方面存在的一个重要问题是原发灶的定位问题至今未能解决。换言之,贲门失弛缓症的原发灶位于食管肌层神经丛或位于迷走神经背核而伴有继发性迷走神经纤维和食管肌层神经丛退行性变的问题尚未解决。

Landres 等和 Tottrup 等在严重的贲门失弛缓症患者的食管肌层 Auerbach 神经丛(肠神经丛)中看到嗜酸性细胞浸润,认为这些炎症细胞可能与本病的发病有关。Tottrup 等对接受了食管肌层切开术的贲门失弛缓症患者食管肌层组织标本用免疫组织化学测定其嗜酸性细胞阳离子蛋白(ECP)时呈阳性反应。ECP 属于嗜酸性细胞的细胞毒素蛋白和神经毒素蛋白,可能会导致患者食管 Auerbach 神经丛的神经节细胞减少。在食管 Chagas 病(南美洲锥虫病)患者的食管肌层中也能看到嗜酸性细胞浸润的现象,因此认为食管肌层中的嗜酸性细胞在清除这种锥虫方面有重要意义,原因是食管 Chagas 病能够损害食管神经丛的神经节细胞。除此之外,Fredens 等报道继发于远端胃癌的贲门失弛缓症患者有严重的食管迷走神经受损现象,病理检查证实其食管下端括约肌有嗜酸性细胞浸润。Fredens 等认为胃癌继发贲门失弛缓症属于副癌综合征,其贲门失弛缓症乃是食管肌层内嗜酸性细胞浸润迷走神经所致。

四、临床表现

贲门失弛缓症在我国并不少见,不是罕见病。本病在国外临床上比较少见,在国外的发病率为 0.03～1.1/10 万,该病可发于任何年龄阶段,其中以 20～40 岁的青壮年人多见。有时甚至见于儿童及 1 岁以内的婴儿。男、女性的发病率无明显差异。而关于本病有无遗传性方面,各方面的报道显示差异性较大,意见不一;而综合多数报道显示本病在欧洲和南美国家相对较为多见,发病率为 1/10 万。

贲门失弛缓症患者主要临床症状及其并发症有吞咽困难、食管反流、疼痛、误吸等。严重者可出现消瘦。

(一)吞咽困难

吞咽困难是贲门失弛缓症患者最为突出和最为常见的初发临床表现。据文献报道,本病吞咽困难症状起初为无痛性,吞咽动作无异常,进食时间延长,发生率为 80%～95%,尤其是当患者情绪剧烈波动及进食冷饮食物时,这一症状显得更为突出。因此有些学者考虑精神障碍与本病的发生有一定关系,有些患者连吞咽唾液都感到困难。

在发病早期,吞咽困难呈现出轻度间断性,而且没有规律性或节律性。有的患者呈突发性吞咽困难,多为情绪激动、进食过冷或辛辣等刺激性食物所诱发,患者顿时感觉无法咽下饮食而且一时不能缓解。但亦有少数患者起初只有胸骨后饱胀感,逐渐发展为吞咽困难。到发病后期,吞咽困难症状逐渐变为持续性。进食固体食物及流质食物均难以下咽,但有些患者有咽下流质饮食比咽下固体食物更为困难的感觉。使用抗胆碱能制剂在本病发病早期时能暂时缓解吞咽困难症状。

Henderson 等人在 1972 年将此病按患者的食管直径分为 3 期。Ⅰ期(轻度):食管直径小于 4 cm。Ⅱ期(中度):食管直径在 4～6 cm。Ⅲ期(重度):食管直径大于 6 cm。

本病与食管的器质性病变引起的食管狭窄所导致的吞咽困难症状有一定的差别,食管器质性病变引起的吞咽困难常为进行性,无缓解情况,临床上应注意区别。

(二)疼痛

贲门失弛缓症的病程一般呈现出一个无痛性、进行性的过程。但不排除有些患者在发病早期或者病程后期有间断性偶发胸痛,大部分患者有明显的体重减轻现象。本病的疼痛性质不一,可为针刺痛、灼痛、闷痛或锥痛。疼痛部位多在胸骨后、剑突下、右胸部、胸背部、左季肋部或上腹部。疼痛的机制目前仍然不是很清楚。有些学者认为该病早期的疼痛可能与食管平滑肌痉挛或者食管下端括约肌压力显著升高有关,病程晚期则可能是食物滞留性食管炎所致,而随着吞咽困难的加重,梗阻部位以上的食管进一步扩张,反而可以使得疼痛有所减轻。疼痛的发作没有规律性及节律性。疼痛的发生与饮食没有明显的相关性。

(三)呕吐及食物反流

呕吐及食物反流也是贲门失弛缓症患者常见的症状。85%的患者有进食后呕吐或食物反流现象,反流物一般混有大量黏液及唾液,但不会有胃内容物的特点,因为进食的食物潴留在食管而没有进入胃内。食物反流与患者的体位有一定的关系,食物反流在夜间显得更为多见,大约1/3患者发生在夜间,表现为夜间阵发性咳嗽或气管误吸,易造成肺部反复感染、肺脓肿或支气管扩张症等肺部并发症,个别患者甚至可以因为突发的大量食物反流误吸而导致窒息。

食管反流的内容物通常为未经消化的隔夜食物或几天之前所吃的食物,可闻及腐败臭味,混有多量黏液与唾液。因患者的食管下端括约肌处于非弛缓性高压状态,所以其反流的内容物多是在食管中存留的腐败变质食物,而非胃内容物。如果在贲门失弛缓症的基础上并发食管炎或食管溃疡,反流出的内容物可见血液,个别患者发生大呕血。

(四)消瘦及其他症状

消瘦或体重减轻是患者长期吞咽困难导致无法正常进食及水分丢失的常见症状。贲门失弛缓症患者病程长还可有营养不良、贫血或维生素缺乏症的临床表现,在病程后期尚可出现食管炎症所致的出血,但因此而导致恶病质的病例极为罕见。贲门失弛缓症后期病例,可因潴留大量食物受累的食管高度扩张迂曲而压迫周围器官而出现相应的症状:如果病变食管压迫上腔静脉,患者可有上腔静脉综合征(SVC综合征)的临床表现。如果病变食管压迫气管,患者可出现呼气困难、发绀、哮喘或者咳嗽等症状与体征;如果进展至晚期,形成巨大囊袋,压迫到喉返神经,患者还会出现声音嘶哑。

五、诊断方法

贲门失弛缓症的诊断主要根据病史结合临床表现特征,如吞咽困难、疼痛、食物反流及其他症状;辅助检查主要依靠 X 线检查、内镜检查、食管动力学检查及放射性核素检查等。其中食管 X 线检查和内镜检查在本病的诊断中应用最多。

（一）X 线检查

X 线检查在本病的诊断及鉴别诊断中应用最多。

1.上消化道 X 线钡餐造影检查

上消化道 X 线钡餐造影检查是临床上诊断贲门失弛缓症最为常见并具有诊断意义的检查方法。

早期贲门失弛缓症的患者因为 LES 失弛缓并不是很严重,X 线片表现为食管下端括约肌间断性开放。有少量钡剂由食管腔内逐渐缓慢流入胃腔内,有时钡剂完全滞留在食管括约肌区上方的食管腔内,长时间不能排空到胃内,但食管扩张并不是很明显。

后期贲门失弛缓症患者随着食管的逐渐扩张,导致其 X 线钡餐图像表现与近端正常的食管阴影形成鲜明对比,其典型的表现为食管下端或中下段呈程度不等的扩张、迁曲与延长,食管的正常蠕动波明显减弱或者消失。虽然上消化道 X 线钡餐造影检查对本病的诊断很有价值,但是部分表面光滑的贲门癌患者的上消化道 X 线钡餐造影也可出现与之类似的现象,应注意鉴别。

本病的上消化道 X 线钡餐造影表现特点:①食管扩张,边缘清晰,密度中等;②扩大的阴影经常会变化;③有些可以见到液平面;④斜位片上可见食管扩张影像;⑤吞钡可见食管充盈,管腔扩大,黏膜皱襞紊乱;⑥贲门部狭窄如萝卜根状、鸟嘴状或漏斗状。

2.胸部 X 线片

贲门失弛缓症患者在病程早期胸部 X 线片检查一般没有明显异常。随着食管的扩张,当病程发展到后期及晚期阶段时,在 X 线胸部后前位片上可见纵隔右缘膨出或纵隔阴影增宽,该阴影即为扩张的食管,因有食物潴留,形成纵隔阴影增宽的影像,可能会被误诊为纵隔肿瘤、肺门阴影增大或肺大疱等。在胸部侧位片上,当扩张的食管腔内有大量食物及液体潴留时可见明显的气液平面。由于食管梗阻,大部分患者的胃泡往往消失不见。当高度扩张的食管压迫气管时,在 X 线胸部侧位片上可有气管前移的征象。

(二)食管镜检查

贲门失弛缓症患者行食管镜检查的主要目的是排除恶性肿瘤。因为单凭上消化道 X 线钡餐造影检查所显示的 X 线表现有时很难与发生于食管-胃结合部的恶性肿瘤、高位胃癌相鉴别。该项检查尚可与食管良性肿瘤、食管良性狭窄、食管裂孔疝等疾病相鉴别。

在贲门失弛缓症患者病程早期阶段,内镜检查多无异常表现,有的患者因食管下端括约肌区张力较高,内镜通过时可有阻力感;但大部分患者检查时内镜可无明显阻力地通过食管-胃结合部。随着病程的进展,食管-胃结合部可能会有变形、成角及迂曲,但该部位的食管上皮及贲门区的黏膜在内镜下一般无任何病变。

在贲门失弛缓症患者病程晚期阶段,因其内容物长期无法排空而引起食管扩张、食管壁无张力、贲门口关闭等现象,导致内镜很难通过,但少数患者可出现内镜无明显阻力地通过狭窄口。内镜下可见食管管腔宽畅,黏膜水肿、增厚,并伴有不同程度的炎症改变及分泌物。由于长时间的食物刺激,狭窄处形成黏膜糜烂、浅溃疡及出血等。

在内镜下于病变处取活检行病理检查,即可明确该病诊断并与其他疾病相鉴别。

(三)食管测压及超声诊断

食管测压近年来被视为诊断贲门失弛缓症的"金标准",因其对本病的诊断具有高度的特异性和敏感性,其特征性表现:①食管远端中下部蠕动减弱或消失,而出现低幅同步收缩波;②食管体部常见同时性等压压力波出现;③患者食管下段括约肌静息压比正常人高出 2～3 倍,可达 5.3～8.0 kPa(40～60 mmHg);使用 24 小时床旁食管运动功能测定有利于该病不同类型之间的鉴别。

超声诊断与其他检查相比,简便、安全、无痛苦,准确、可靠、无损害,而且超声可以观察贲门及下段食管管壁的结构层次与腔外器官组织的关系,动态观察食管及贲门的动力学特点。

六、鉴别诊断

贲门失弛缓症主要需要与下述几种疾病相鉴别,如食管癌、贲门癌、反流性食管炎、食管神经官能症、弥漫性食管痉挛、食管锥虫病等。

(一)食管癌、贲门癌

贲门失弛缓症与食管癌及贲门癌的鉴别最为重要,在一般情况下鉴别并不困难,但是有些癌症患者的狭窄段黏膜较为光滑规则,可使与本病的鉴别变得困难。

(二)弥漫性食管痉挛

该病属于原发性食管肌肉紊乱疾病,其病因不明,可因进食过冷或过热食物引起,胸痛是本病患者最具特征性的症状之一,多见于中老年人,在我国比较少见。病变累及食管中下 2/3 部分,食管-胃连接部运动功能正常,食管测压显示上 1/3 蠕动正常,X 线钡餐检查可见此段呈节段性痉挛收缩,其食管胃吻合部舒缩功能正常,无食管扩张现象。

(三)反流性食管炎

胃灼热和反酸是反流性食管炎患者最常见的症状,胃灼热症状常由胸骨下段向上延伸。贲门失弛缓症患者虽然也会出现反流现象,但其反流物的酸度常较低,相比之下,反流性食管炎患者的反流物酸度接近胃液酸度。依据 X 线钡餐检查即可将两病相鉴别。

(四)食管神经官能症

食管神经官能症又称为癔症,患者会有喉部持续或间断的无痛性团块或异物感,但是却并没有进食哽咽感。X 线检查无明显异常表现。

总之,在临床工作中遇到疑似贲门失弛缓症患者时,要考虑到其鉴别诊断问题,特别是要注意与食管下段癌、贲门癌及高位胃癌引起的假性贲门失弛缓症进行鉴别诊断,防止误诊误治。

七、治疗

贲门失弛缓症的治疗目的在于降低食管下端括约肌的张力和

解除梗阻,改善食管的排空障碍,解除患者的吞咽困难症状,恢复正常饮食与全身营养状况。因病因及发病机制至今仍未确定,目前本病的治疗多以缓解症状为主,主要的治疗方法:药物治疗、内镜下治疗及外科手术治疗。

（一）非手术治疗

贲门失弛缓症患者的非手术治疗主要用于发病初期或不考虑手术治疗的老年患者和不适合手术治疗的患者。可供选择的主要治疗方式如下。

1.一般治疗

早期轻症患者可通过斜坡卧位休息、少量多餐、避免过快进食、仔细咀嚼后下咽、避免进食过冷和刺激性食物等方法改善症状。

2.内科药物治疗

（1）肉毒杆菌毒素（Botox）注射:肉毒杆菌毒素是一种强力的类细菌毒剂,它能够选择性地作用于胆碱能神经元,在突触前神经末梢处抑制乙酰胆碱的释放。因此通过食管镜下注射肉毒杆菌毒素,可以阻断贲门括约肌的神经肌肉接头处突触前乙酰胆碱的释放,进而使括约肌松弛,以缓解症状。内镜下注射治疗从 1995 年开始应用于临床,凭其操作简单,安全有效,创伤及不良反应小,得到越来越广泛的应用。应用时,每次注射本品 100 U,分别于贲门上 0.5 cm,3、6、9、12 点方向 4 个位点分别注射本品 20 U,剩余量分两点注射至贲门部,并于 1 个月后重复。由于本治疗方案不能长期控制症状,一年后有效率仅为 53%～54%,故一年后应每隔 6～12 个月重复注射。本方案优先应用于无法外科手术或球囊扩张治疗的贲门失弛缓症患者,或经外科手术或球囊扩张后复发以及正准备外科手术的术前贲门失弛缓症患者。

（2）硝酸酯类药物:硝酸酯类药物通过活化鸟苷酸环化酶,增加平滑肌环鸟苷酸（cGMP）的生成,鸟苷酸和硝酸相互作用活化的蛋白激酶改变了平滑肌的磷酸化进程,结果肌球蛋白的轻链去磷酸化,抑制了平滑肌的正常收缩,使 LES 松弛,达到治疗贲门失弛缓症的目的。餐前 15～45 分钟舌下含服 5～20 mg 硝酸异山梨酯可以解除痉挛,还可以预防食管痉挛引起的胸痛。

(3)钙离子拮抗剂等:有些学者发现,钙离子拮抗剂主要通过选择性阻滞 Ca^{2+} 经细胞膜上的电压依赖性 Ca^{2+} 通道进入细胞内,减少胞质 Ca^{2+} 浓度,进而产生负性肌力作用,引起 LES 的松弛。钙离子拮抗剂硝苯地平及维拉帕米可以降低患者的 LES 静息压,起到缓解症状的作用。但有部分学者报道用此药后症状虽有缓解,但放射性核素检查结果显示患者的食管排空并无明显改变。虽然口服药物在理论上能够显著降低 LES 压力,使 LES 松弛,但是调查表明其治疗贲门失弛缓症在临床上应用的疗效甚小,只有个别的患者能得到初期改善。另外,这些药物引起的不良反应众多,如低血压、头痛、下肢水肿等。因此,口服药物治疗贲门失弛缓症只应用于早期轻度的贲门失弛缓症患者或者拒绝其他治疗方法的患者。

3.内镜下食管扩张疗法

扩张治疗的历史可以追溯到 1674 年 William 等用鲸骨做的"扩张器",其原理是通过外力强行过度扩张,将 LES 肌纤维延伸拉长,造成部分平滑肌松弛或断裂而失去张力,从而降低食管下端括约肌静息压(lower esophageal sphincter pressure,LESP),改善食管下端括约肌松弛力,达到治疗目的。目前,常用气囊、水囊或探条扩张,使食管与胃的连接处括约肌得以松弛。该方法操作简单,有效率较高,对患者的损伤小、痛苦少,并且可以反复扩张。

(1)内镜下气囊扩张治疗:它是治疗贲门失弛缓症的一线疗法,强行用外力扩张失弛缓的括约肌,使其部分肌纤维断裂,疗效确切,有效率为 60%~85%。目前最常用的有经内镜通道气囊(TTC 气囊)、穿过内镜气囊(TTS 气囊)及经过导线气囊(OTW 气囊)3 种。该技术的优点为微创,无 X 线辐射,操作简单,单次扩张费用低,近期疗效确切,不需手术,易被多数医患接受,同时内镜直视下可随时观察扩张过程中食管贲门黏膜有无撕裂及出血,必要时可施行内镜下止血处理,减少了扩张相关性并发症的发生。气囊扩张的关键是扩张器直径的选择(成人选用直径 35 mm,儿童及有 Heller 肌切开术者选用 30 mm)与正确的操作方法(气囊正好位于痉挛的 LES 部位,压力 100～150 kPa,持续 3～5 分钟,放气 2～3 分钟,再次充气,共 2～3 次),其疗效国外报道为 60%～85%,国内为 95% 以上。但瘢痕体质的患者相对禁忌。气囊扩张疗法近期疗效确切,对其远期疗效,Eckardt 等研究发现年龄是影响扩张治疗远期效果的一个因素,年龄<40 岁的患者对单次扩张的应答较差,随访 5 年其有效率仅有 16%,而年龄>40 岁的患者 5 年有效率可达 58%。其原因可能为青年患者贲门括约肌的弹性更好,组织修复能力也比老年患者更强。该疗法常见并发症有食管局部黏膜的擦伤、撕裂、渗血,胸痛,食管血肿及吸入性肺炎等,严重时可发生上消化道大出血、穿孔。食管穿孔发生率为 1%～3%,并且和内镜医师技术熟练度有关。内镜医师通过熟练技术,谨慎操作,可以预防上述严重并发症的发生。一旦发生穿孔等严重并发症必须早期诊断,早期处理。

(2)内镜下金属支架置入治疗:该方法通过放置支架,扩张食管贲门狭窄段,使食物能够顺利通过,并造成贲门肌层慢性撕裂,从而达到治疗目的。其机制是放置到位的特制记忆合金支架,随患者体温逐步上升到 36 ℃,在此过程中支架逐步扩张,整个支架扩张达预定直径时间需 12～24 小时;由于支架是缓慢扩张至预定直径,所以食管贲门区肌撕裂较为规则,疗效较好。支架置入治疗可分为永久性和暂时性 2 种。De Palma 等最早使用可扩张金属内支架,对贲门失弛缓症进行治疗,永久性贲门支架成形术治疗患者,该手段短期疗效好,但后期会发生严重频繁的胃食管反流和肉芽组织增生导致食管狭窄等,因此,永久性金属支架扩张不适合贲门失弛缓症。暂时性贲门支架是由永久性支架改良而成。特制可回收防反流食管支架是近年研制的一种新型支架。Z 形双被膜支架无金属骨架的裸露,不易与食管组织粘连,便于回收。另外,支架末端安置有防反流瓣膜,能防止治疗期间的胃食管反流症状。可见,利用特制可回收防反流食管支架治疗贲门失弛缓症具有很强的探讨价值。

(3)内镜下微波治疗:该方法利用微波的作用破坏部分 LES,使之松弛达到治疗目的。操作时选齿状线近端 1.5～2.0 cm 为治疗区,选取 3、6、9 和 12 点位为治疗点。切开食管下括约肌的长度与深度不可过量。Lantis 等采用内镜下微波治疗 25 例贲门失弛缓症患者,总有效率达 100%,一次治愈率为 88%。由于微波治疗同时具有凝固止血作用,所以术中及术后均未发生出血。理论上,微波治疗存在穿孔的并发症,但由于微波治疗贲门失弛缓症临床应用例数较少,目前尚未见严重并发症的报道,且其确切疗效尚有待研究。

(二)手术治疗

外科手术治疗在技术上更为可靠,疗效优于食管扩张疗法,是治疗贲门失弛缓症的首选方法,也是常规治疗手段。

为贲门失弛缓症患者施行食管贲门肌层切开术,可以有效地解除食管下端括约肌区的功能性梗阻和吞咽困难,但不破坏食管下端括约肌防止胃-食管反流的正常机制。手术可以选择经胸、经腹途径完成,也可以选择腹腔镜或电视辅助胸腔镜完成。无论选择何种手术途径,手术技术操作原则都相同,即纵行切开食管下段和贲门部的肌层(纵行肌和环行肌),避免损伤食管黏膜,必要时施行同期抗反流术。

多年以来,外科手术治疗贲门失弛缓症的标准术式或最常用的术式为改良的经胸 Heller 食管肌层切开术加部分抗反流术。经胸途径施行食管肌层切开术,可以扩大(延长)食管肌层切开术的范围,避免因食管肌层切开的范围不足、肌纤维断离不完全而造成术后食管出口梗阻,也可以预防因切断食管-胃结合部的肌层而并发胃-食管反流术及反流性食管炎。

1.手术适应证

(1)进行过正规的内科药物治疗无效的病例。

(2)经反复食管扩张治疗后患者的临床症状不见缓解,或出现并发症者。

(3)患者症状较重和出现大量食物滞留。

(4)小儿和儿童病例因食管下端伸展延长,食管扩张治疗存在很大风险。

(5)贲门部有溃疡或有瘢痕形成者。

(6)并发膈肌裂孔疝或膈上膨出型憩室者。

（7）疑有食管癌或贲门癌者。

有些早期贲门失弛缓症的患者不应急于进行手术治疗。手术风险较大的老年患者如若能缓解吞咽困难并能保持较为满意的全身营养状况，不应强调外科手术治疗，在手术前要慎重考虑手术的利弊。

2.开放手术操作

胸外科治疗贲门失弛缓症多采用改良的 Heller 食管肌层切开术（包括食管下端括约肌的切开）加部分抗反流术。具体手术操作方法如下。

（1）患者取右侧卧位，行左胸后外侧切口，经第 7 或第 8 肋间进胸。

（2）切断左侧下肺韧带，将左下肺向胸腔上方牵拉，充分暴露纵隔胸膜下部与食管下三角区。

（3）在食管下三角区沿食管下段走行方向纵行剪开纵隔胸膜，显露食管下段并触摸管腔内的胃管；钝性游离出食管下段，游离要充分，认清位于其前后壁的迷走神经，不能损伤。

（4）将膈食管膜沿食管下段分离一周后经食管裂孔进入腹腔。用手指分离法适当扩大食管裂孔，显露食管-胃结合部；在麻醉师的协助下经胃管吸除胃内容物，使胃得以减压。

（5）经食管裂孔将贲门与胃底上提到左胸腔内；按手术需要酌情处理几支胃短血管以增加胃底部的显露与游离；切除食管-胃结合的脂肪垫。

（6）在食管下段行食管肌层切开术：用左手示指、中指和拇指握食管下端，再次触摸并确定胃管在食管腔内的位置及其在食管腔内的活动度，了解食管壁的厚度与食管腔的位置，以免在切开食管肌层时误伤食管黏膜；在食管下段前壁中 1/3 左、右迷走神经之间先缝合两针，做一牵引线，在两针中间做一纵行切口切断食管肌层（纵行肌与环行肌）直达食管黏膜下层。肌层切开时，用肠钳钳夹胃底部，向胃管内适当注入气体使食管下段贲门处稍隆起，以利于肌层的切开。若使用电刀切开，应将电刀适当调至小功率，以免切破黏膜。

(7)准确辨明食管肌层切口与食管黏膜层之间的解剖间隙及层次,逐渐扩大(延长)食管肌层切口:向食管近端延长 6～8 cm 达左下肺静脉平面,向下延长到食管-胃结合部下方 1～2 cm。

(8)切开食管肌层后,从食管黏膜表面向食管下段内、外两侧逐步游离切开的食管肌层,游离的范围应大于食管周径的 50%,使食管黏膜在肌层切口之间自然膨胀出。在切开、游离食管肌层的过程中要注意避免损伤食管黏膜,尤其在切开食管-胃结合部的肌层时更要小心仔细,因为此处的黏膜更容易损伤。如食管黏膜被损伤,要用小圆针细线丝或 5-0 可吸收缝线予以缝合修补,同时用胃管充气试验证实修补是否完全。膨出的食管黏膜不需要用其他组织覆盖。

(9)用胃底折叠术重建贲门:切开腹膜后,切开肝三角韧带将左肝叶拉向内侧,横行切开食管胃接合部上面的腹膜。伸延切口,在左侧切断胃膈韧带和它与胃脾韧带的结合部分,在右侧打开大网膜囊后,分开胃肝韧带的上部。所遇到的胃左动脉、胃短动脉和膈动脉的各个分支要牢固结扎,以免出血。向上推开腹膜、结缔组织和膈食管膜,游离 4～6 cm 下段食管,小心操作避免损伤迷走神经。用食管布带套过食管胃贲门部,向下牵拉。将胃底后壁由左向右方向,在下段食管后拉过,到达右侧时,此后壁只包裹住食管而非近段胃。第一针缝线穿过胃底前壁,食管下段的肌层和黏膜下层及胃底后壁。将此缝线拉紧,松紧度以缝合部分能通过拇指或示指为宜。为稳定此胃底包裹,再用 2～3 根缝线,将其下缝固于胃前壁。

(10)合并有食管膈上憩室的病例,在切开食管肌层之前要首先切除憩室;仔细游离憩室颈部,用 TLH 30 机械订合器沿食管纵轴将其订合后切除,憩室顶部订合线近侧切缘用食管肌层覆盖、间断缝合固定后再将食管下段顺纵轴旋转 90°～180°并行肌层切开术。

(11)将食管下段恢复到原食管床。切开的纵隔胸膜一般不需要缝合。左胸腔安装闭式引流管并接水封瓶。常规方法关胸。

3.胸腔镜下贲门失弛缓症的治疗

(1)麻醉:采用双腔管气管插管静脉复合麻醉。

（2）体位及切口：右侧卧位。术者站在患者背侧，一般行 3 个切口。第 1 切口于左腋后线第 10 肋间，第 2 切口位于第 7 肋间腋前线与锁骨中线之间，第 3 切口位于第 7 肋间腋中线，各长 1 cm。

（3）手术操作。①术者站在患者背侧，先从第 1 切口放入胸腔镜，探查胸腔。探查完毕后从第 2 切口放入胸腔镜，第 1 切口与第 3 切口为操作孔，分别置入内镜弯钳及电钩。②切断下肺韧带，打开纵隔胸膜。将肺向上牵拉。然后游离食管并用一硅胶管绕过食管并轻轻提起，将整个食管下段暴露在胸腔镜监视器中央，注意保护迷走神经。③轻轻上提食管，可使食管胃接合部的一小段被拉入胸腔内。在食管下段前壁中 1/3 左、右迷走神经之间做一纵行切口切断食管肌层（纵行肌与环行肌），内镜弯钳提起食管纵行肌层，电钩顺肌纤维方向将肌层向外勾起，顺行切开，直达食管黏膜下层。准确辨明食管肌层切口与食管黏膜层之间的解剖间隙及层次，将直钳和电钩直接放入肌层和黏膜之间，上下游离，逐渐扩大（延长）食管肌层切口：向食管近端延长 6～8 cm 达左下肺静脉平面，向下延长到食管-胃结合部下方 1～2 cm。切开食管肌层后，从食管黏膜表面向食管下段左右两侧逐步游离切开的食管肌层，游离的范围应大于食管周径的 50%，使食管黏膜在肌层切口之间自然膨胀出，断开的肌层自然分开 2～3 cm 以上，避免重新粘连。④手术完成后，用胸腔镜检查食管黏膜是否有损伤，温盐水冲洗，浸泡食管下段，将胃管拉至食管中段，注入气体，观察是否有漏气。亦可向胃管内注入亚甲蓝，观察是否渗出。如食管黏膜被损伤，可用 4-0 Prolene 线予以缝合修补，同时再次行胃管充气试验证实修补是否完全。膨出的食管黏膜不需要用其他组织覆盖。完成上述操作，将食管放回纵隔内，使食管胃接合部恢复到正常的腹内位置。止血满意后，放入胸腔引流管 1 根。

（4）术后处理：手术后恢复一般都比较顺利。术后第 1 天就可以拔除胸部引流管，进流食，一般患者在手术后 4～5 天可以出院。

（三）术后并发症及其处理

改良的 Heller 食管肌层切开术的手术并发症有下列几种。

1.食管黏膜穿孔

此并发症多因术中电凝止血或切开食管下段括约肌时不小心致使黏膜破损所致,也可因术后剧烈呕吐造成。术后持续胃肠减压可以起到一定的预防作用。疑有该症时应当严密观察并及时确诊,24 小时以内可以开胸或开腹修补。若在术后 24 小时以后发现,除继续行胸腔闭式引流之外,还要行积极的内科保守治疗,挽救患者的生命。

2.吞咽困难

出现该并发症的原因有以下几种:①肌层切开不完全;②肌层切开后黏膜剥离不足周径的 1/2,胃底悬吊不当影响贲门张开。出现此种情况时可以反复进行定期的食管扩张术,缓解症状。

3.反流性食管炎

反流性食管炎属于术后长期并发症,与食管下端括约肌的解剖性断裂有关。可出现反酸,胃灼热感,胸骨后、上腹部或者剑突下疼痛,系抗反流失败或未行抗反流手术造成。

4.食管裂孔疝

系术中损伤食管裂孔致使食管裂孔过大所致。

5.巨食管

虽然贲门失弛缓症患者经手术治疗可以解除食管下段的梗阻,但是有些存在严重食管扩张的患者食管体已失去正常的动力学功能,无蠕动及排空功能,导致术后食管仍然扩张。如果症状严重,且患者体质允许,可考虑进一步手术治疗。

(四)疗效

贲门失弛缓症的疗效及评定主要根据术后患者症状的变化结合上消化道 X 线钡餐、食管镜检查。综合全国各地医院的报道,手术疗效大多数还是肯定的,患者术后一般都可以顺利进食,体重较前增加,反流症状消失;也有部分患者进食过急或精神紧张时仍有吞咽困难,但是平时无反流症状;但有少部分患者术后仍有进食后胸闷、胃灼热感,极少数患者出现术后症状复旧,并逐渐加重。口服药物多作用轻微,作用时间短暂,仅应用于早期轻度的贲门失弛缓症患者或者拒绝其他治疗方法的患者。内镜下 Botox 注射操作简便，并发症少，近期疗效肯定，但远期容易复发，需重复注射，目前优先应用于无法外科手术或球囊扩张治疗，经外科手术或球囊扩张治疗后复发的贲门失弛缓症患者。内镜下气囊扩张是性价比最高的贲门失弛缓症一线疗法，其操作简便，疗效优于内镜下 Botox 注射，费用相对外科手术低，但存在食管穿孔的风险。近年来，腔镜技术的发展使得腔镜下 Heller 肌切开术成为最有效的贲门失弛缓症治疗措施，减少了传统开放式 Heller 术的手术风险，国外荟萃分析更表明腹腔镜下 Heller 术联合抗反流措施是当前治疗贲门失弛缓症的最佳选择，与各种内镜治疗疗法相比其疗效更持久有效，与其他外科手术疗法相比术后症状复发率相似或更低。因此，我们认为在不考虑患者经济基础的情况下，其为首选治疗方法。其他，如内镜下探条扩张、内镜下微波治疗临床应用病例较少。另外，内镜下食管支架置入治疗近年来也逐渐被广泛应用，其操作简便、并发症少、回收方便、费用介于气囊扩张和外科手术治疗之间，近期疗效优，其中远期疗效具有很强的探讨价值。不同治疗方法的联合可能起到协同治疗效果，但是对其疗效和联合治疗可能存在的风险需作进一步的评估。

第十章

食管肿瘤

第一节　食管良性肿瘤

　　食管良性肿瘤的发病率很低,占食管肿瘤的 $1\% \sim 5\%$,根据肿瘤的发生部位分为上皮下肿瘤和上皮肿瘤两大类。上皮下肿瘤主要为平滑肌瘤、囊肿、间质瘤、颗粒细胞瘤、脂肪瘤、血管瘤、错构瘤等。上皮肿瘤主要有息肉、乳头状瘤等,分为有蒂和无蒂两种。

一、食管息肉

（一）概述

　　食管息肉的发病率在食管良性肿瘤中居第 2 位,仅次于食管平滑肌瘤,据国内外文献报道,男性多于女性,男女比约为 2：1,中老年多见。好发于食管上段,以环咽肌周围最多见,下段食管较少见。食管息肉的确切病因尚不清楚,可能与长期慢性炎性刺激有关。但临床实践经验表明:较为常见的是食管下端的息肉,通常位于齿状线的上下缘,常伴有反流性食管炎。

（二）病理

　　食管息肉多为单发,也有少数为多发。一般起源于食管壁的上皮或黏膜层,息肉表面黏膜通常充血、肿胀,可发生糜烂甚至溃疡。息肉的组成呈多样化,部分由疏松的平滑肌纤维组成,部分则由肿胀的结缔组织和脂肪组织构成,还有部分由致密的胶原纤维组成。息肉中间含有少量血管、淋巴细胞和浆细胞等,息肉的体积大小不一,通常为无蒂,也有少数表现为长蒂,与食管壁相连,有长达 15 cm 者。多数病理表现为炎性息肉,少数息肉可恶变。

(三)临床表现

临床症状与息肉的部位、大小有关,主要表现为咽下困难、胸骨后疼痛、呕血和呼吸困难,部分长蒂息肉可呕出,有时堵塞喉部造成窒息,此为息肉最为严重的症状。但多数息肉因病灶小而无相关症状和体征。

(四)辅助检查

血清学检查通常在正常范围,炎性、肿瘤性和免疫等方面的检查均为阴性。X 线钡餐造影检查与腔内食管癌相似,病变部位管腔增大,有充盈缺损,肿物表面黏膜通常完整,可随吞咽或呼吸而上下移动,一般较少影响食管壁的蠕动和张力。内镜检查可明确息肉部位、大小和表面状况,息肉表面黏膜通常充血、肿胀,可发生糜烂甚至溃疡。尤其能精确判定其长蒂的附着点和并发症发生等。超声内镜检查可以明确息肉的层次起源及内部回声信息,其声像图多表现为源于黏膜层的中低回声结节,向腔内突出,边界清楚,无明显浸润现象,通常黏膜下层、肌层和外膜均可正常;此外还可了解息肉的血供状况。

(五)诊断

目前,食管息肉的诊断主要依据胃镜和组织学检查;临床病程长,发展慢,症状较轻和全身症状少,营养状况良好等有助于辅助诊断。其中,胃镜表象特征和活组织检查多可以诊断,同时可明确息肉的部位、大小、数量和并发症等,并可与食管癌、食管肉瘤及其他良性肿瘤相鉴别。

(六)治疗

2/3~3/4 的患者可经内镜下摘除治疗,内镜治疗方法众多,包括高频电、激光、微波、冷冻、硬化、结扎等,具有微创、经济和简便等优点。近年来开展的经内镜黏膜下剥离(ESD)技术使很多以往需要外科手术治疗的大病灶通过内镜就能切除,但内镜治疗也可能出现出血、穿孔等并发症。巨大宽基或无蒂息肉有时还需手术切除,通常术后无复发,预后良好。

二、食管平滑肌瘤

(一)概述

在食管良性肿瘤中,平滑肌瘤最多见,占 50%～60%。好发于20～60 岁者,大多数报道男性多于女性;食管平滑肌瘤可发生在食管的任何部位。但以中下段多见。据统计约 50% 发生在食管下段,30% 在中段,其原因可能与食管下段平滑肌组织较丰富有关。

(二)病理

食管平滑肌瘤起源于肌层,多数为食管壁内生长,向腔内突出,部分壁内环绕食管生长,可引起食管环形狭窄,少数向腔外生长。肿瘤多呈圆形、椭圆形、马蹄形或不规则的生姜形,表面光滑,质地较硬,有包膜。直径一般为 1～4 cm,少数较大者至 10 cm 以上,多为单发,易与食管黏膜分离。镜下见平滑肌呈束状、交织状和漩涡状排列,细胞呈梭形,分化良好,富含嗜酸性胞质,细胞核多数亦呈梭形,无核分裂和间变,偶有肌纤维黏液样或玻璃样变性或钙质沉着,食管平滑肌瘤细胞恶变较少。

(三)临床表现

食管平滑肌瘤生长缓慢,早期患者可无任何症状,据报道,临床症状的轻重与肿瘤的大小不平行。通常症状较轻,持续时间漫长。主要表现为咽下困难、呼吸困难、声音嘶哑、胸骨后疼痛等症状,常反复发作,病程多在 1～5 年,全身症状少,营养状况无影响。部分患者可合并食管裂孔疝、食管憩息、食管癌等。前两者的形成与食管平滑肌瘤的增大有密切关系,两者的形成容易掩盖平滑肌瘤的临床症状,造成漏诊。

(四)辅助检查

血清学检查结果通常均在正常范围,炎性、肿瘤性和免疫等方面的检查结果均为阴性。食管 X 线钡餐造影检查可见肿瘤部位呈椭圆形或半月形充盈缺损,边缘清楚,与正常食管交界呈锐角,据此可区别于外压性肿物;黏膜光整,肿瘤附近或对侧管壁柔软,舒张及收缩能力良好,此点与食管癌不同;肿瘤较大向腔内突出者可呈现所谓"瀑布征";少数向腔外生长的肌瘤,其胸部 X 线片有时可见到食管的纵隔肿块。CT 和 MRI 检查显示食管壁偏心性增厚,管腔不规则狭窄,有助于定位肿瘤,了解肿瘤形状、大小及与周边器官的相互关系,但不能定性。胃镜检查可见肿瘤呈圆形或椭圆形,表面黏膜皱襞变浅或消失,有一定的滑动性;黏膜表面色泽正常,光整,对病灶的发现具有重要的提示意义。若高度怀疑食管平滑肌瘤者应避免活检,因活检难以达到肌层,对确诊帮助不大。相反,活检后黏膜炎症、粘连将影响手术剥离。若肿瘤表面不光整,呈分叶状,黏膜粗糙,形状不规则,甚至溃烂,则必须活检。食管超声内镜检查可见食管黏膜肌层或固有肌层的低回声区,内部回声均匀并围以高回声包膜带,边界清楚。根据上述声像特征,很容易与血管瘤、囊肿及脂肪瘤等黏膜下病变相鉴别。在病灶的大小、部位、起源和性质等方面明显优于常规胃镜等其他检查。我们的临床实践发现,超声内镜下食管平滑肌瘤具有上述特征性的表现,多数可明确诊断,必要时还可行超声引导下细针穿刺活检术以明确诊断。

(五)诊断

临床症状不是发现本病的主要线索,也不能以此诊断。因为食管平滑肌瘤多数病灶较小,常无相应的症状,多在检查胃和十二指肠疾病时偶然发现病灶,少数则在体检时发现。临床上食管平滑肌瘤的诊断主要依靠 X 线和胃镜检查;该病的诊断通常为常规胃镜检查发现病灶,然后经超声内镜检查做出初步诊断,诊断过程中应与食管癌、贲门失弛缓症及其他食管黏膜下肿瘤相鉴别,腔外生长的较大的平滑肌瘤应同肺内和纵隔肿瘤相鉴别。

(六)治疗

食管平滑肌瘤应根据不同情况采用内镜、手术切除或动态观察等不同的治疗方法。通过超声内镜(EUS)能够明确病灶的形状、大小和层次起源等,对起源于黏膜下层以上的病灶采用内镜下摘除治疗的方法,对起源于固有肌层的病灶则多选择外科手术治疗,以避免出血、穿孔等并发症的发生。EUS 对该病治疗方案的制订具有极其重要的指导价值,对起源于黏膜层或黏膜下层的病灶,尽管病灶小、无症状和生长慢,若患者有较强的治疗愿望,可选择既安全又简便的内镜治疗,还可通过病理学检查及时发现或除外极少数间质瘤、类癌和转移性癌肿等潜在恶性或恶性病灶的可能性。近年来,随着各种新技术的出现,部分起源于固有肌层的平滑肌瘤也可采用内镜下治疗,但术前须经 EUS 评估,了解病灶的各种信息;内镜治疗的方法众多,包括高频电圈套切除术、经内镜黏膜下剥离术(ESD)、尼龙绳勒扎术和皮圈结扎术等。我们采用的是高频电圈套切除术,后两者通常不能获得组织标本,无法将术前 EUS 的诊断结果与摘除组织的病理诊断作对照;但后两种方法较为简便和安全。外科治疗同样需要术前 EUS。根据 EUS 的结果,可选择采用胸腔镜摘除术、黏膜外食管平滑肌瘤摘除+食管修补术或部分食管切除术等方法。此外,通过对未治疗者和内镜、外科治疗病例的随访观察研究发现:食管平滑肌瘤发展缓慢,2～3 年内病灶常无明显变化,即使较大病灶也多无局部和全身临床表现;内镜和外科手术摘除后无复发,显示了该病良性病变的本质。鉴于 EUS 通常不会将恶性的食管疾病误诊为平滑肌瘤,因此,我们可以对不愿或不宜治疗的病例进行定期的随访观察,特别是病灶直径<2 cm、源于固有肌层的患者,应尽量避免创伤较大的外科手术治疗,防止过度治疗。

三、食管间质瘤

（一）概述

食管间质瘤是指原发于食管,不同于平滑肌瘤或神经源性肿瘤的另一类间叶源性肿瘤,目前多数研究认为该肿瘤起源于间质细胞中具有调节内脏运动功能的 Cajal 细胞。此病临床少见,有研究报道约占同期食管间叶源性肿瘤的 25%,多为良性,生物学行为比发生在胃肠道其他部位的间质瘤好。好发于 50～60 岁,男性多于女性。可发生在任何部位,但以食管下段多见。

（二）病理

食管间质瘤主要位于肌层,可向腔内黏膜下甚至固有层生长,呈圆形或椭圆形,肿块较局限,境界清楚,多数无包膜,切面灰白色,质地较软,瘤体较大者可继发出血坏死、囊性变、黏液样变。组织细胞学构成上主要有 3 种类型：梭形细胞、上皮样细胞或两者混合，以梭形细胞最为多见。梭形细胞间质瘤细胞排列成囊状、旋涡状、栅栏状，形态相对单一，其中，细胞核常呈短梭、胖梭或长杆状，可出现核端空泡，胞质轻中度嗜伊红性；当混有上皮样细胞时，排列成弥漫片状或巢索状，胞质色淡甚至可见空泡化，核圆形，核周形成空亮的区域，亦可见印戒样细胞。尽管细胞形态多变，排列结构多样，但具有共同的免疫表型特征，其中 CD117 是特异性和灵敏度最高的标志物。

（三）临床表现

食管间质瘤的临床表现取决于肿瘤的大小、位置、生长方式，早期可无任何自觉症状，随着肿瘤的生长，主要出现吞咽不畅或咽下困难，亦可因进食梗阻而呕吐，瘤体表面发生糜烂溃疡的还可以表现为呕血、黑便，少数压迫气管形成食管-气道瘘时还可以伴有咳嗽。病程较长的可以出现体重下降、营养不良等消耗症状。

（四）辅助检查

食管间质瘤的血清学检查无特异性。食管 X 线钡餐造影检查可见食管腔内不同程度的充盈缺损，亦可显示龛影，有时钡剂通过时呈绕流或分流现象，局部黏膜不规则隆起、展平，但破坏较轻；病变往往较局限，即使肿瘤巨大，病变段与正常组织分界仍较清楚，管壁浸润、僵硬改变不明显，有助于与食管癌鉴别，但无法与平滑肌瘤等黏膜下病变区别。CT 检查比钡餐造影检查具有更高的定位准确性，且密度分辨率高于钡餐造影检查，还可从整体上了解食管壁的增厚程度及对周围组织的侵犯和有无远处转移。CT 平扫多表现为向腔内、腔外或跨腔内外生长的圆形或类圆形软组织肿块影，中等密度，富含血管。良性者密度均匀，与周围器官或组织分界清楚，增强后呈均匀明显强化；恶性者密度多不均匀，中央可出现坏死、囊变的低密度区，增强后周边实体部分明显强化，中央低密度区无强化。淋巴结转移较少见。CT 检查缺乏病灶的表象信息，不能获得组织学信息，也无法明确病灶的层次起源等。

内镜检查具有黏膜下肿瘤的特征，早期可见肿瘤呈球形或半球形隆起,表面黏膜光滑,基底广阔,色泽正常;进展期可见局部黏膜表面糜烂、溃疡、出血。因常规活检很难取得病变组织,故不常规活检,而活检的目的在于和上皮来源的癌肿进行鉴别。当黏膜表面有糜烂溃疡,有望检到深部组织时,活检有利于明确诊断。超声内镜检查有助于了解病变的确切大小、回声、层次起源、侵及深度,有助于与其他黏膜下肿瘤的鉴别诊断。典型的食管间质瘤在超声内镜下表现为来源于固有肌层的低回声灶,内部回声均匀,边界清楚,周围食管壁层次结构正常。超声内镜引导下细针穿刺(EUS-FNA)比常规活检取到阳性组织的概率高,并可借助免疫组化检查与其他黏膜下病变鉴别,是目前术前得到病理诊断的首选方法。

(五)诊断

联合应用上述影像学检查和内镜学检查仍是目前术前诊断食管间质瘤的主要方法,而 EUS-FNA 结合免疫组化技术是术前得到病理诊断的首选方法。诊断过程中主要与食管癌及平滑肌瘤等其他食管黏膜下肿瘤相鉴别。

(六)治疗

尽管食管间质瘤较少见,且良性居多,但具有恶变的可能,故提倡早期治疗。由于多起源于肌层,位置相对较深,故食管间质瘤多采取食管次全切除、食管胃主动脉弓上或颈部吻合术治疗,不主张单纯行肿瘤摘除术,以免术后复发。恶性者术后可辅助甲磺酸伊马替尼(格列卫)治疗。

第二节　贲　门　癌

贲门癌系指发生于贲门黏膜上皮及贲门腺体的癌,主要类型为腺癌。贲门癌在我国食管癌高发区的发病率也很高,据这些地区及肿瘤防治机构的统计,食管癌与贲门癌的比例约为 2:1。正确的贲门癌定义是发生在胃贲门部,也就是食管胃交界线下约 2 cm 范围内的腺癌。它是胃癌的特殊类型,应和食管下段癌区分,但是它又与其他部位的胃癌不同,具有单独的解剖学组织学特性和临床表现、独特的诊断和治疗方法,以及较差的外科治疗效果。

一、流行病学和病因学

贲门癌的发病因素至今尚不十分明确,甚至不同学者得出相反的结论,其危险因素有 Barrett 食管和食管反流性疾病。目前,人们普遍接受的观点是食管-胃反流性疾病引起 Barrett 食管,而大多数食管腺癌由 Barrett 食管发展而来,其机制为正常黏膜的肠上皮化生,发展为低度的发育不良,再到高度的发育不良,最后发展为癌。食管-胃结合部腺癌发生率的提高同食管-胃反流性疾病的发生率增加相平行。反复发生胃-食管反流症状(每次至少 1 次)者其发生贲门癌的机会是无反流症状人群的 2 倍,如果发生持续严重反流症状,则此机会增加到 4.4 倍。肥胖和食管裂孔疝常伴有食管-胃反流,这可能与食管-胃结合部癌相关联。

(一)肠上皮化生

尽管有许多证据表明 Barrett 食管和Ⅰ型贲门癌之间有明确的因果关系,肠上皮化生是食管腺癌的癌前病变,但其在Ⅱ型、Ⅲ型贲门癌发生、发展中的作用尚无明确定论。有限的资料表明,贲门黏膜由肠上皮化生发展为腺癌,有不少证据表明在贲门癌或食管-胃结合部腺癌附近黏膜有肠上皮化生。

(二)幽门螺杆菌

与幽门螺杆菌有关的胃炎是远端胃癌的重要危险因素,幽门螺杆菌感染能引起慢性胃炎,慢性胃炎可引起萎缩性胃炎、肠上皮化生,进而引起腺癌。但幽门螺杆菌在食管-胃结合部腺癌发生、发展中的作用不是很明确,Chow 报告幽门螺杆菌感染能使贲门腺癌发生的危险性降低 60%,但也有相反结论的报道。Goldblum 通过活检及血清学检测证实贲门肠上皮化生和幽门螺杆菌引起的贲门癌之间有重要联系。

(三)食管下段括约肌松弛剂

1957—1986 年,在美国,随着食管下段括约肌松弛剂购买及使用的增多,食管胸下段及食管-胃结合部腺癌的发生率也相应增加。

这些药物包括硝酸甘油、抗胆碱能药、β肾上腺素能激动剂、氨茶碱、苯二氮䓬类药、钙阻滞剂等,这些药物均能加重胃-食管反流。

(四)吸烟

大样本的病例-对照研究表明,吸烟能增加食管及贲门癌的发生率,此风险性能增加 1 倍以上,并且呈剂量效应关系。在停止吸食烟草后 30 年此危险性仍然存在,可能是在贲门癌早期诱导阶段起作用。

(五)肥胖

肥胖不仅增加贲门癌的病死率,且能增加贲门发生癌变的概率,这可能是肥胖能增加胃-食管反流及食管裂孔疝的机会所致,也有可能是肥胖是贲门癌的危险因素且与反流无关。

(六)饮食

碳水化合物和脂肪进食过多以及蔬菜、水果进食过少均能增加贲门癌的发病率,膳食纤维、叶黄素、维生素 B_6、铁、锌的较多摄入有助于降低贲门癌的发病率。抗氧化剂,如维生素 C、β 胡萝卜素、α-生育酚能中和自由基的 DNA 损伤作用,减少贲门癌的患病机会。从饮食中摄取的硝酸盐形成的亚硝酸化合物 β-氢化氮在贲门处聚集最多,这提示硝酸盐在食管癌和贲门癌中的发病危险性,后者更大。膳食纤维可能是通过清除贲门处的硝酸盐而发挥降低贲门癌发生的作用。

二、贲门癌的临床表现

贲门癌男性发病率高于女性,症状多样。由于贲门部喇叭状的特殊解剖结构,其梗阻症状较食管癌出现晚。有的贲门癌患者在病程较晚期也很少有临床症状。早期可表现为上腹部不适、食欲缺乏或消化不良、剑突下烧灼感、进食时剑突部轻度刺痛,间歇出现进食不畅,此时症状与胃病易混淆。病程进一步发展,可出现类似食管癌的吞咽梗阻症状,症状间歇性加重,如果病变累及贲门全周,则梗阻症状进一步加重。病变累及局部腹膜后组织,患者可出现腰背部与上腹部持续性隐痛。晚期贲门癌可出现贫血、低蛋白水肿、恶病质,当发生远处转移时,可出现相应症状。转移至肝者出现肝区痛、腹腔积液、黄疸及肝衰竭。转移到肺可有咳嗽、咯血症状。脑转移可出现头痛、呕吐及相应的神经系统症状。

早期贲门癌患者查体和实验室检查无特异性，较晚者可出现贫血、营养不良，甚至恶病质，部分患者可有上腹部可触及的肿块及锁骨上淋巴结肿大。

三、贲门癌的检查

对贲门癌患者应行上消化道造影、纤维内镜或超声内镜、胸腹部 CT、颈部 B 超检查，必要时可行盆腔 CT、脑部 MRI、全身骨扫描或全身 PET-CT 检查以除外远处转移。

（一）上消化道造影

食管-胃 X 线钡餐造影是诊断贲门癌的重要影像学检查手段之一，由于贲门区的解剖生理学特点，钡餐造影诊断早期贲门癌比较困难，但对中晚期贲门癌的诊断价值很大，可以了解贲门的大体病理类型和病变侵袭胃的范围。

1.早期贲门癌的 X 线征象

贲门位于肋弓之下，X 线钡餐检查时，钡剂通过快，常附着不良，早期病变不易显示，易发生漏诊。做气钡双重对比造影可提高早期贲门癌的检出率。早期贲门癌的 X 线表现：①钡剂通过贲门的速度减慢，贲门舒张度减低；②贲门区黏膜异常，表现为黏膜皱襞增粗、扭曲或不整、中断甚至消失；③黏膜区出现小龛影或存钡区，有的呈尖刺状小龛影或斑点状小龛影；④在增粗中断的黏膜皱襞中出现小的充盈缺损，这是肿瘤突出于贲门区的黏膜面所致；⑤贲门部出现痉挛性狭窄，部分病例出现钡剂喷射征。

2.中晚期贲门癌的 X 线征象

（1）贲门区软组织块影：贲门癌向胃腔内生长到一定大小时，在胃泡内气体的对比下可见软组织肿块影，呈结节状、分叶状或长条带状阴影，向贲门区腔内突出。X 线双重对比造影检查，肿块表面涂布钡剂，与胃泡中的气体对比时可显示贲门部软组织肿块的基本轮廓。但因贲门部的毗邻脏器较多，有时可因周围脏器的重叠或胃壁折叠在 X 线片上表现为假性贲门部软组织肿块影。

（2）贲门区龛影：贲门癌溃疡形成十分常见，在 X 线检查时常见龛影，龛影周围有黏膜破坏及充盈缺损征象，由于贲门癌溃疡的大小与深浅不一，不少较浅的贲门区溃疡在造影检查时不易显示。

（3）贲门狭窄与梗阻：贲门癌致贲门狭窄甚至梗阻，钡剂通过贲门时呈喷射状进入胃腔内，形成钡剂喷射现象，或钡剂分流现象。

（4）食管下段受侵：贲门癌常侵犯食管下段，在 X 线造影片上表现为食管下段不规则狭窄，钡剂通过受阻，黏膜破坏及充盈缺损。

（5）胃底、胃小弯受侵：胃底受侵时，胃底部胃壁不规则增厚，扩张时，胃底部失去完整轮廓，胃泡缩小变形，充气时不能充分扩张。胃小弯受侵时，小弯僵硬，扩张受限或出现充盈缺损，黏膜皱襞破坏消失。如贲门癌肿块侵及膈肌时，肿物和受侵膈肌融合形成一个更大的块影。

3.中晚期贲门癌的 X 线分型

中晚期贲门癌 X 线结合病理分为以下 3 种类型。

（1）隆起型：肿瘤向胃腔内突出，多呈巨块样或息肉样充盈缺损，边缘不规则，可呈菜花样或分叶状，钡剂通过贲门区时有压迫移位改变，有时环绕肿块呈分流现象，充盈缺损中常有大小不等、深浅不一的龛影，病灶上缘常累及食管下段，使受侵食管黏膜中断不规则，常合并龛影，管壁僵硬，右前斜位或半立左前斜位显示较好。

（2）溃疡型：癌组织以坏死溃疡为主要表现。X 线片表现随溃疡大小与深浅不一，可以有多种形态，大多数表现为较大又较深的龛影。龛影形态及边缘不规则，底部凹凸不平，边缘隆起，有宽窄不一的环堤，黏膜皱襞在环堤处中断或呈杵状增粗，有的呈结节状增大。从正位观察，溃疡表现为不规则的环形阴影，如钡剂充盈贲门侧的溃疡，则右前斜位可见在小弯侧的"新月征"及侧位所示小弯侧"凹陷征"。

（3）浸润型：贲门癌沿胃壁及食管下段呈浸润性生长，病变处管壁增厚、僵硬，而黏膜皱襞的改变相对较轻。X 线表现：食管下端梗阻一般比较严重，胃底受侵致胃底变形缩小，胃底与膈肌之间距离增大。胃体上部受累时可见贲门下方胃小弯轮廓不规则，黏膜皱襞粗糙紊乱,甚至消失。

(二)纤维内镜及超声内镜检查

对临床上怀疑为贲门癌的患者,应常规做内镜检查,以观察肿瘤侵袭的范围并获得组织学证据。如果对可疑病灶行内镜活检结果为阴性,应重复行胃镜检查,有些患者需在短期内复查,多次反复行内镜检查,以避免漏诊。贲门癌患者行内镜检查时,肿块容易被发现,但肿瘤在黏膜下浸润的范围难以确定。

1.早期贲门癌的内镜诊断

早期贲门癌内镜下贲门黏膜的颜色改变以局部黏膜呈红色为主要标志,而贲门黏膜形态改变的主要标志为局部糜烂。其他黏膜形态改变按出现的频率,由高到低依次为充血、出血、红肿、结节、粗糙、苔膜、僵硬状、皱缩凹陷状及斑块隆起。早期贲门癌根据内镜下黏膜形态改变可分为4种类型。

(1)充血型:占11.8%,病变部黏膜失去正常的橘红色,呈充血红肿改变,伴有其他改变,经内镜活检证实为贲门腺癌。

(2)糜烂型:最常见,占63.6%,病变黏膜表现为局限性或广泛性,黏膜糜烂,表面常有苔膜附着,多同时伴有其他黏膜改变。

(3)粗糙型:占11.0%,局部黏膜粗糙,有颗粒状或斑块状隆起,并常伴有黏膜皱缩、凹陷和僵硬等改变。

(4)结节型:占13.6%,一般表现为直径在1 cm以内,突出于黏膜表面的小结节和息肉状病灶。

2.中晚期贲门癌的内镜诊断

(1)贲门部肿块:最为常见,内镜下肿块表现为息肉状、结节状或菜花样突向胃腔,质地硬、脆,易出血,表面常伴溃疡或黏膜糜烂破溃。

(2)癌性溃疡及糜烂:其癌性溃疡多数呈"火山口"样,溃疡边缘隆起,中部下陷,表面凹凸不平,常有黄白色坏死组织及脓苔覆盖、附着。

(3)肿物引起贲门和(或)食管下段管状狭窄,内镜不能通过。

内镜超声检查(EUS)是通过内镜将微型高频探头置于消化道,

进行超声断层扫描,食管腔内超声能对贲门癌浸及食管下段及胃腔的深度,是否侵及管腔外组织以及病变周围是否有肿大淋巴结进行判断。

（三）CT 检查

1.正常贲门部的 CT 表现

正常胃底和贲门部在 CT 图像中大多数轮廓光整,无充盈缺损。左侧卧位时胃腔中无软组织肿块,少数病例食管-胃结合部显示局部胃壁增厚或软组织肿块影突入胃腔,这与正常食管-胃结合部及贲门口的解剖横断面特点有关,胃扩张的程度对其也有一定影响。加服造影剂,变换体位重新进行 CT 扫描,则胃腔内的软组织肿块影消失。

2.贲门癌的 CT 所见

贲门癌肿块和邻近胃壁增厚是贲门癌的主要 CT 表现。CT 扫描能显示肿瘤的大小、外侵范围、是否侵犯邻近组织结构、有无转移性淋巴结、肝转移及腹腔积液征象。膈肌、胰腺、肝、脾受侵时,CT 扫描示肿瘤与这些组织器官界限不清。增强 CT 扫描能显示肿大的淋巴结,贲门旁、胃左血管旁淋巴结转移最常见,其次为腹腔动脉及主动脉旁淋巴结,也可转移到膈肌脚后淋巴结。当肿大淋巴结与原发肿瘤融合成团时,CT 扫描无法分辨。当局部淋巴结短轴≥1 cm 或多个 0.5～1 cm 淋巴结聚集成堆时应考虑转移。

四、贲门癌的鉴别诊断

贲门癌应与以下疾病鉴别,有时由于症状的非特异性,一般需行胃镜并行活检才能鉴别。

1.贲门失弛症

多发生于青壮年（20～40 岁）,病程长,女性发病率高,症状反复发作,吞咽困难症状与情绪有关。X 线造影见食管下端呈漏斗状或鸟嘴状狭窄,病变上方食管明显扩张。服用解痉药物症状可缓解。

2.反流性食管炎或贲门炎

吞咽不适,或进食刺激性食物烧灼感。

3.贲门部间质瘤

最常见为平滑肌瘤,X线造影可见弧球形或半球形外压影,表面黏膜展平,附近黏膜无破坏,内镜检查时可见肿物在黏膜外滑动,此时不宜行活检,以免造成肿物在黏膜外摘除困难。

4.贲门息肉

息肉表面光滑,轮廓规则,有蒂。

5.食管裂孔疝

胸骨后闷胀、不适或疼痛,也可进食时呕吐,内镜检查及X线造影可明确诊断。

6.近端胃淋巴瘤

肿瘤有类似贲门区平滑肌瘤的影像学表现,超声内镜下可见黏膜下肿物,无滑动感,表面黏膜隆起。肿瘤累及黏膜时可出现黏膜糜烂。肿瘤一般生长较快。

五、贲门癌的外科治疗

(一)手术适应证

迄今为止,手术治疗是公认的贲门癌的首选治疗。由于其组织学为腺癌或黏液腺癌,放疗几乎无效,化疗效果也甚微。贲门癌的手术适应证:①内镜活检病理或细胞学确诊;②全面的术前分期检查未发现远处转移;③患者的心肺功能以及其他脏器合并症能够承受手术。

由于贲门的解剖学特点,与肝、脾、横结肠、胰、肾、肾上腺、小肠、膈肌、后腹膜等诸多脏器相邻,又具有丰富的淋巴引流,向上入纵隔,向下沿大弯及小弯两条主要通道扩散,还可在胃壁内浸润扩展到整个全胃。因此,全面的影像学检查对于贲门癌切除的可能性判断特别重要。上消化道造影应用发泡剂双重对比造影,可以清楚地显示肿瘤的肿块影、黏膜破坏、溃疡、胃壁增厚的范围等,但X线改变常要比实际情况轻。腹部CT扫描可以了解肿瘤与周围器官之间的关系,但是肿瘤与周围脏器之间是粘连,还是侵犯,往往比较难以判断。CT扫描对局部淋巴结转移的判断也比较困难。总之,通过CT扫描判断贲门癌的发展程度以及切除可能性等是一件比较困难的事,是临床到目前尚未解决的难题。为了不使患者失去手术治疗的机会,虽然术前影像学检查判断肿瘤切除存在一定的难度,但均应积极争取探查,争取切除病变并恢复消化道的连续性。

(二)手术路径及手术方式

贲门癌的手术路径有以下几种。①左胸后外侧切口:这是贲门癌的首选路径,也是绝大多数术者采用的路径;②左侧胸腹联合切口:主要用于少数全胃切除的病例;③腹部切口:主要用于心肺功能低下而不能承受开胸手术,且肿瘤没有侵犯食管的患者;④颈腹两切口:适用于极少数不能承受开胸手术,且肿瘤较小的患者。

中国医学科学院肿瘤医院胸外科习惯采用左胸后外侧标准开胸切口,经第7肋间,然后在左膈顶部以食管为轴心做辐射状切口开腹。此种路径对贲门区显露良好,足以行次全胃切除及胃周、胃左血管的淋巴结清扫。如需要扩大切除范围,行全胃或合并切除脾、部分胰等,则可将该切口向前下延长到上腹部,切断左肋软骨弓、膈肌及腹壁肌肉,很方便地变成胸腹联合切口,充分显露上腹部。

常用的手术方法是近侧胃次全切除术食管-胃吻合术。它适用于贲门部肿瘤沿小弯蔓延不超过其全长的 1/3 时。通常切缘的长度要求至少距肿瘤 5 cm。切缘距肿瘤的长度与术后生存期的长短成正比,在切缘＞5 cm 及切缘＜5 cm 之间,5 年生存率有显著性差异。

手术具体操作如下:左胸后外侧第 7 肋间开胸,探查游离下段食管,清除该部分(下肺韧带及下肺静脉旁)淋巴结。然后以裂孔为轴心向左前切开膈肌,探查肝、腹膜及网膜是否有种植转移。沿大弯离断大网膜、左胃网膜动脉和胃脾韧带中的胃短动脉,切除脾门淋巴结。纱布垫开胰体及尾,显露胃左血管及其附近的淋巴结,仔细清扫淋巴结,结扎切断胃左血管,离断肝胃韧带,近侧胃完全游离,在大弯侧裁制胃管,如有切割闭合器或胃缝合机,则可节省操作时间,要求切缘距肿瘤边缘不小于 5 cm。将胃管顺时针旋转 90°,然后与食管下段残端行对端吻合,里层是全层间断缝合,外层将胃浆肌层向上套叠包绕吻合口约 2 cm,如望远镜状。吻合前为防止胃口黏膜过长,外翻覆盖肌层边缘影响吻合操作,可先环状切开胃管口部肌层,此时松弛的黏膜由于远侧肌层回缩而如袖状裸露。充分进行黏膜下层止血,齐远侧肌层平面剪除多余的黏膜,此时胃管口的黏膜正好与肌层相平,吻合时视野十分清晰,有助于严密对合。目前采用吻合器能缩短手术时间。

通常按照淋巴结所在的解剖部位进行贲门癌手术淋巴结清扫,应包括下肺静脉、下肺韧带、下段食管旁、贲门旁、胃小弯、胃大弯、胃左动脉旁、脾动脉旁及脾门、腹腔动脉旁,肝总动脉旁及肝十二指肠动脉旁淋巴结的清扫通常较困难。对于贲门癌根治术,胸腔内淋巴结清扫的范围应该包括隆突下、中下段食管旁、下肺静脉旁及下肺韧带。

肿瘤浸润超过胃小弯长度的 2/3 时需行全胃切除,需离断 5 组全部胃的血供,全胃切除后缝合十二指肠残端,进行食管空肠吻合术。最简单的是食管空肠端侧吻合、空肠空肠侧侧吻合,或者是Roux-en-Y 食管空肠行对端吻合、空肠空肠行端侧吻合。

如肿瘤已侵及胃脾韧带或胰尾,则可在次全或全胃切除时同时行脾、胰尾切除术。注意妥善缝合胰的切断面,最好再用大网膜覆盖,以防止发生胰管瘘。

残胃贲门癌的处理:远侧胃部分切除术后残胃发生癌的报告日益增多,其发生率为 0.55%～8.9%。其中发生在贲门部的占全部的16.4%～58.5%,残胃贲门癌在贲门癌中的比例为 1.5%～2.7%。残胃癌的定义:①首次胃次全切除是治疗良性疾病,如胃或十二指肠溃疡;②距首次胃部分切除到发生癌瘤间隔期不少于 5 年。一般认为,多发生于毕氏Ⅱ式术后,但也有持相反意见者。首次胃切除术后胃酸分泌减少、十二指肠液反流刺激、萎缩性胃炎及肠上皮化生的存在皆为可能的诱因。

第三节　食　管　癌

我国是食管癌高发国家,也是食管癌病死率最高的国家。目前,对食管癌的治疗大致分为外科治疗、放疗、药物治疗和生物治疗四大类。外科治疗和放疗均属于肿瘤的局部治疗,完全不能影响扩散于全身的癌细胞。药物治疗和生物治疗属于全身治疗,但对癌灶中心供血不足的乏氧细胞无能为力。因此,综合治疗是食管癌的最佳治疗方法,能明显提高局部癌灶控制率及 5 年生存率。

一、病因及流行病学

(一)流行病学

食管癌是人类常见的一种消化系统癌症,其在不同国家、地区,不同种族、性别,以及不同时期的发病率和病死率有明显差别。全世界五大洲以亚洲、非洲、拉丁美洲的一些国家和地区发病率较高,欧洲和大洋洲发病率偏低。我国是食管癌的高发地区之一,发病率和病死率均居世界首位。

(二)病因

多数研究认为,食管癌是由环境中致癌物所引起的疾病。但是目前所提出的发病因素中,尚没有一个被普遍接受的因素能说明各个高发区的现象。从现有资料来看,食管癌可能是多种因素所致的疾病,不同地区发病原因可能不同,即使同一地区,不同患者的原因也可能不同,某一患者也可能是许多原因共同作用的结果。总之,引起食管癌的原因是复杂的、多方面的,有些可能是主导因素,有些可能是促发因素,有些或许只是一些相关现象。食管癌发生的可能病因及相关因素如下。

1.亚硝胺

亚硝胺类化合物是一类强致癌物,有 100 多种亚硝胺能引起41 种动物的肿瘤,其中十几种亚硝胺能引起动物的食管癌。中国医学科学院肿瘤研究所在人体内外环境的亚硝胺致癌作用研究中发现,食管癌高发区河南林县居民食用的酸菜中和居民的胃液、尿液中,除有二甲基亚硝胺(NDMA)、二乙基亚硝胺(NDEA)外,还有能诱发动物食管癌的甲基苄基亚硝胺(NMBZA)和亚硝基吡咯烷(NPYR)和亚硝基胍啶(NPIP)等,并证明食用的酸菜量与食管癌的发病率呈正比。

2.霉菌

对食管癌高、低发区食物中霉菌的对比分析发现,食管癌高发区的粮食、酸菜中的圆弧清菌、交链孢菌、串珠镰刀菌、构巢曲霉、烟曲霉等检出率均高于低发区,且已证明交链孢属、镰刀菌及黄曲霉毒素,能使大鼠食管发生乳头瘤变和癌变。

3.食管的局部损伤

长期喜食过热、粗硬食品或进食过快,可能引起食管黏膜损伤。反复损伤可以造成黏膜增生、间变,直至癌变。世界上某些地区,如斯里兰卡、印度、缅甸、泰国等地的居民,有咀嚼槟榔或那斯(两者均含石灰)的习惯,凡有这种习惯的人群,食管癌的发病率较高。实验证明,石灰能严重损伤颊囊黏膜上皮,槟榔有轻度损伤作用。

4.其他

长期吸烟、饮酒、缺乏营养、微量元素,以及遗传因素均与食管癌的发病有一定关系。据报道,大量饮酒者比基本不饮酒者的食管癌发病率高 50 余倍;吸烟者比不吸烟者高 7 倍;酗酒嗜烟者的发病率是既不饮酒又不吸烟者的 156 倍。膳食中缺乏维生素、蛋白质、必需脂肪酸及微量元素,可使食管黏膜增生、间变,进一步可引起癌变。食管癌还有显著的家族聚集现象,高发区连续 3 代出现食管癌患者的家族屡见不鲜,由高发区移居低发区的移民,即使长达百余年,也仍保持高发。

二、分型

(一)大体分型

1.早期食管癌

根据早期食管癌切除标本的形态学研究可分成 4 种类型:①隐伏型;②糜烂型;③斑块型;④乳头型或隆起型。

2.中晚期食管癌

据临床症状、X 线造影检查、人体标本和病理所见可分为 5 种类型。

(1)髓质型。常有较明显的吞咽梗阻症状。食管造影常见较明显的对称性或偏心性狭窄,病变以上食管发生扩张。大体标本可见病变累及食管周径的全部或大部,侵及食管壁各层,并向腔内外扩展,病变表面常有深浅不一的溃疡。镜检可见癌组织在食管壁各层中呈潜行性浸润,形成很厚的肿块。这一类型较常见,占 50%,有较明显的外侵,手术切除率低,放疗效果中等。

(2)蕈伞型。吞咽症状常较轻,病史往往较长。造影可见病变上下缘呈弧型,病变中部有浅而宽的龛影。大体观肿瘤常呈椭圆、扁平形,周边突起或外翻,表面有浅溃疡,切面可见肿瘤主要向管腔内生长,很少向外侵及肌层,但肿瘤较薄,食管壁增厚不明显。镜检可见瘤细胞浸润常较局限,这一类型大约占 15%,外侵不明显,手术切除率高,放疗敏感性高。

(3)溃疡型。吞咽症状较轻,但胸背疼痛较明显。食管造影病变表现为边缘不规则、较深、较大的溃疡,钡剂通过较畅。大体所见肿瘤在黏膜面为一凹陷而界限清楚的弧形溃疡,多不累及食管全周,溃疡往往深达肌层或穿透大部肌层。切面可见病变较薄,溃疡底部组织更薄。镜检可见肿瘤边缘潜行性浸润常不明显。这一类型较少见,外侵明显但局限,手术切除率中等,放疗时要警惕。

(4)缩窄型。有较明显的进行性吞咽困难。食管造影可见显著的向心性狭窄,大体标本可见肿瘤在食管壁内浸润形成明显的环型狭窄,但长度很少超过 5 cm。镜检所见为典型硬癌,癌细胞浸润于大量纵横交错的结缔组织与肌层深部。这一类型较少见,病变短但外侵严重,切除率一般,放疗效果较差。

(5)腔内型。吞咽症状较轻。食管造影可见充盈缺损,病变上下缘相当锐利清楚,管腔明显增宽。大体标本可见肿瘤体积巨大,向管腔内凸入,管腔明显扩大,肿瘤往往只侵犯食管周径的一部分,且只侵及食管部分肌层,只有少数侵透全部肌层。镜下所见癌细胞常无明显外侵。这一类型手术切除率高,放疗也较敏感。

(二)组织病理学分类

根据食管癌的组织病理学特点可分为 5 种类型,即鳞状细胞癌、腺癌、腺棘癌、小细胞未分化癌及癌内瘤。其中以鳞状细胞癌最多见,占 90%左右,腺癌(包括腺棘癌)次之,占 7%左右,其他类型均少见。

(三)浸润与转移

1.直接浸润

直接扩散最早出现于黏膜下层,因为食管的黏膜和黏膜下层有丰富的毛细淋巴管,且主要沿纵行方向引流,向上扩散的距离较向下为大。多数患者确诊时已有肌层受累,但其范围较黏膜下层为小。因食管无浆膜层,故癌变穿透肌层后,很容易穿过疏松的食管外膜而达邻近器官。最常侵犯的是气管、支气管、肺、胸膜、心包膜、主动脉、大静脉、甲状腺、喉返神经、横膈膜和肝左叶。

2.淋巴源性转移

一般首先发生于黏膜下淋巴管,通过肌层而到达与肿瘤部位相应的淋巴结。上段食管癌常侵犯食管旁、喉后、颈深与锁骨上淋巴结。中段食管癌,当其局部的食管旁淋巴结转移后,可进一步向上侵犯颈淋巴结,向下累及胃贲门周围的膈下淋巴结,或沿着气管、支气管旁淋巴结向肺门扩展。下段食管癌除侵犯局部淋巴结外,常侵犯胃贲门旁、胃左与腹腔丛淋巴结。无论上、中、下段食管癌均可逆行转移至腹腔淋巴结。

3.血行性转移

食管癌远处转移较少见,在尸检资料中约 1/3 患者死亡时肿瘤始终局限于食管及其周围组织。晚期食管癌血行转移以肝、肺、骨、肾、大网膜、腹膜和肾上腺等处为常见。

三、食管癌 TNM 分期(Esophageal Cancer TNM Staging)

《食管和食管胃交界部癌 TNM 分期标准》(AJCC/UICC 第八版)具体如下所述。

T(原发肿瘤)分期

T_x 原发肿瘤不能确定

T_0 无原发肿瘤证据

T_{is} 重度不典型增生,定义为恶性细胞未突破基底膜

T_1 肿瘤侵犯黏膜固有层,黏膜肌层,或黏膜下层

　　　T_{1a} 肿瘤侵犯黏膜固有层或黏膜肌层

　　　T_{1b} 肿瘤侵犯黏膜下层

T_2 肿瘤侵犯固有肌层

T_3 肿瘤侵犯食管外膜

T_4 肿瘤侵犯邻近组织器官

　　　T_{4a} 肿瘤侵犯胸膜、心包、奇静脉、膈肌或腹膜

　　　T_{4b} 肿瘤侵犯其他邻近组织,如主动脉、椎体或气管

N(区域淋巴结)分期

N_x 区域淋巴结转移不能确定

N_0 无区域淋巴结转移

N_1 1~2 枚区域淋巴结转移

N_2 3~6 枚区域淋巴结转移

$N_3 \geqslant 7$ 枚区域淋巴结转移

M(远处转移)分期

M_0 无远处转移

M_1 有远处转移

G(肿瘤分化程度)分类

腺癌 G 分类

G_x 分化程度不能确定

　G_1　高分化,>95% 的肿瘤组织由分化好的腺体组成

　G_2　中分化,50%~95% 的肿瘤组织显示腺体组成

　G_3　低分化,肿瘤组织由片状和巢状细胞组成,其中形成腺体结构的细胞成分<50%

四、临床表现

(一)早期症状

早期食管癌即食管表浅癌,指癌瘤局限于黏膜层或仅侵犯黏膜下层,尚未侵及肌层,而且无淋巴结转移和远处转移的原位癌和早

期浸润癌,属国际抗癌联盟 TNM 分期中的 0～Ⅰ期。这些患者多数具有程度不同的自觉症状,主要表现为胸骨后不适、烧灼感或疼痛,食物通过局部时有异物感或摩擦感,有时吞咽食物在某一部位有停滞或轻度梗阻感。下段食管癌还可引起剑突下或上腹不适、呃逆、嗳气。早期食管癌的症状一般比较轻微,持续时间较为短暂,间歇时间长短不一,常反复出现,时轻时重,可持续 1～2 年或更长时间,一般健康状况不受影响。

(二)中晚期症状

中晚期食管癌属国际抗癌联盟 TNM 分期中的Ⅱ、Ⅲ期,是食管癌发展到有明显症状的阶段,这时诊断常不困难。

1.吞咽困难

进行性吞咽困难是食管癌的典型症状。吞咽困难在开始时常是间歇性的,可以因食物堵塞或炎症水肿而加重,也可以因肿瘤坏死脱落或炎症水肿的消退而减轻,但总的趋势是进行性加重。多数患者如不治疗可在梗阻症状出现 1 年内死亡。吞咽困难的程度与病理类型有关,缩窄型和髓质型病例较为严重,其他类型较轻。大约 10%的患者癌瘤浸润十分广泛时仍无吞咽困难症状。约 1/3 的患者首发症状不是吞咽困难。

2.梗阻

严重者可呕吐沫状黏液,这是食管癌引起的病理性分泌物增加所致,多者每天吐出量可达 2000 mL 左右。

3.疼痛

食管癌外侵引起的食管周围炎、纵隔炎及肿瘤引起的食管深层溃疡,均可引起胸骨后或背部肩胛间区疼痛。下胸段或贲门部肿瘤引起的疼痛可以发生在上腹部。疼痛的性质为持续性钝痛、隐痛、灼痛、刺痛或伴沉重感。

4.食管出血或穿孔

癌组织坏死溃破可出现呕血或便血,较大血管破裂时,可因大出血而死亡。

5.其他

肿瘤直接侵犯或转移淋巴结压迫喉返神经可引起声音嘶哑;因梗阻进食减少引起体重减轻、厌食,最终引起恶液质;肿瘤浸润穿透食管侵犯周围组织,可引起纵隔炎、脓肿、肺炎、肺脓肿、食管-气管或支气管瘘,食管-主动脉瘘等;全身广泛转移可引起相应的症状,如黄疸、腹腔积液、呼吸困难、昏迷等。

五、诊断

主要诊断方法是食管造影检查,脱落细胞学和(或)食管镜检查可以明确细胞组织学类型。CT、核磁共振、超声检查等方法对于食管癌的进一步分期和制订治疗方案有一定帮助。

(一)影像学诊断

1.X线钡餐检查

(1)早期食管癌的X线诊断。早期食管癌的X线表现可分为4型:①糜烂型;②斑块型;③乳头型;④平坦型。其中以糜烂型最常见。

(2)中晚期食管癌的X线诊断。①髓质型:在食管X线片上显示为不规则的充盈缺损,上、下缘与正常食管边界呈斜坡状,管道狭窄。病变部位在黏膜破坏,常见大小不等的龛影。②蕈伞型:在食管X线片上显示明显的充盈缺损,其上、下缘呈弧型,边缘锐利,与正常食管分界清楚。病变部位为黏膜中段,钡剂通过时会有部分梗阻现象。③溃疡型:在食管X线片上显示较大龛影,在切线位上见龛影深入食管壁内甚至突出于管腔轮廓之外。若溃疡边缘隆起,可见“半月征”。钡剂通过时梗阻不明显。④缩窄型:食管病变较短,常在3 cm以下。边缘较光滑,局部黏膜纹理消失。钡剂通过时梗阻较严重,病变上端食管明显扩张,呈现环型或漏斗状狭窄。⑤腔内型:病变部位食管腔增宽,常呈梭型扩张,内有不规则或息肉样充盈缺损,病变上下界边缘较清楚锐利,有时可见清楚的弧型边缘,钡剂通过尚可。

中晚期食管癌分型以髓质型最常见,蕈伞型次之,其他各型较少见。

2.食管癌的 CT 检查

CT 扫描可以清楚地显示食管与邻近纵隔器官的关系,可以观察食管壁厚度,肿瘤外侵的程度、范围及淋巴结有无转移。CT 扫描可以帮助外科医师决定手术方式,指导放疗医师确定放射治疗靶区。

(二)食管脱落细胞学

食管脱落细胞学检查方法简便,患者痛苦小,准确率在 95% 以上,为食管癌大规模普查的重要方法。食管脱落细胞学检查结合 X 线钡餐造影可作为食管癌的诊断依据,大多数患者可免受食管镜检查的痛苦。但在食管狭窄有梗阻时,脱落细胞采集器不易通过,宜行食管镜检查。

(三)食管镜检查

患者有症状,通过其他检查不能明确病变部位或性质者,应做食管镜检查及活检以明确诊断。食管镜检查时可以在直视下观察肿瘤大小、形态和部位,为临床医师提供治疗的依据,同时也可以在病变部位做活检或镜刷检查。食管镜与脱落细胞学检查相结合,是食管癌理想的诊断方法。

六、治疗

(一)综合治疗

1.放疗和手术

可在手术前或术后结合放疗。术前行胸部 CT 检查,如食管癌已外侵或与邻近器官粘连,手术不能彻底切除,而且手术有增加癌扩散和种植的危险,这时应先做术前放疗,可使瘤体缩小,外侵的癌组织退变软化,与邻近器官的癌性粘连转变为纤维性粘连而便于手术切除,局部的淋巴结转移灶也可能消失。同时适量的放疗还能使瘤体周围的淋巴管及小血管闭合,癌细胞的活力降低,从而减少手术导致癌症扩散和种植的危险。近年来,大量的临床资料,术前放疗与手术结合的综合治疗可以提高手术切除率,增加远期生存率。术后放疗的目的主要是消灭残存的癌细胞,减少复发和转移。

2.化疗和手术

术前化疗和术后辅助性化疗。我国早期食管癌的术后 5 年生存率已达 90.3%，居国际领先地位，但对中晚期食管癌患者，外科治疗效果很差，目前众多的临床肿瘤学家越来越主张除术后化疗外，对有手术机会的中晚期食管癌患者进行术前化疗，称新辅助化疗以区别术后辅助化疗。

食管癌术前化疗的目的首先是控制食管癌原发病灶，使肿瘤体积缩小，临床期别降低，有利于手术切除；其次是提高对微小转移灶的控制，以减少术后复发和播散。术前化疗二至三周期，化疗后 7～14 天手术。Kelson 等报道，术前化疗拓宽了手术的适应证，能提高有效率及延长生存时间，但 Schlag Forastiene 等术前与单纯手术组比较，生存期未见有差别。

手术后辅助化疗指食管癌经根治性切除后，为了进一步消灭体内可能存在的微小转移灶而加用的化疗，有人称之为保驾性化疗，以区别于已知癌肿扩散、手术无法治愈时所采用的治疗性化疗。保驾性化疗的用药剂量宜大不宜小，以期及早消灭残存的癌细胞。

术前化疗及术后化疗的方案均为以顺铂为基础的各种联合化疗方案，如 PF、EP、PVB、PBM、PBF 等。

3.放疗与化疗

近几年，食管癌的治疗方案发生了很大的变化，更多的患者选择了放疗加化疗的综合治疗方案。放疗加化疗治疗食管癌的理论基础是在放疗选择性地消灭了对放疗敏感的癌细胞后，化疗对放疗不敏感的残留癌细胞可能仍是敏感的；用放疗来消灭化疗后的那些对化疗不敏感的癌细胞；利用化疗药物来增强放射线的生物学效应，提高肿瘤细胞对放射线的敏感性；利用化疗的全身作用优势和放疗的局部病灶控制力强的特点，以期达到临床疗效互补、效应相加，提高肿瘤控制率和存活率的目的。

（二）内科治疗

1.单一药物

20 世纪 80 年代以前食管癌的化疗以单一药物为主，只用于无法手术和放疗的晚期病例。最常用的药物有博来霉素（BLM）、丝裂霉素（MMC）、多柔比星（阿霉素，ADM）、氟尿嘧啶（FU）、环磷酰胺（CTX）、甲氨蝶岭（MIX）、环己亚硝脲（CCNU）、丙咪腙（MGAG）、长春花碱酰氨（VDS）、鬼臼乙叉苷（VP-16）等。有效率在15%左右。无完全缓解的报道，缓解期为1～4个月。20世纪80年代顺氨氯铂（DDP）开始用于食管癌，有效率超过20%，中位缓解期达3个月。近几年来，紫杉醇及异长春花碱进入临床，疗效令人振奋。以下简单介绍食管癌常用化疗药物的用法、用量、疗效及毒副作用。

（1）博来霉素（BLM）。常用，中位有效维持时间为2～3个月。食管癌治疗剂量为6 mg/m²，每周3次；或每次12 mg/m²，每周2次。肌内注射或静脉注射。总量为300～400 mg。本药对机体免疫功能及骨髓抑制作用很小，主要毒副作用为发热反应，间质性肺炎及肺纤维化。单药有效率为50%左右。

（2）派来霉素（PEP）。它是BLM的衍生物，用药方法为每次6 mg/m²，每周2～3次，肌内注射或静脉注射，总量为150～200 mg。主要毒副作用为发热、消化道反应及肺毒性，但比BLM的轻。

（3）平阳霉素（PYM）。这是从我国土壤中分离出的BLM的衍生物。一般用法为每次6 mg/m²，隔天1次或每次12 mg/m²，3天1次，肌内注射或静脉注射，总量为200～300 mg。毒副作用与BLM相同，但较明显。

（4）多柔比星（阿霉素，ADM）。治疗食管癌平均缓解时间为3.2个月。治疗食管癌的用法为静脉注射，每次20 mg/m²，连续2天或3天，3周重复。也有用每次40 mg/m²，连续2天，3周重复，或每3周1次，总量为300～400 mg，最大量不应超过500 mg/m²。除骨髓抑制及消化道反应外，其积累性迟发心脏毒性应予重视。

（5）丝裂霉素（MMC）。单用此药治疗食管癌的有效率为15%～23%，中位有效维持时间为14周，治疗食管癌一般用量为每次4～6 mg/m²，每周1次，静脉注射，总量40～80 mg。近来，国外有用20 mg/m²，4周1次，据报道这种方法效果较好，但毒性较大。主要毒副作用为骨髓抑制，消化道反应较轻微。

(6)顺氨氯铂(DDP)。治疗食管癌有效维持时间为 2～3 个月,单药有效率为 22%。一般每次 15～20 mg/m²,滴注,连用 5 天为一个疗程,间歇 3 周,可用 4～5 个疗程。高剂量一般为 80～120 mg/m²,3 周 1 次。主要毒副作用为耳毒性、肾毒性及骨髓抑制,但后者相对较轻。

(7)丙咪腙(me-GAG)。用它治疗食管癌是因为其有食管趋向性。单用对食管癌的有效率为 17%,有效维持时间为 2 个月。每周 1 次用药。毒副作用主要为骨髓抑制及消化道反应。

(8)长春花碱酰氨(VDS)。为新的半合成长春花碱衍生物,其骨髓抑制作用轻于长春花碱(VLB),神经毒性轻于长春新碱(VCR)。单用治疗食管癌的有效率为 17%,中位有效维持时间为 4 个月,用法为 3 mg/m²,每周 1 次,7 次为一个疗程。

(9)鬼臼乙叉苷(VP-16)。它是鬼臼毒的半合成衍生物,属于有丝分裂抑制剂。常用剂量为 50～100 mg/d,连续给药 3～5 天,隔 3 周重复给药。主要毒副作用为骨体抑制及消化道反应。

(10)氟尿嘧啶(5-FU)。一般用法为 500 mg,静脉滴注,每周 2 次,6 周为 1 个疗程。另报道应用 24 小时连续静脉滴注,有效率有一定提高。

(11)优福定(UFr)。它是尿嘧啶与 FT-207 按 4∶1 比例混合后压成的片剂。每片含 FT-207 为 50 mg,服用时按 FT-207 计算剂量。治疗食管癌有效率为 23%,治疗贲门癌有效率为 18.6%,用法为每次 2～4 片,相当 100～200 mg FT-207,每天 3 次,总量按 FT-207 计 20～40 g。毒副反应较轻,主要为消化道反应,骨髓抑制较 5-FU 轻。

(12)甲氨蝶呤(MTX)。单用 MTX 治疗食管癌的报道较少,有效率不高。据报道,有效维持时间最长为 15 周。治疗食管癌的剂量为 20～40 mg/m²,静脉滴注,每周 1 次,4 周为一个疗程,间歇3～4 周,可再用一个疗程。主要毒副作用为骨髓抑制及消化道反应。据观察小剂量疗效欠佳,大剂量毒性较大。

(13)消瘤芥(AT-1258)。这是我国创制的一种烷化剂抗癌药物。治疗食管癌的有效率为 14.5%,缓解期 1 个月。治疗食管癌每次 12 mg/m²,静脉注射,每周 2～3 次,14～20 次为一个疗程。主要毒副作用为明显的消化道反应及骨髓抑制。

(14)塞替派(TSPA)。有一定疗效。用法为 20 mg,静脉注射,每周 1 次,6 次为一个疗程。

(15)紫杉醇(泰素)或紫素。是从紫杉树中分离出来的双萜稀植物制品,通过干扰微管结构和功能达到细胞毒作用。每次 150～280 mg/m²,静脉滴注,连用 21 天。食管腺癌有效率 34%,鳞癌有效率 28%。主要毒副作用是变态反应、骨髓抑制、心血管、胃肠道及周围神经病变。

2.联合化疗

实验和临床研究证明,根据细胞生物学、细胞增殖动力学及临床药理学理论,选择 2～3 种有效的、作用机制不同的,毒性有别的抗癌药物,组成联合化疗方案治疗实体瘤比单一药物效果好。尤其是在顺铂用于食管癌的联合化疗方案后,临床疗效较前有大幅度的提高,完全和部分缓解率为 50% 左右,患者生存时间明显延长,但由于食管癌多数为细胞分化程度差异较大的鳞状细胞癌,加之现有抗肿瘤药物的抗肿瘤作用选择性不强,抗药性的存在,故文献报道的化疗效果很不一致。联合化疗的有效率完全缓解＋部分缓解(CR＋PR)变动在 15%～86% 之间,95% 置信区间。联合化疗疗效比单用药物化疗疗效有所提高,但毒性也增加。

参考文献

[1] 赵珩,高文.胸外科手术学[M].北京:人民卫生出版社,2017.

[2] 王登峰.心外科疾病诊断与治疗要点[M].北京:科学技术文献出版社,2019.

[3] (美)保尔·兰肯.ICU诊疗精要[M].北京:中国科学技术出版社,2017.

[4] 苏志勇.胸部创伤治疗学[M].北京:科学出版社,2018.

[5] 张力克.现代临床心胸外科学治疗精要[M].天津:天津科学技术出版社,2019.

[6] 韩冬,贺健,阿布都乃比·麦麦提艾力,等.实用临床心胸外科手术学上[M].长春:吉林科学技术出版社,2017.

[7] 史玉波.胸外科急症与常见病诊疗[M].哈尔滨:黑龙江科学技术出版社,2018.

[8] 亓志玲.心胸外科疾病诊疗思维[M].长春:吉林科学技术出版社,2019.

[9] 张临友.胸腔镜手术技术精要[M].北京:人民卫生出版社,2017.

[10] 刘伦旭.单向式胸腔镜肺手术学[M].北京:人民卫生出版社,2018.

[11] 何建行,(西)迪亚戈·冈萨雷斯·里瓦斯,司徒达麟.胸腔镜手术[M].长沙:中南大学出版社,2017

[12] 王兰,张咏琴.全胸腔镜肺切除手术室规范化配合技术[M].昆明:云南科学技术出版社,2017.

[13] 彭俊.彭氏胸腔镜支气管中心手术学[M].昆明:云南科学技术

出版社,2018.

[14] 刘宝东.肺癌射频消融治疗技术[M].北京:人民卫生出版社,2019.

[15] 宓兵.临床常见恶性肿瘤微创治疗[M].长春:吉林科学技术出版社,2017.

[16] 华克胜.胸外科疾病处置与并发症防治[M].兰州:兰州大学出版社,2018.

[17] 胡志亮.胸心血管外科疾病诊断与治疗[M].长春:吉林科学技术出版社,2017.

[18] 奚小祥.现代胸心外科诊疗技术[M].天津:天津科学技术出版社,2019.

[19] 石积会,周霞,庞文广,等.心胸外科临床诊治与护理[M].北京:科学技术文献出版社,2018.

[20] 张红斌,梁健,才虹美.肺癌靶向治疗与化疗[M].北京:科学技术文献出版社,2019.

[21] 王伟根,吉珉,应碧伟,等.低剂量螺旋 CT 引导下经皮射频消融术治疗周围型非小细胞肺癌的临床研究[J].中国现代医师,2018,56(26):103-106.

[22] 麦启聪,陈猛,苟庆,等.肺肿瘤射频消融治疗的并发症分析[J].中华介入放射学电子杂志,2019,7(2):121-125.

[23] 万军,丁光贵,彭斌,等.CT 引导下肺癌射频消融治疗的临床效果评估及术后复发的分析[J].吉林医学,2018,39(4):720-721.

[24] 陈国强,苏新辉,苏福,等.PET-CT 引导全麻下行肺部肿瘤射频消融术的价值[J].齐齐哈尔医学院学报,2018,39(1):10-12.

[25] 刘雅莉,屈小雪.急性肺栓塞的治疗进展[J].临床与病理杂志,2019,39(7):1532-1536.